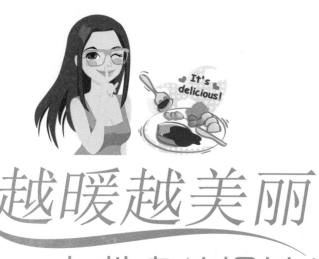

It's delicious!

越暖越美丽

——女性身体调养书

主编 柴瑞震

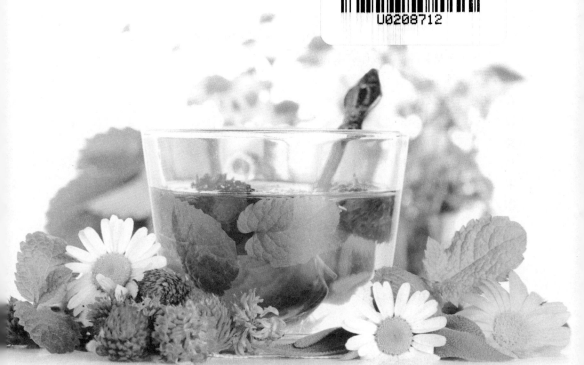

江西科学技术出版社

图书在版编目（CIP）数据

越暖越美丽：女性身体调养书 / 柴瑞震主编. --
南昌：江西科学技术出版社，2014.4（2020.8重印）
ISBN 978-7-5390-5035-5

Ⅰ.①越… Ⅱ.①柴… Ⅲ.①女性—保健—基本知识
Ⅳ.①R173

中国版本图书馆CIP数据核字(2014)第047050号
国际互联网（Internet）地址：
http://www.jxkjcbs.com
选题序号：KX2014037
图书代码：D14039-103

越暖越美丽：女性身体调养书　　　　　　　　　　　　　　柴瑞震　主编

YUE NUAN YUE MEILI NUXING SHENTI TIAOYANGSHU

出　　版	江西科学技术出版社	
社　　址	南昌市蓼洲街2号附1号	
	邮编：330009　　电话：（0791）86623491　86639342（传真）	
印　　刷	永清县晔盛亚胶印有限公司	
项目统筹	陈小华	
责任印务	夏至寰	
设　　计	松雪图文 SONGXUE TUWEN　王进	
经　　销	各地新华书店	
开　　本	787mm×1092mm　1/16	
字　　数	260千字	
印　　张	16	
版　　次	2014年6月第1版　　2020年8月第3次印刷	
书　　号	ISBN 978-7-5390-5035-5	
定　　价	49.00元	

赣版权登字号：-03-2014-88

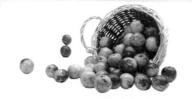

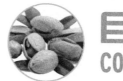

目　录
CONTENTS

Part 1
病从寒中来，寒乃万病之源

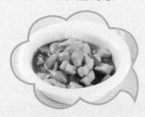

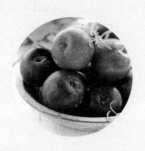

Part 2
子宫保暖，呵护女人美丽的源头

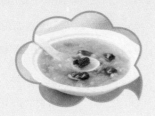

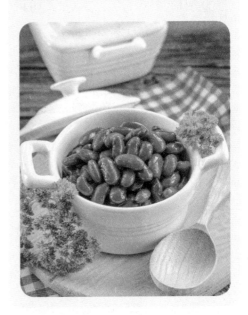

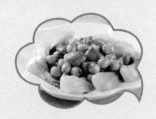
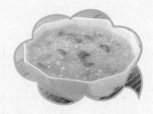

Part 5
肾脏保暖，让女人远离衰老

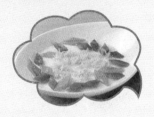

Part 6
肝脏保暖，拥有清透白皙肌肤

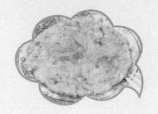
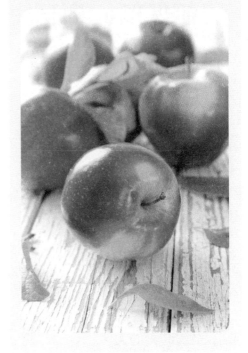

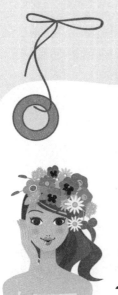

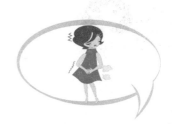

Part 1 病从寒中来，寒乃万病之源

你有"体寒"吗？也许你以为体寒离自己很遥远，但其实90%的人都有寒症。对很多女性来说，除了畏寒畏冷和手脚冰凉外，身体里还隐藏着不少其他体寒症状，只是我们没有发现而已。女人应该如何摆脱寒症，暖养自己？

本章将揭开体寒的神秘面纱，让你全面了解体寒体质的特征、导致体寒的原因，以及体寒会带给女性哪些危害，当然，还有最重要的——我们该怎么改善体寒。

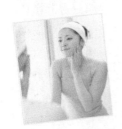
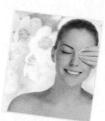
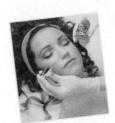
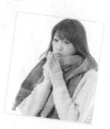

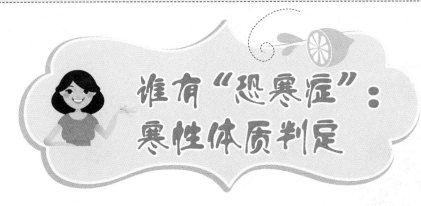

谁有"恐寒症"：寒性体质判定

中医理论认为：人体是平衡的有机整体，体寒的根本原因是阴阳失衡。寒体性质是身体内部阴气过剩，对营养物质消化和吸收功能减弱，以致身体对热量吸收减少，导致阴阳失调而形成的。

❀ 什么是体寒

体寒，从中医角度看，大部分叫作"虚寒"，就是体质虚且寒。对于病情，中医可以用"八纲辨证"法说明，分成阴、阳、表、里、虚、实、寒、热。这个八纲辨证，如果"虚"跟"寒"都在同一个人身上表现，我们就说这个人虚寒。"寒"体质的人原本就怕冷，再加上"虚"，就更怕冷了。

体寒症最普遍的特征就是，无论是在夏天还是冬天，手脚都会像浸过冷水似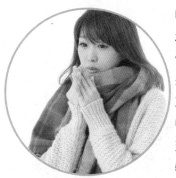的没有温度，尤其是在冬天，可能还会手脚发麻。这主要是因为自然界的温度降低，阳气不足，而人体自身的阳气也会不足，身体出现阳虚的表现。另外，因为天气寒冷，人体血管收缩，血液回流能力就会减弱，使得手脚，特别是指尖部分血液循环不畅，也就是人们常说的"神经末梢循环不良"，而导致手脚总感觉冰凉。这样的情况一般发生于女性，特别是中年以上的女性较为常见，脑力劳动者要比体力劳动者更易出现手脚冰凉，在身体健康的年轻男性身上则很少出现这种情况。

体寒是由于体质和生活习惯的交错而引起的症状，它算不上什么病，但是却可以牵一发而动全身，引起其他疾病。寒，是百病之源，它会在不知不觉中破坏你的身体组织，从而影响你的免疫力、消化力，甚至缩短你的寿命。

要想彻底治疗体寒，需要较长一段时间，但只要我们在生活中多加注意，并且长久坚持健康的生活习惯，就能有效地防治体寒。

● 寒性体质的自我鉴定

我们常听说"体寒"这个词，但对体寒的症状可能不甚了解。下面将为您介绍轻度体寒、中度体寒和高度体寒的症状，不妨来自测一下自己是否属于体寒者。

1. 上厕所时有残尿感，尿量很少。
2. 排尿困难，下腹部有抵抗感。
3. 晚上常往厕所跑。
4. 身体寒冷，下肢尤其严重。
5. 一到秋天、冬天，就冷得睡不着。
6. 易上火、头晕、口渴。
7. 一到傍晚，脚会有些肿胀。
8. 长时间站立后，脚部感觉像木头一样。
9. 体力衰弱，无法承受长时间的工作和家务。
10. 时常有疲劳、倦怠感，腰痛。

● 你的身体有多寒

很多人都认为寒症就是身体畏寒，手脚冰凉。但实际上，寒症有不同的类型，不同类型所表现出来的症状也各不相同。体寒可细分为轻度、中度、重度三种。下面列出了不同程度体寒的表现，看看你是否体寒，体寒到什么程度吧！

1.轻度体寒
1. 怕冷，手脚冰凉。
2. 容易感冒，而且恢复期长。
3. 生理期经痛严重，腹部有垂坠感。
4. 面色暗淡，无血色。
5. 易疲劳，关节部位易酸痛。
6. 睡眠质量差，睡眠浅。
符合以上3项即可视为轻度体寒。

2.中度体寒
1. 口腔内易发炎，易长口疮。
2. 容易便秘，经常觉得肚子胀。
3. 生理期紊乱，天冷后易延期或量少。
4. 皮肤干燥，易干裂。
5. 脚后跟皮肤易干裂，脚部血液循环差。
6. 嗜吃水果、冰激凌等冷食。
符合以上3项以及以上，为中度体寒症状。

3.重度体寒
1. 尿频，尿液不易排出。
2. 下半身水肿严重。
3. 睡一夜，手脚仍冰冷。
4. 起床时手脚发麻。
5. 经常感到疲倦、四肢发酸，没有精神。
6. 经常感到胃胀气。
符合以上3项以及以上，为重度体寒患者。

"察颜观色"辨体寒

俗话说"十女九寒"，也就是说，大多数女性都会有不同程度的体寒。而体寒又是导致女性疾病的一个重要原因，尤其是对于妇科疾病，50%都与女性体寒有着或多或少的联系。那么，如何来辨别女性是否体寒呢？下面就教你几个辨别体寒的方法：

通过体温辨别是否体寒

女性体寒，说白了就是体温问题，因此通过身体各部分的温度来判断女性是否体寒，是最直接、最有效的方法。一般人的体温是恒定的，但是手脚、腹部等温度则因人而异，如果经常出现手脚冰凉的情况，则很有可能就是体寒引起的，需要及时调理。

观察面色辨别体寒

中医讲"望、闻、问、切"，其中"望"主要指的就是查看面色。女性体寒与阳气不足有着很密切的关系，如果女性阳气不足，则会表现为口唇发紫、面无红光，因此可以通过面色来判断女性是否体寒。当然，女性出现口唇发紫、面无红光也不一定是体寒所致，比如贫血，也有可能导致女性面无血色。

体寒反映在月牙儿上

月牙儿又叫"小太阳"，指的是指甲根部的甲印。在正常情况下甲印为红润饱满状，如果月牙儿很小或者颜色暗淡，则有可能就是体寒所致。这是因为，体寒容易引起气血不足，而手指位于身体最末端，当人体出现气血不足的时候，首先就会直接反映在指甲上。其实，学会辨认月牙儿，除了可以判断是否体寒之外，还能判断很多身体的小毛病，比如贫血、失眠、营养不良等身体状况，都可以通过月牙儿形状来判断。

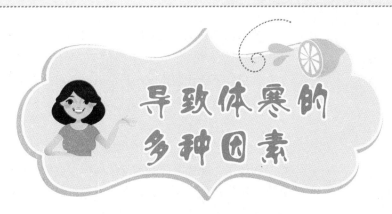

体寒在女性中已是很普遍的事情，大多数女性的体质都偏寒。有些人天生就体寒，但是经过后天调理，情况会有所好转；有些人天生并不体寒，由于一些不正确的生活方式使自己变成了寒性体质。

女人与体寒的不解之缘

每年一到冬天，很多女性朋友都会出现手脚冰凉的症状，并且特别怕冷。而男性朋友却是阳气十足，手脚温暖，一点都不怕冷似的。很多人会困惑，为什么女人比男人怕冷？为什么体寒症常发生在女人的身上？

这是因为，相对男人来讲，女人的身体更加敏感脆弱，加上每月一次的"大姨妈"来访以及怀孕、生子等一些生理原因，让女人生来就与体寒关系紧密。具体原因有以下几方面：

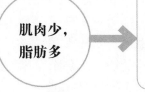 **肌肉少，脂肪多** → 在使碳水化合物和脂肪氧化的过程中，肌肉消耗掉大量的热量，释放出大量的热能。所以男性的新陈代谢快，女性的新陈代谢慢。男人消耗掉的热量多于女性，男性的体表要比女性的体表温暖一些。

对寒冷较敏感 → 女性皮肤里的"传感器"比男性身上的灵敏，会更快地把"冷"的信息传递到大脑。大脑接受到"冷"这个信息之后，会立即命令新陈代谢系统加速工作，接着命令血液循环系统退守到"第二防线"，即从皮肤、四肢退守到躯干，这就是人们感到手脚冰凉的缘故。当气温下降到人体难以承受的程度时，新陈代谢的过程会更快，血液循环退守的速度也更快。

体内雌激素含量高 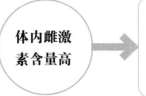 　　现代医学认为，女性因为体内雌激素的含量高，体内的热量容易转化成脂肪，储存在皮下；另外，由于女性身体新陈代谢速度比男性低，热量的合成作用大于分解作用，从而使体内热量释放较少。

甲状腺素分泌不足 　　这也是女性怕冷的重要原因。甲状腺素有"生热"的作用，能使人体基础代谢加速，皮肤血液循环加快，增加热量，而甲状腺素分泌不足时，产热少，所以怕冷。

缺少铁 　　美国生理学家和营养学家的试验结果表明：那些对寒冷耐受力低的人，血液中铁元素含量不足，并常伴有血浆中甲状腺素降低。由于存在生理期这一特殊的长期生理活动，导致女性身体里的铁元素大量流失。营养学家指出，妇女应每日摄入18毫克的铁，但是大多数妇女没有达到这个要求，因而怕冷。

血液黏稠 　　在中医看来，血液不流通会导致"瘀血"，而瘀血就是指血液黏稠。血液黏稠是由于血液的成分结构发生了变化。因为血液负责运送体内的废物毒素，随着时间的推移和运输量的增加，血液中也会累积一些废物和毒素，造成血液黏稠。

　　月经出血过多也是血液黏稠的一个原因。月经出血过多会引起贫血，会使血液中的铁流失严重，而铁不足会导致红细胞无法正常工作，最终使体温降低。

动脉硬化 　　动脉担负着运输全身上下的氧气和营养物质的重要工作。动脉本身会随着年龄的增加而老化、变硬，它的内壁也会由于各种物质的沉淀变得狭窄。动脉血管狭窄了，血液就会滞留不前，导致动脉硬化。动脉硬化就会使血液循环受阻，不但会引起体寒，严重的会导致脑中风和心肌梗死。

✿ 哪些生活习惯让你不再温暖

虽然体寒不是一种疾病，但若无视体寒的话，会给身体带来很多危害，如免疫力下降、新陈代谢变慢等。那么，哪些不好的生活习惯会导致体寒呢?

过度减肥瘦身

女性的体温受到饮食的影响。许多女性为了保持苗条的体形而过分节食，这样一来，从食物里摄取到的热量根本不够消耗。特别是在冬季，要保证身体温暖，每人每天必须多摄取100千卡的热量，保证体内新陈代谢的需要。否则，一旦体内新陈代谢的速度放慢，体温就会下降，就会感到更冷。

压力过大

压力过大会使肾上腺素分泌增加，使血管收缩。血管一收缩，血液循环就受阻。如不及时改变血液循环不通畅的情况的话，最终全身的血液循环都不能顺利进行，从而使体温低下。

错误的洗澡方式

很多现代女性忙于工作，根本没有时间在浴缸里泡澡，都是匆匆地淋个浴就打发了。淋浴虽说方便快捷，但是由于时间短，没有好好温热身体就结束了。这样一来，就无法疏通全身的血液和提高体温，因而导致体寒。所以说，洗澡最好还是腾出点时间，悠闲地泡一泡的好。

吃药太多

很多药物都会导致体寒，虽说有提高基础代谢的药，像甲状腺激素类的药，但还是有很多药会导致体寒，特别是女性在偏头痛和痛经的时候吃的解热镇痛类药物。若是长期服用此类降低体温的药，就会导致体寒。

饮食不节

暴饮暴食也会导致体寒。因为，吃太多会导致血液过多地集中在胃肠道，用于消化、分配给各肌肉的血液就会减少，因而导致体寒。另外，过分喜爱吃寒性食品和冷饮以及过分限制盐分摄入也会导致体寒。

炎热的夏季就是大量出汗的季节，夏季高温会导致基础代谢率下降，难以产生热能。另外，随着现代社会科技的发展和普及，随处都可以享受到空调的冷气，人们也留恋凉爽的空调房，不爱出去吹热风和晒太阳，这样就会导致体温降低，而且持续进行，导致体寒加重。其实，这两种原因结合起来，会让体寒加重。

完全不运动的话，血液不易流通，特别是长时间伏案工作，长时间对着电脑懒得动的人，不但要小心体寒的"到访"，还要防着头痛和肩膀酸痛来"凑热闹"。

事实上，运动不但可以舒缓筋骨，还有利于血管的收缩和扩张。不必勉强自己去做剧烈运动，其实，只要站起来伸伸懒腰，去倒杯水，让肌肉活动起来，就能提高代谢，升高体温，改善寒性体质。

寒冷的冬天里，很多女性朋友害怕穿得过多而显得身材臃肿，美丽不再，于是我们经常可以在冬日的街头看到很多穿着丝袜、短裤、迷你裙的女孩。她们不知道这样会让自己的身体越来越寒冷。同样，一到夏天，女孩们都在展露肌肤，美腿、玉臂、香肩，这样寒气就会侵入身体，时间一长，你的身体自然而然就成了寒性的。

精卵的结合及胎儿的生长，需要消耗女性大量的能量物质。而流产就相当于突然全部丢弃那些能量物质，需要损耗人体大量的阳气，如果修养不到位，阳气久耗，子宫失去温煦，宫寒就随之产生了。

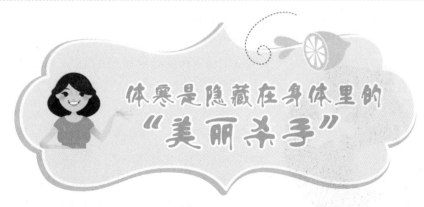

体寒是隐藏在身体里的"美丽杀手"

人们常用"美丽"来形容女人，真正的美丽不仅仅是表面容貌的美丽，而是从内到外的美丽，是面容姣好、身材苗条、健康乐观的身心之美。体寒是身体里的隐形杀手，一旦出现体寒的症状，美丽将会离你越来越远。

不知不觉，你就成了"斑女郎"

俗话说，"一白遮百丑"。当肌肤清透亮白的时候，即便清淡无妆，也会显得明艳动人。当脸上布满雀斑时，再美丽的妆容也会黯然失色，特别是一到夏天，很多MM们脸上的色斑就更加放肆地繁衍。为了除去这可恶的坏东西，MM们用尽了祛斑的护肤品，但结果还是收效甚微。其实祛斑是场持久战，要赶走脸上的斑斑点点，就需要你由内而外地祛斑。首先，我们要问问自己"我为什么会长斑呢"，找准原因，然后对症下药，祛斑So easy！

脸上开始出现零零点点的斑点时，我们就要注意了，因为色斑的出现意味着你的身体内部正在发生着变化，让你的脸庞不再光洁如玉。中医认为"经斑同源"，女人每月来访的"大姨妈"和色斑存在着必然的内在联系，所以月经不调的女性最容易长色斑。正常情况下，体内新陈代谢产生的废物可以通过经血排出，因此不会出现色素沉着。而一旦月经受阻，体内气血运行不畅，就会导致气滞血瘀。月经不调时，人体内的气血运行不畅，经脉不通，导致瘀血内停，气滞不畅，心血不能达到皮肤颜面，营养肌肤，而皮肤中的黑色素就不能随着人体的正常新陈代谢排出去，从而导致废物沉淀，新陈代谢速度减慢，色素堆积，长期如此，就形成了色斑。

● 你还拥有如瀑布般的头发吗

头发对每个人的形象都至关重要。对黄种人来说，健康的头发应该是乌黑、发亮、浓密的。

头发是"血之余，肾之华"，与脾胃、肝、肾都有密切的关系。肝藏血，肝血充分，头发就能有充足的供血；脾主运化，负责把营养成分运输到全身，包括毛发；肾中精气是人体的根本，头发的生长、健康状态的维持都与肾密切相关。

每天脱落的头发与生长的数目保持基本对等，这是正常的、平衡的状态，若持续大量脱落，头发越来越稀疏，就要警惕了，这可能是身体在报警。

哪些习惯会损伤你的头发

很多爱干净、注重形象的女孩们，总是喜欢早上洗澡洗头发，又急着上班，总是还没吹干就出门了；或者晚上洗发后，不将头发吹干就上床睡觉，长此以往，凉风通过头部直接入侵到身体各个部位。头为身之顶，头部受到侵袭，女孩身体就会受凉，时间一久，就会变成寒性体质。体寒易致血液循环不畅，各种头发问题由此产生。

怎样避免体寒伤发

如果把头发比作庄稼，身体就是土壤。因此，保持头发健康，就要从根本上进行调理。首先，要保持均衡、规律的饮食，多吃粗粮，并保持充足的睡眠。同时做好头发的护理。洗发时，冲洗要充分；不要湿着头发就睡觉，那样会影响气血运行；梳子的齿不要太密，容易损伤头发；不要频繁烫染；头发要避免太阳直射，容易损伤毛囊。

● 你并非胖，而是有些"肿"

浮肿就像是一个潜伏在四周的杀手，突然来袭便使身材变得臃肿，这让很多女性措手不及。其实，浮肿并非一夜之间出现的，它和你的生活习惯、饮食习惯都有着千丝万缕的关系，所以要想消退浮肿，就要在日常生活中多加注意。

●为何你会浮肿

长久以来养成的不良生活及饮食习惯，就是形成浮肿最根本的原因。人们没日没夜地在电脑前工作，长期加班，晚睡，饮食重口味，喜欢喝冷饮，烟酒无度，茶、咖啡不停喝……这些坏习惯都是毒素产生的源头。如果你一直如此，就不可避免地要和浮肿"相遇"。

表面上看，浮肿只是体内摄入了太多的水分，不能及时排出引起的，而事实上，浮肿是体内很多重要器官病变的先兆，若不及时治疗，易导致重大的疾病。

一般来说，身体能保持健康状态，全靠体内细胞进行分裂活动，继而排出二氧化碳和体内废物。负责运送营养，排走废物的正是动脉、静脉和毛细血管。

当血液循环良好时，体内水分会随着血液流走，使身体保持着平衡的水分。但当血液循环不好时，体内便积存多余的水分，这些水分并会在细胞里滞留着，使身体出现浮肿现象。

●体寒和浮肿也有关系

体寒和浮肿也有关系。所谓"浮肿"就是"水分过剩"，水分和身体发冷有着不可分割的关系。对身体来说，水是最重要的东西，但是，如果过多，就会造成体温下降。这和淋雨后身体发冷的道理相同，过多的水分夺走了身体的热量。感冒的时候流鼻涕、睡觉着凉拉肚子，都是身体要把多余的水分排出体外的自调表现。

浮肿不是四肢和躯干的"专利"，眼睑也可能发生浮肿的。我们全身的皮肤中最薄的地方就是眼睑处的皮肤，皮下组织也最疏松，因此很容易发生液体积聚，形成眼睑浮肿。眼睑浮肿分生理性和病理性两种，前者多发生在健康的人身上，原因主要是晚上睡眠时枕头过低，影响面部血液回流；后者很可能是由局部和全身性疾病原因引起的，如贫血、过敏性疾病、甲状腺功能低下等。

腹部一旦受寒，容易产生浮肿及代谢变差，腰腹部位会容易堆积许多赘肉，皮肤的情况也会越来越糟。所以，我们要保护好肚子，因为肚子温暖，肾脏与肝脏的水分排出容易，尿量与排便也会顺畅，腰围自然就变小了。

"脸色难看"，谁是罪魁祸首

一个人的脸色能直接反映出他身体内在的健康，很多女性朋友经常为了工作，没日没夜地埋头苦干。这苦日子是熬过去了，可身体的健康却受到了大大的影响，最明显的表现就是，职场达人脸色越来越"难看"。工作和容颜似乎存在着的矛盾，脸色是身体健康的晴雨表，观脸色方知健康。

脸色发白

面色苍白、煞白、惨白，多跟气虚、血虚关系密切。血液不足，不能营养面部，就会出现脸色苍白；除此之外，阳气虚弱，不能温润体肤，也会导致脸色发白，体质多为气虚质或者阳虚质。除此之外，还有一种苍白脸色是由体寒引起的，这类美眉特别需要保暖。

脸色发黄

脾胃是先天之本，是营养物质的来源。倘若脾胃功能健全，气血就会很旺盛，皮肤柔润；如果脾胃虚弱不能正常运化，那么面部就会出现黄色。而体寒就是导致脾胃虚弱的一大原因。脾除了消化营养物质以外还代谢水湿，所以感觉脸色黄的女性朋友要注意了，脸色发黄可能是你脾虚或者体内有湿寒气。

脸色发青

脸色青多半是因为气机不调，血行不畅，血液瘀滞于面部而造成的。体寒会导致气血凝滞，血液因为重力的原因无法为面部的末梢血管提供足够的气血。所以，脸部容易呈现缺血的青紫色。这种脸色的人性格特征很明显，比如多疑、爱钻牛角尖、容易莫名其妙地发火等。肝脏能调节血流量，倘若肝气郁滞就会导致气血失和，面如青色。

排毒受阻，美丽不再

女孩子应该对"排毒"这个概念最敏感的了，她们对这个词有着深厚的感情，因为她们觉得，自己的面部皮肤问题都是毒素没排出去引起的，这确实有道理。但是，什么原因使毒素没排出去呢？回答一般是"肉吃多了""运动太少了""便秘了""忘记喝水了"，这些都没错，也是最常见的，但有一点最容易被忽视，或者说一个很严重的问题，就是一直被人们忽视的受寒，特别是腹部、盆腔的受寒。在"露脐装""低腰裤"越来越流行的现在，这个问题会是很大的隐患。

首先，我们要知道一个事实：腹腔、盆腔的血液占人体血流的70%左右，等于是个人体的大血库。而且盆腔血管有个特点：血管壁薄，弹性小，所以流到这里的血液速度会减慢。这个时候，如果盆腔或者腹腔再受凉，血流的速度就会更慢。血流变慢了，毒素的清除速度自然也变慢，从而导致毒素瘀积。所以，要想避免毒素对皮肤面容的影响，除了减少毒素的摄入，还需要确保身体不受寒，特别是不能让腹腔、盆腔受寒，以保证血流的通畅。

怎么都甩不掉的"熊猫眼"

对女性来说，不让盆腔受寒的意义，首先是避免盆腔瘀血。如果做不到这一点，除了皮肤粗糙，还会出现黑眼圈问题，这就更能说明盆腔有瘀血。

很多女孩子会有一组症状：一个是腹部的坠痛，即严重时站久了就坠得难受，在月经来之前特别明显；另一个是，按腹部的时候，两侧明显疼痛，而且会本能地拒摁，医生检查时稍微用力按就会喊疼。这组症状很容易被怀疑是附件炎，但做B超未必会发现异常。这种情况，在医学上称为"盆腔瘀血综合征"。通过更为深入的检查会发现，"盆腔瘀血综合征"患者的盆腔静脉的血流明显变缓，静脉也变得狭窄。最直接反映子宫状况的黑眼圈也随即出现。

此外，我们还会发现，她们不管吃多少青菜、水果，仍旧便秘。这种情况，原因其实和盆腔的血流缓慢有直接关系，因为结肠、直肠在盆腔中，盆腔血液被瘀滞了，影响肠道的功能。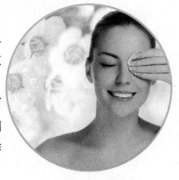

这种人需要的排毒办法不是生硬地通便，而是保温，特别是腹腔盆腔的保温。血液流畅了，妇科脏器和消化器官的功能才会恢复，毒素自然会排出，子宫状态良好，熊猫眼就不会缠着你了。

体寒危害知多少

　　如果女人总是觉得很冷，或是月经、内分泌出现问题，或是皮肤总是暗淡无光，经常出现腰腿酸软等问题，以上这些症状都有可能是体寒造成的。而且女人体寒还会引发其他身体疾病，让我们一起来了解，提早预防吧。

● 小心体寒带来的多种病痛

疼痛 →　　头痛、腰痛、关节痛、神经痛、风湿痛等"疼痛"，经常会随着体寒出现。而这些疼痛在通过洗澡、桑拿或热敷使身体暖和起来之后，基本都会减轻。另外，有时疼痛的部位会发热，这是身体本身试图通过发热变暖缓解疼痛的表现。

过敏症 →　　身体出现过敏的症状，像结膜炎（眼泪）、鼻炎（打喷嚏和流鼻涕）、哮喘（水状痰）、皮炎（湿疹）、肠炎（腹泻），都是为了排出多余水分来温暖身体而出现的反应。近年来日本过敏患者数量急剧增加，其中一个很大的原因就是体寒。

美尼尔氏综合征 →　　美尼尔氏综合征以眩晕、耳鸣为主要症状，常伴有呕吐。它是一种特发性内耳疾病，通常会在疲劳、睡眠不足以及压力大的时候发作。这种状态下，新陈代谢中"出"的过程会遇阻，导致排尿不畅，使水分滞留在体内。而这些人，都是那些平日里饮水过多以及因体寒导致水分代谢变差的人。

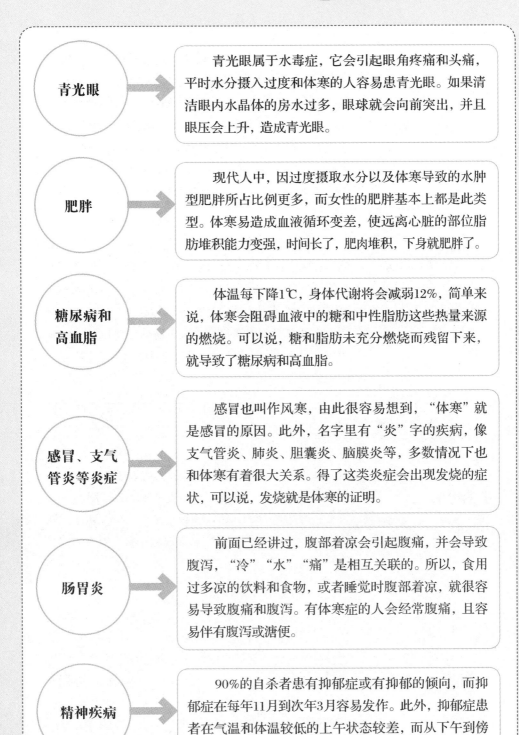

青光眼

青光眼属于水毒症，它会引起眼角疼痛和头痛，平时水分摄入过度和体寒的人容易患青光眼。如果清洁眼内水晶体的房水过多，眼球就会向前突出，并且眼压会上升，造成青光眼。

肥胖

现代人中，因过度摄取水分以及体寒导致的水肿型肥胖所占比例更多，而女性的肥胖基本上都是此类型。体寒易造成血液循环变差，使远离心脏的部位脂肪堆积能力变强，时间长了，肥肉堆积，下身就肥胖了。

糖尿病和高血脂

体温每下降1℃，身体代谢将会减弱12%，简单来说，体寒会阻碍血液中的糖和中性脂肪这些热量来源的燃烧。可以说，糖和脂肪未充分燃烧而残留下来，就导致了糖尿病和高血脂。

感冒、支气管炎等炎症

感冒也叫作风寒，由此很容易想到，"体寒"就是感冒的原因。此外，名字里有"炎"字的疾病，像支气管炎、肺炎、胆囊炎、脑膜炎等，多数情况下也和体寒有着很大关系。得了这类炎症会出现发烧的症状，可以说，发烧就是体寒的证明。

肠胃炎

前面已经讲过，腹部着凉会引起腹痛，并会导致腹泻，"冷""水""痛"是相互关联的。所以，食用过多凉的饮料和食物，或者睡觉时腹部着凉，就很容易导致腹痛和腹泻。有体寒症的人会经常腹痛，且容易伴有腹泻或溏便。

精神疾病

90%的自杀者患有抑郁症或有抑郁的倾向，而抑郁症在每年11月到次年3月容易发作。此外，抑郁症患者在气温和体温较低的上午状态较差，而从下午到傍晚，随着气温和体温的上升，病情也会有所好转。

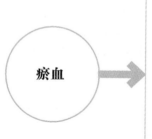

瘀血

体寒还会导致血管收缩，血液循环不畅，从而形成瘀血。就如同清澈的小溪如果被阻塞，也会变污浊，成为"污水沟"。血液如果循环不畅，各种废物便会沉积，血液就会变脏而成为"污血"。瘀血的典型表现为：女性痛经、月经不调、身体疼痛和手脚冰凉。长期如此，会导致身体各器官功能低下，引发子宫肌瘤、子宫内膜异位症、不孕症等疾病。

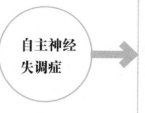

自主神经失调症

心悸、心率过快、过呼吸、出汗、腹泻、眩晕、耳鸣等，这些自主神经支配的心脏、肺、汗腺、肠胃等器官出现的异常症状就叫作自主神经失调症。之所以会出现这种症状是因为体内存在体寒和水毒，所以身体会用心跳和呼吸加快来提高体温，通过出汗和腹泻来排出多余水分，从而让体温上升，使身体回到健康状态。

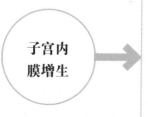

子宫内膜增生

子宫内膜增生可发生在任何年龄，青春期、生殖期、围绝经期或绝经后期均可发生。月经失调是子宫内膜增生的突出症状之一，常表现为阴道不规则出血，月经稀发，闭经或闭经一段后出血不止，一般称之为无排卵功血。体质偏寒的女性多属素体阳虚，如过食寒凉生冷食物，导致脏腑、血气、经络凝滞，寒从内生，影响胞宫等功能，从而导致子宫内膜增生。

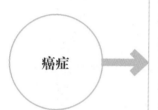

癌症

人体在36.5℃的体温中才能正常地进行各种化学反应和新陈代谢，并保持生命力和身体健康。体寒会造成体内循环系统无法正常运行，身体被各种疾病侵扰着，得病后恢复得也慢。这是因为身体温度每低于正常体温1℃，免疫力就会下降37%，如果体温降到35℃，身体就可能成为癌细胞的温床。而体温如果超过39.3℃，癌细胞将会死亡。也就是说，过低的体温不利于机体抗癌，导致患癌症的概率增加。

女性体寒易造成不孕

导致不孕不育的原因有很多，比如自身原因、外界因素以及精神压力等都可能造成不孕不育。那么，女性体寒也会造成不孕吗？

中医有句话：暖宫孕子，意思是，只要子宫、盆腔气血液通顺了，炎症消除，自然就会怀孕了。如今越来越多的女性不注意子宫的保暖问题，引发的"宫寒症"也成为常被人忽视的女性不孕因素之一。

肚脐是女性最薄弱的部位，风寒极易入侵，现代女性如若常穿露脐装、露腰装这类衣服，就会使身体受凉，导致女性宫寒，可干扰女性内分泌系统，部分女性可能会因此造成月经失调、痛经等妇科病症，也很可能导致不孕。腰线、肚脐虽然能性感地展现女性的美，但是对今后想孕育新生命的女性来说，不穿露脐装为妙。

女性宫寒，除了手脚冰凉、痛经外，还会造成性欲淡薄，缺乏欲望。同时，宫寒造成瘀血，导致白带增多，阴道内卫生环境下降，从而引发盆腔炎、子宫内膜异位症，导致妇科中的月经病、带下病和不孕症的发生。

体温低让你陷入亚健康的低谷

亚健康状态是现代人常见的一种现象，处于亚健康状态的女性，虽然和平时一样的生活和工作，但是身体上已经出现了不健康的信号，如头晕头痛、神疲乏力、腰酸腿痛、健忘、失眠、月经不调、梦交、食欲不振、反应迟钝等。

现代女性承担了越来越多和男性一样的高负荷工作，身体负担增加，再加上不规律的饮食和穿衣习惯，冬不着棉衣而寒易侵体，常食不暖之食而寒宫。久而久之，越来越多的现代女性出现了身体不适的症状，诸多由于体寒而引起的亚健康问题，甚至一少部分人还出现了卵巢囊肿、附件炎症、习惯流产等生育问题。

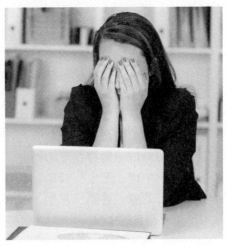

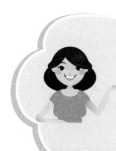

改善体寒症的 10条攻略

体寒并非洪水猛兽。战胜体寒，只需要从日常生活各个方面着手，比如运动、食疗、吃药膳、泡澡、按摩……都可使四肢温暖、面色红润。

●勤运动，勤甩手

建议女性朋友一早起来做运动，走是最佳选择喔！用比走路快、比跑步慢的速度，大步往前走，双手甩一甩，走上30分钟，促进气血运行，全身就会暖乎乎的。因为一早就让血液循环和新陈代谢加速，所以一整天都会充满活力，不容易发冷。

●多吃坚果、胡萝卜

可借由日常食补法让身体变暖，如坚果类的核桃仁、芝麻、松子等；蔬菜类的韭菜、胡萝卜、甘蓝菜、菠菜等；水果类的杏、桃、木瓜等，都是饮食最佳选择。其他如牛肉、羊肉、海鲜、糯米、糙米、黄豆、芝麻、红糖等，都属于温热性食物。

●多吃含烟碱酸的食物

烟碱酸对于稳定神经系统和循环系统很有帮助，也可改善神经紧张、紧张性腹泻、皮肤炎，更可扩张末梢血管，改善手脚冰冷，如果足量服用，还能令脸色红润。烟碱酸一般存在于动物肝脏、蛋、牛奶、芝士、糙米、全麦制品、芝麻、香菇、花生、绿豆、咖啡等食物中。

●多补充维生素E

维生素E可扩张末梢血管，对于末梢血液循环畅通很有帮助，但维生素E的效果较缓慢，须持续使用3个月才可见效，而且必须每天服用足够的量。

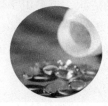

●适量吃辛辣食物

辣椒、胡椒、芥末、大蒜、青葱、咖哩等香辛料，可促进血液循环，平常饮食时搭配食用，例如吃炒面、炒米粉时就加点辣椒酱，喝汤时就多加点胡椒粉，吃水饺时配碗酸辣汤，无形中就吃进好多辛香料了。但不能一次吃得太多，以免刺激肠胃。

●常吃温补食物

温补食物，如人参茶、姜母鸭、桂圆茶、黑芝麻、甜汤圆等，冬天吃不仅让身子暖，而且可以达到补身效果，让手脚也不再冰冷。中药中有许多药物，可改善及预防手脚冰冷，如人参、党参、当归、丹参、北芪、鹿茸、菟丝子、巴戟天、玉桂、肉苁蓉、仙茅、玉桂子、桂枝等。

●不要饿过头

不要偏食、过度减肥，让身体储存些适量的脂肪，可帮助维持体温。如果预先知道当天工作忙碌，无法按时吃饭，可先准备些饼干、面包，或是人参茶等，适时地补充身体的热量。

●注意保暖

别因为爱美而少穿御寒衣物，各种保暖的衣物，如外套、毛帽、手套、围巾、口罩、卫生衣、袜子等，天气冷时都要全部穿戴齐全。脱掉添加的外衣前，须确定天气已经暖和起来了。不要因为心理烦躁、紧张、潮热，或活动后感到发热，就马上脱掉御寒的衣物。

●精油泡澡

有空时可多泡澡，并在热水中加入生姜或甘菊、罗勒、肉桂、迷迭香等精油和辣椒入浴剂等，皆可促进血液循环，让身体暖和起来。洗澡时，可用冷水和热水交替冲淋手脚，借由血管一冷一热间的缩放，达到畅通血液的目的。睡前用热水泡泡手脚，也可促进血液循环，帮助入睡。

●穴道按摩

"阳池"是一个穴位的名称，顾名思义，它囤聚太阳的热量。阳池穴在人的手背上，位置正好在手背间骨的集合部位。阳池穴是支配全身血液循环及激素分泌的重要穴位。只要刺激这一穴位，便可迅速畅通血液循环，暖和身体。另外，按揉涌泉穴、劳宫穴、肾腧穴都有一定的暖身作用。

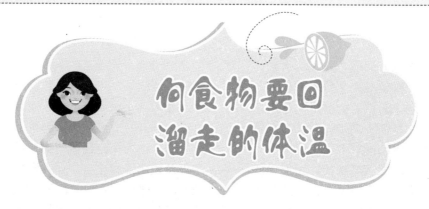

向食物要回溜走的体温

在前文中我们说到，生活中我们偏爱的生、冷、凉性食物在不知不觉中偷走了我们的体温，但是获取能量的最直接方式还是进食。寒性体质的女性只要在日常饮食中多留点心，就能轻松地从食物中要回溜走的体温！

寒性体质者日常饮食总原则

●因时制宜

冬天吃羊肉、牛肉、火锅较好，而开着暖气吃冰淇淋、喝凉饮料不好；早上是一天的开始，人体生理功能刚要开始旺盛，不要吃寒凉性食物来镇静它；晚上少喝啤酒，因为啤酒属寒性的，喝到胃里，中枢神经会把冷的信息传递到脊柱，容易出现腰酸背痛。

●因食制宜

寒性体质的人要多挑温热性食物，它们具有温中、补虚、助阳、驱寒的作用，能改善血瘀、贫血等症状。

合理的饮食最重要

适当摄取盐分

在中医中，盐分有着温热身体的说法，所以，适当地摄取盐分具有调整血液循环的效果。当然，盐分也不可摄取过多，否则对健康有所影响。

控制水分

"多余的水分"是体寒女性的大敌。多余的水分不仅会吸走身体的热量，还会使肾脏机能低下从而导致恶性循环，而过剩的水分也会导致下半身肥胖。

进食不宜过量

进食过量不仅会形成肥胖，还会引起体寒。如果进食过多，肠胃活动就会减慢，而血液的大半会在肠胃中滞留，腹部的集中温热就会导致手脚的寒冷。所以，吃饭以八分饱为佳。

阴性食物要温热后食用

牛奶、豆腐、青菜等食物原属"阴性"，容易造成体寒，而经过温热加工后，就能转换为阳性。所以，这类"阴性"食物最好是经过加热后再食用。

多吃北方温性水果

寒性体质的人吃水果的时候应注意，多吃温性的水果，少吃或不吃寒性水果。此外，南方的水果往往比北方的水果更"寒"，也更容易造成体寒。比如，香蕉与苹果相比，香蕉更容易令身体感到寒冷。

夏日常喝生姜红茶

生姜红茶具有利尿、温热身体效果，要养成每天饮用3～5杯的习惯，身体会越来越暖和，肌肤越来越光滑。

需要慎食的寒凉食物和药物

饮食养生首先要讲"性"。"性"是指食物有寒、凉、温、热等不同的性质，中医称为"四性"或"四气"。饮食不当会损伤人体的阳气，凡是性质寒冷的食物都会损害人体阳气，尤其是体虚者，更要注意不要食用寒凉食物。下面，我们来了解一下哪些食物、药物是寒凉的。

冷饮

到了夏季，很多人为了消热避暑，会食用大量的冷饮，男性会大量地饮用冰镇啤酒，女孩则嗜食冰激凌、喝冰镇饮料。这些食物都有寒凉之气，进入人体后，为了对抗这些寒气对人体的损伤，人体就要耗伤大量的阳气。

晨起后的凉开水

从临床调查来看，很多晨起喝凉开水的人，在几个月、半年之后就会逐渐出现阳虚的诸多病症，女孩子会出现痛经、月经后期，甚至闭经，有些人还会患上过敏性鼻炎以及其他缠绵难愈的病症。

寒凉水果

水果大多属于凉性，诸如西瓜、梨、脐橙等。很多减肥的女孩子，常常不吃主食，而以水果、蔬菜为主要食品，时间长了，就会出现阳虚寒盛的诸多症状。

绿茶

绿茶有清热去火的作用，严格说来，适度地饮用确实可以使人体的上部，如咽喉、口腔、头目等清爽舒适。绿茶是凉性之品，喝太多会导致阳气不足。

海鲜

在海鲜类产品中，除鱼、虾、鲍鱼等属于温热之性，还有很多其他海鲜是寒凉的，比如螃蟹、蛤蜊、生蚝等。所以，像螃蟹类的海鲜，一是不能吃太多，二是吃的时候一定要蘸着姜汁等食用才行。

抗生素

其实，还有一种寒凉的东西最容易被我们忽略，就是西药中的抗生素。抗生素有抗菌消炎的作用，均为苦寒之性，口服之后最易伤脾胃。所以，长期服用、滥用抗生素，易伤人阳气，导致生命力的整体衰弱。

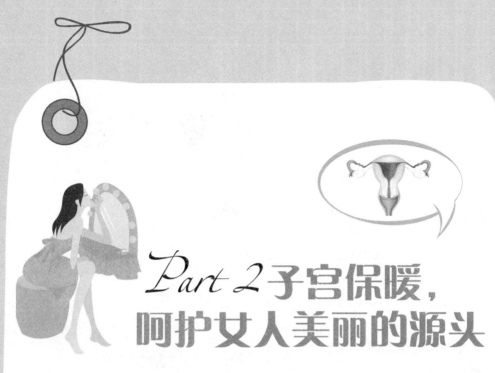

Part 2 子宫保暖，呵护女人美丽的源头

女人身体最怕冷的器官是什么？是子宫。子宫温暖，体内气血运行就通畅。子宫一旦受寒，就会造成宫寒，即子宫因受寒邪而呈现的功能严重低下的状态。宫寒不仅会让女人气色不佳、脸上长斑，而且可引发多种妇科病，包括不孕、痛经、月经不调以及多种妇科炎症等。所以"驱寒暖宫"是女性保养最重要、最关键的一部分。

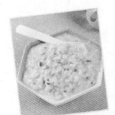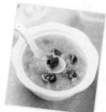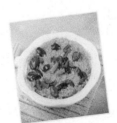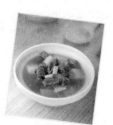

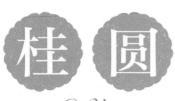

桂圆

Gui Yuan

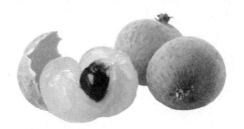

 养宫暖宫功效

桂圆肉含有多种维生素和丰富的微量元素，有良好的滋补作用，其中铁元素含量丰富，可活血调经、温暖子宫，对于妇女产后体虚乏力和宫寒、贫血等病症有促进体力恢复和补血的功效。

 食用注意

桂圆性温润而滞，热性体质、糖尿病、月经过多、尿道炎、盆腔炎等各种炎症及舌苔厚腻者忌食；大便干燥、小便黄赤、口干舌燥者不宜食用。桂圆宜鲜食，变味的桂圆不能食。

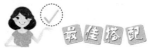 **最佳搭配**

桂圆+莲子　✓ 补血安神，健脑

桂圆+花生　✓ 补血，缓解失眠

桂圆+大米　✓ 补气，增强免疫力

桂圆+鸡蛋　✓ 补气养血，治血虚

桂圆+百合　✓ 补气血，益脾开胃

 禁忌搭配

桂圆+大蒜　✗ 影响营养素的吸收

桂圆+猪肉　✗ 易导致消化不良

桂圆鸡片

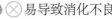
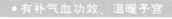

● **有补气血功效，温暖子宫**

● **原料**：桂圆180克，鸡胸肉120克，彩椒50克，姜片、蒜末、葱段各少许

● **调料**：盐2克，鸡粉3克，水淀粉、料酒、食用油各适量

做法：①彩椒洗净切块，鸡胸肉洗净切片。②用适量盐和食用油将鸡胸肉腌渍10分钟。③锅中注油烧热，将所有材料下锅，炒至熟透即可。

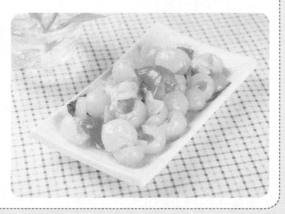

黄芪红枣桂圆肉甜汤

●补血益气，保宫暖宫

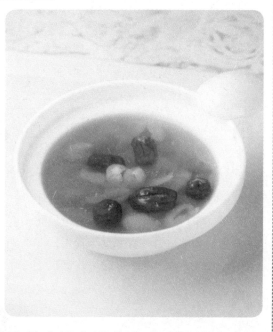

● 原料：黄芪15克，红枣25克，桂圆肉30克，枸杞8克

● 调料：冰糖30克

● 做法：①砂锅中注入适量清水，烧开。②倒入准备好的原料，盖上砂锅盖，大火将其烧开，后转用小火煮20分钟，煮至材料析出营养成分。③揭开砂锅盖，放入备好的冰糖，搅拌均匀，略煮片刻，至冰糖溶化。④关火后盛出煮好的甜汤，装入碗中即可。

🐟 制作Tips

红枣味甜，可以根据个人口味，适量少放些冰糖。

威灵仙桂圆薏米汤

●补血养气，保暖子宫

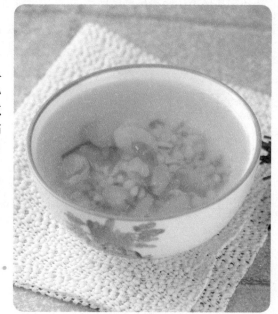

● 原料：威灵仙10克，桂圆20克，水发薏米50克

● 做法：①砂锅中注入适量清水，并将其大火烧开。②往砂锅内放入威灵仙。③盖上砂锅盖，然后转小火煮20分钟，煮至药材析出营养成分。④揭开砂锅盖，把砂锅中的药渣除去，只留下汤汁。⑤向砂锅中倒入水发好的薏米和洗净的桂圆，用勺子搅拌均匀。⑥盖上砂锅盖，小火煮30分钟至熟即可。

🐟 制作Tips

在熬煮时要时常用勺子搅拌，防止糊锅。

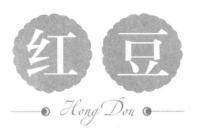

红豆

HongDou

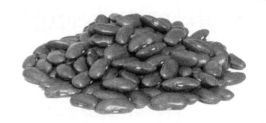

 养宫暖宫功效

红豆富含铁元素，可使女人气色红润。多吃红豆，有补血、促进血液循环的效果，兼具补充经期营养、舒缓经痛的作用，非常适合"宫寒女"食用，常食可让女性远离宫寒的折磨。

 食用注意

经期、产后的女性适宜服用红豆，但身体燥热、尿频的人不宜食用。食用红豆不宜过量，以免造成身体燥热。在制作红豆沙时，不应该去除红豆皮，以免红豆皮中的大量营养物质丢失。

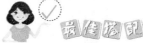 **最佳搭配** ✓

红豆+粳米	✓ 益脾胃，通乳汁
红豆+鸡肉	✓ 补肾，活血利尿
红豆+燕麦	✓ 均衡营养，利排毒
红豆+南瓜	✓ 润肤，止咳，减肥

 禁忌搭配 ✗

红豆+盐	✗ 降低红豆药效
红豆+牛肚	✗ 影响营养的吸收
红豆+羊肉	✗ 引起中毒

🙂 红豆山药盒

● **补充经期营养，养宫暖宫**

● 原料：面包糠400克，山药350克，豆沙70克，鸡蛋1个，面粉30克

● 调料：食用油适量

● 做法：①鸡蛋磕开，取出蛋黄，放入碗中，加入面粉拌匀成蛋糊。②山药洗净去皮，切薄片，煮至断生。③将两片山药夹豆沙后再裹上面粉，制成盒子，依次滚上蛋糊、面包糠，入油锅中炸熟即可。

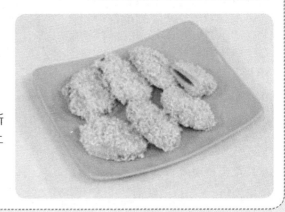

凉拌花椰红豆

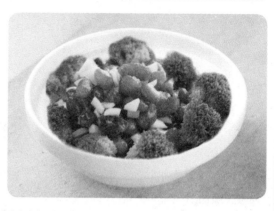

● 能补血，保暖子宫

● 原料：红豆40克，花椰菜25克，洋葱10克

● 调料：橄榄油、柠檬汁各少许

● 做法：①洋葱洗净切丁，红豆泡水，放入锅中煮熟。②花椰菜切小朵，放入开水中焯烫至熟，捞出，备用。③将橄榄油、柠檬汁调成酱汁。④将洋葱沥干放入锅，加花椰菜、红豆、酱汁混合拌匀即可食用。

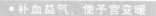

红豆南瓜粥

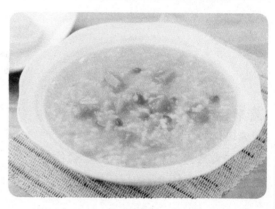

● 补血益气，使子宫变暖

● 原料：水发红豆85克，水发大米100克，南瓜120克

● 做法：①南瓜洗净去皮，切丁。②砂锅中注入适量清水烧开，倒入洗净的大米和红豆，搅匀，用小火煮30分钟，至食材软烂。③倒入南瓜丁，拌匀，用小火续煮5分钟。④将煮好的红豆南瓜粥盛出，装入碗中即可。

红豆牛奶汤

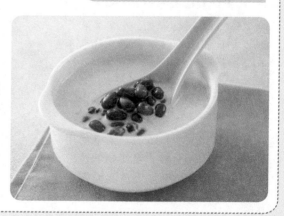

● 促进子宫血液循环，暖宫

● 原料：红豆15克，低脂鲜奶190克

● 调料：果糖5克

● 做法：①红豆洗净，泡水8小时。②将红豆放入锅中，注入适量的清水，开中火煮约30分钟，再用小火焖煮约30分钟，备用。③将红豆、果糖、低脂鲜奶放入碗中，搅拌均匀即可。

花 生

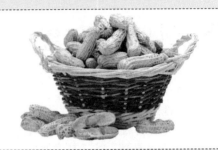

Hua Sheng

 养宫暖宫功效

花生中富含脂肪油、蛋白质等营养元素，有滋补气血的作用，对于失血过多和消耗大量营养的经期、孕期和有宫寒的女性大有裨益。

 食用注意

花生富含油脂，体寒湿滞及肠滑便泄者不宜食用；痛风、胃溃疡、糖尿病患者以及跌打损伤者也应忌食花生。

忌食霉变花生。水煮是最能保住花生原有营养的烹饪方法，且易消化。

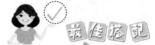 **最佳搭配**

花生+菠菜		✓利于维生素的吸收
花生+猪蹄		✓补血催乳
花生+鲫鱼		✓健脑益智
花生+红枣		✓健脾止血

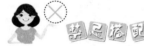 **慎忌搭配**

花生+黄瓜		✗易导致消化不良
花生+蕨菜		✗易损伤脾胃
花生+螃蟹		✗易导致胃肠不适

杜仲花生排骨汤

● 能暖子宫，安胎气

● **原料**：排骨段380克，水发黑豆、水发花生米各100克，杜仲、红枣各10克，枸杞、姜片各少许

● **调料**：盐2克，料酒5毫升

● **做法**：①将洗净的排骨段汆水。②砂锅中注入适量清水烧开，放入所有材料，淋入料酒。③煮沸后用小火煲煮约30分钟，至食材熟透。④加入少许盐调味。⑤关火后盛出煮好的排骨汤，装入汤碗中即成。

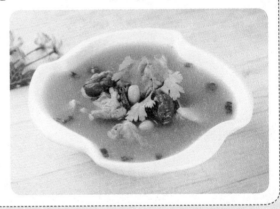

鸡肉花生汤饭

● 补充营养，补血暖宫

● 原料：鸡胸肉50克，上海青、秀珍菇各少许，软饭190克，鸡汤200毫升，花生粉35克

● 调料：盐2克，食用油少许

● 做法：①将食材洗净，鸡胸肉切丁，秀珍菇切粒，上海青切成小块。②锅中注油烧热，倒入鸡肉丁、上海青、秀珍菇翻炒至变色。③倒入鸡汤、盐，拌匀，略煮片刻。④倒入软饭，用中火煮沸，撒上花生粉，拌匀，续煮至溶化。⑤关火后盛出煮好的汤饭即成。

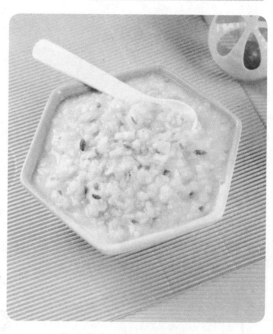

制作Tips

花生粉沾水后较黏，撒上花生粉后要快速拌匀，以免凝成团。

花生豆花

● 能滋补气血，保暖子宫

● 原料：豆花粉80克，黄豆、去皮花生仁各 300克，糖水、冷开水各适量

● 做法：①花生仁泡软，放入水锅中，焖煮至软；黄豆泡软后加水放入果汁机内搅打，滤出豆汁。②取一个深锅，将豆汁倒入，用大火煮沸，转小火续煮10分钟，捞除浮沫，熄火。③另取一个有盖的干净深锅，倒入豆花粉和冷开水调匀，将煮好的热豆浆倒入锅中，盖上锅盖，煮约10分钟，即凝结成豆花，放凉后冷藏备用。④将冰凉的豆花舀入碗中，放入煮好的花生仁 ，再加入糖水即可。

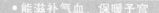
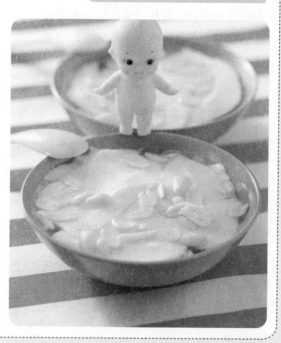

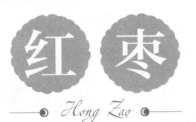 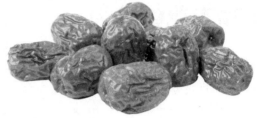

Hong Zao

 养宫暖宫功效

红枣是传统补品，营养丰富，含多种维生素，因而被赋予"天然维生素丸"的美称。它性温，有补中益气、养血安神、保宫暖宫的功效，常用于贫血虚寒、疲乏无力、气血不足等症。

 食用注意

湿热内盛者、寄生虫病儿童、齿病疼痛、痰湿偏盛者以及腹部胀满者、舌苔厚腻者忌食。此外，糖尿病患者不宜多食红枣，而且鲜枣不宜多吃，否则易生痰、损齿。变质的红枣不宜食用。

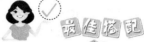 **最佳搭配**

红枣+猪蹄	✓	改善鼻出血
红枣+人参	✓	气血双补
红枣+大米	✓	健脾胃，补气血
红枣+黑木耳	✓	改善贫血

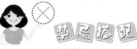 **禁忌搭配**

红枣+黄瓜	✕	影响维生素C吸收
红枣+牛奶	✕	影响蛋白质的吸收
红枣+葱	✕	易引起消化不良

黄米红枣饭

● 缓解益血虚寒，保暖子宫

● **原料：** 水发黄米180克，红枣25克，红糖50克

● **做法：** ①红枣洗净去核，切小块。②将黄米和红枣肉倒入碗中，倒入部分红糖，拌匀，撒上剩余的红糖，加入适量清水。③将备好的食材放入烧开的蒸锅中，盖上盖，用中火蒸1小时，至食材熟透。④揭开盖，取出蒸好的米饭即可。

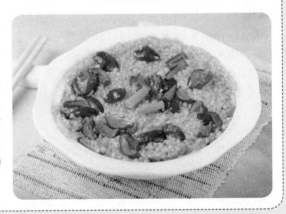

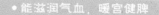

山楂红枣茶

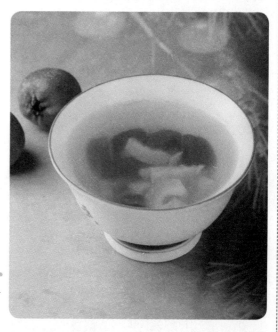

● 能滋润气血，暖宫健脾

● 原料：新鲜山楂90克，红枣30克

● 做法：①红枣洗净，浸泡在清水中1个小时，捞出，切开，去核，留果肉；洗好的山楂浸泡在清水中1个小时，捞出，切开，去核，切成小块。②向砂锅中注入适量清水，大火烧开，倒入切好的山楂、红枣，用大火煮约2分钟，至其析出有效成分。③熄火，将煮好的茶水滤入杯中，待凉后即可饮用。

制作Tips

红枣含有糖分，多煮一会儿茶会更甘甜。

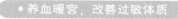

鱼腥草红枣茶

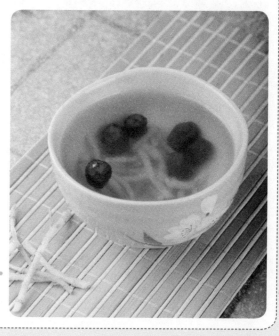

● 养血暖宫，改善过敏体质

● 原料：鱼腥草100克，红枣20克

● 做法：①将鱼腥草洗净，沥干水分，切成段，备用；将红枣洗净，沥干水分，备用。②向砂锅中注入适量清水，并将清水烧开。③向砂锅中放入切好的鱼腥草，倒入洗净的红枣，盖上砂锅盖，大火将其烧开，然后转小火煮15分钟。④揭开砂锅盖，搅拌片刻使药性完全析出。⑤关火，将煮好的茶盛入碗中，待稍微冷却后即可饮用。

制作Tips

在煮此茶时火候不宜太大，以免破坏了药性。

红枣酿苦瓜

● 补气血，暖子宫，美容养颜

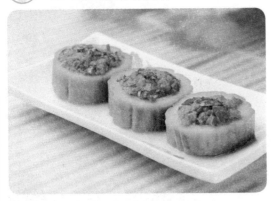

● 原料：苦瓜120克，红枣40克，香茅叶少许

● 做法：①苦瓜洗净，切段，将其焯煮，沥干水分。②将洗净的红枣蒸15分钟。③将蒸好的红枣取枣肉，剁成泥。④往处理好的苦瓜筒中塞入枣泥，再放上洗净的香茅叶，放入蒸锅中，大火蒸3分钟，至食材熟透。揭开盖，取出蒸好的酿苦瓜即可。

红枣枸杞米糊

● 滋润气血，暖宫健脾

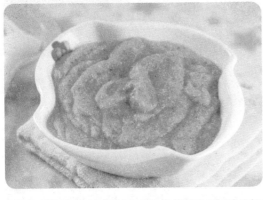

● 原料：米碎50克，红枣20克，枸杞10克，纯净水少许

● 做法：①把洗净的红枣切开，去核，再切成丁。②取榨汁机，放入洗好的枸杞、红枣丁、纯净水，再倒入泡发的米碎，通电后选择"搅拌"功能，搅拌片刻，至全部食材成碎末，即成红枣米浆。③汤锅上火烧热，倒入红枣米浆，搅拌匀，用小火煮片刻至米浆呈糊状即可。

冰糖参枣汁

● 补血暖宫，补虚益气

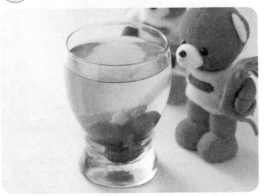

● 原料：党参10克，红枣15克
● 调料：冰糖适量
● 做法：①党参、红枣分别洗净，红枣去核，沥干水分，备用。②将党参和红枣放入锅中，加入水，以小火加热至沸腾，续煮10分钟。③加入适量冰糖，搅拌至冰糖溶化后熄火，用滤网滤出汤汁，放凉即可。

糯米红枣

●原料：大枣300克，糯米粉50克

●调料：冰糖适量

●做法：①将红枣洗净、去核，沥干水分，备用。②糯米粉加入适量的水拌匀，反复揉搓，捏成若干个小团，将小面团中塞入去核红枣中。③把红枣放入锅中，加入冰糖和适量水，入蒸锅中蒸至熟即可。

●气血双补，保暖子宫

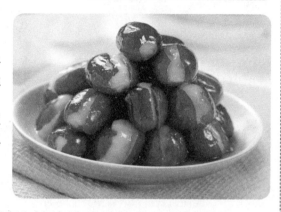

酒酿甜心枣

●原料：红枣150克，酒酿1碗，宁波年糕3块

●调料：冰糖30克

●做法：①红枣洗净，去核，备用；年糕洗净，切细条，逐一塞入洗净晾干的红枣中。②将红枣放入锅中，加入适量酒酿，用小火煮至红枣松软、散发出香味，放入适量冰糖煮至溶化即可。

●补血养颜，活血暖宫

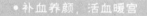
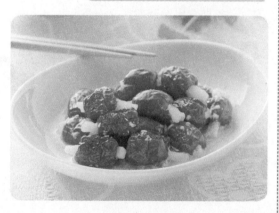

枣泥小米粥

●原料：小米85克，红枣20克

●做法：①红枣放入蒸锅中约蒸10分钟至红枣变软，取出晾凉，将放凉的红枣切开，取出果核，再剁成细末，倒入杵臼中，捣成红枣泥备用。③汤锅中注水烧开，倒入洗净的小米，煮约20分钟至米粒熟烂，加入红枣泥，搅拌匀，续煮片刻至沸腾即成。

●暖宫养颜

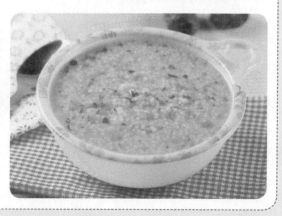

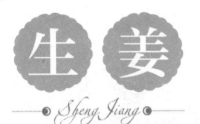

生姜

Sheng Jiang

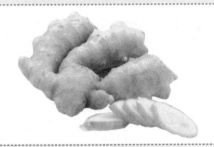

 养宫暖宫功效

　　生姜味辛性温，含有挥发油、姜辣素等成分，能使血管扩张，促使身上的毛孔张开，把体内的病菌、寒气带出。深受宫寒困扰的女性食用生姜，能化解体内寒气，长期食用对调理宫寒十分有益。

 食用注意

　　患有目疾、痔疮、肝炎、糖尿病及干燥综合征者不宜食用生姜，否则易生热损阴，可致喉痛、便秘等症。此外，鲜姜汁可治疗因受寒引起的呕吐，其他类型的呕吐则不宜使用。

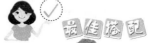 最佳搭配

生姜+羊肉　　✓ 补血，调经散寒

生姜+牛肉　　✓ 祛寒，治疗腹痛

生姜+螃蟹　　✓ 中和螃蟹的寒性

生姜+芥菜　　✓ 祛痰散寒

 禁忌搭配

生姜+兔肉　　✗ 易导致腹泻

生姜+白酒　　✗ 伤害肠胃

生姜+狗肉　　✗ 上火

姜汁红茶

● 使血管扩张，驱寒暖宫

● 原料：生姜70克，红茶叶10克
● 做法：①生姜洗净去皮，切片。②砂锅中注入适量清水烧开，倒入姜片，煮沸后用小火煮约10分钟，转中火保温。③取备好的茶壶，放入红茶叶，倒入姜汁，浸泡，倒出壶中的茶水。④再次盛入姜汁，泡约5分钟，至其散出茶香味。⑤另取一个干净的茶杯，倒入茶壶中的茶水，趁热饮用即可。

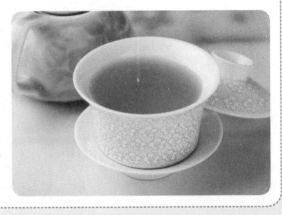

姜汁芥蓝烧豆腐

● 加快血液循环，散寒暖宫

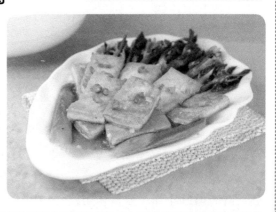

● 原料：芥蓝300克，豆腐200克，姜汁40毫升，蒜末、葱花各少许

● 调料：盐4克，生抽3克，老抽2克，蚝油8克，食用油适量

● 做法：①向锅中倒入清水、姜汁、食用油、盐，烧开，倒入处理好的芥蓝，焯水后捞出。②将豆腐块煎至金黄色。③锅中注油烧热，放入蒜末和所有调味料调汁，浇在豆腐和芥蓝上，撒上葱花即成。

姜葱生蚝

● 提升人体阳气，保暖子宫

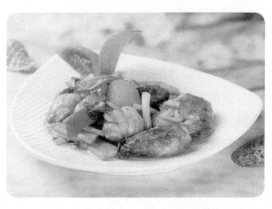

● 原料：生蚝肉180克，彩椒片35克，姜片30克，蒜末、葱段各少许

● 调料：食用油、盐、白糖、料酒各适量，生粉10克，生抽5毫升

● 做法：①将处理好的生蚝肉氽水，捞出，淋生抽，裹上生粉。②将腌渍好的生蚝肉炸至金黄色。③锅底留油，将所有材料放入锅中后快速翻炒，加入盐、白糖、料酒炒匀调味即可。

姜丝炒墨鱼须

● 祛除寒性，养宫暖宫

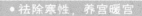

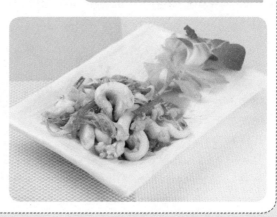

● 原料：墨鱼须150克，红椒30克，生姜35克，蒜末、葱段各少许

● 调料：豆瓣酱8克，盐2克，料酒5克，食用油适量

● 做法：①生姜洗净切细丝；红椒洗净切粗丝；墨鱼须洗净切段，氽水。②锅入油烧热，放入所有材料快速翻炒，加料酒、豆瓣酱、盐，炒匀调味。③最后撒上葱段即可。

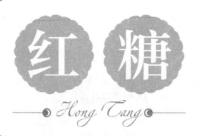

红糖
Hong Tang

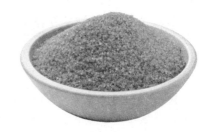

养宫暖宫功效

红糖营养丰富，释放热量快，性温，具有散寒止痛、活血化瘀祛寒等功效，对女性痛经有良好治疗功效。

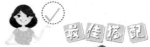
最佳搭配

红糖+黑木耳 ✓ 补血暖身

红糖+鸡蛋 ✓ 补血养颜

红糖+八角 ✓ 缓解腰部扭伤

食用注意

消化不良者和糖尿病患者不宜食用红糖。在服药时也不宜用红糖水送服。

红糖虽然保留的营养素较多，但内含杂质。因此，红糖不要直接食用，最好煮成红糖水饮用。

禁忌搭配

红糖+牛肉 ✗ 引起消化不良

红糖+豆浆 ✗ 降低营养

红糖+竹笋 ✗ 对人体不利

马蹄胡萝卜甘蔗甜汤
● 活络气血，保暖子宫

● 原料：甘蔗200克，胡萝卜100克，马蹄肉90克
● 调料：红糖20克
● 做法：①甘蔗洗净去皮，斩成段；胡萝卜洗净，切块；马蹄肉切块。②向砂锅中加入胡萝卜、马蹄、甘蔗段和清水。③烧开后用小火炖20分钟。④加入红糖，煮至红糖完全溶化，将煮好的甜汤盛出即可。

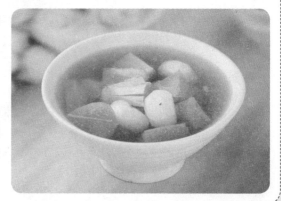

当归丹参粥

● 活血暖宫，调经止痛

● 原料：当归8克，丹参10克，水发大米160克

● 调料：红糖25克

● 做法：①砂锅中注入适量清水烧开，倒入洗净的当归、丹参，盖上盖，用小火煮15分钟，至其析出有效成分。②揭盖，把药材及杂质捞出。③倒入洗净的大米，搅拌均匀，盖上盖，大火烧开后用小火煮30分钟，至大米熟透。④揭盖，放入红糖，搅拌均匀，煮至溶化。⑤关火后将煮好的粥装入碗中即可。

制作Tips

煮药材时水不要加太多，以免稀释了药材的药性。

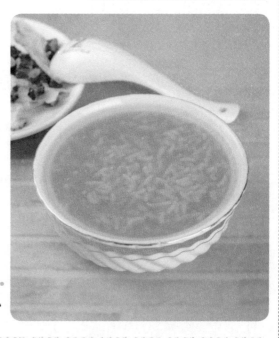

 # 玫瑰薏米粥

● 能行气理血，驱寒暖

● 原料：水发大米90克，水发薏米、水发小米各80克，玫瑰花6克

● 调料：红糖20克

● 做法：①砂锅中注入适量清水烧开，放入洗净的玫瑰花，拌匀。②倒入洗好的大米、薏米、小米，搅拌匀，使米粒散开，大火烧开后用小火煮约30分钟，至食材熟透。③倒入备好的红糖，快速搅拌匀，转中火，再煮一会儿，至糖分完全溶于米粥中。④关火后盛出煮好的米粥，装入汤碗中即可。

制作Tips

薏米不易煮熟，在煮之前需用温水浸泡2~3小时。

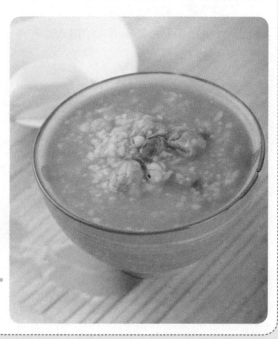

乌鸡

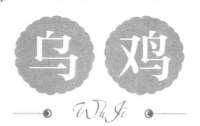
WuJi

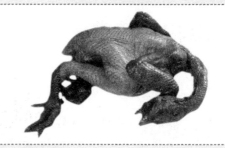

养宫暖宫功效

乌鸡含有人体不可缺少的赖氨酸、蛋氨酸和组氨酸，有相当高的滋补药用价值，有补中止痛、益气补血、调经活血、止崩治带等功效，特别是对妇女的气虚、血虚、宫寒等病症尤为有效。

食用注意

胃溃疡、胃出血、高血压、高血脂患者以及肾功能不全者，不宜食用乌鸡汤。

乌鸡连骨（砸碎）熬汤，滋补效果最佳。炖煮时不要用高压锅，使用砂锅文火慢炖最好。

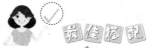
最佳搭配

乌鸡+三七	✓ 增强免疫力
乌鸡+核桃仁	✓ 提升补锌功效
乌鸡+粳米	✓ 养阴，祛湿，补中
乌鸡+红枣	✓ 补血养颜
乌鸡+鹿茸	✓ 补肾益精

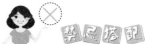
禁忌搭配

乌鸡+狗肾	✗ 引起腹痛、腹泻
乌鸡+黄豆	✗ 降低鸡肉营养价值

当归乌鸡墨鱼汤

● 滋阴补血，保暖子宫

● 原料：乌鸡块350克，墨鱼块200克，鸡血藤、黄精各20克，当归15克，姜片、葱条各少许

● 调料：盐3克，料酒15克

● 做法：①将墨鱼块和乌鸡块氽水，沥干水分。②锅中加入所有原料，淋入料酒提味，大火烧开后用小火煲煮约60分钟。③加入少许盐调味，用中火煮至汤汁入味。④关火后将汤盛出即可。

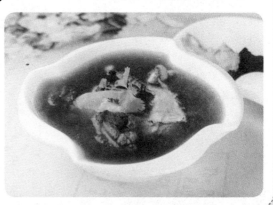

黑豆乌鸡汤

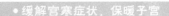
• 补血养颜，活血暖宫

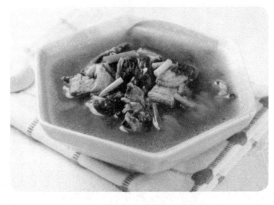

● 原料：乌鸡肉块250克，水发黑豆70克，姜片、葱段各少许

● 调料：盐3克，料酒4克

● 做法：①将洗净乌鸡肉块汆水，沥干水分。②砂锅中注入适量清水，倒入洗好的黑豆、乌鸡肉块、姜片、料酒。③大火烧开后用小火炖30分钟至鸡肉熟透。④放入盐调味，将煮好的汤料盛出，装入碗中，放上葱段即可。

滑子菇乌鸡汤

• 缓解宫寒症状，保暖子宫

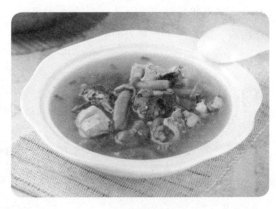

● 原料：乌鸡块400克，滑子菇100克，姜片、葱花各少许

● 调料：料酒8克，盐2克

● 做法：①将洗净的乌鸡块汆水，沥干水分。②砂锅中注入适量清水烧开，倒入乌鸡块、姜片、滑子菇、料酒，搅拌匀。③大火烧开后用小火煮40分钟，至食材熟透。④放入适量盐调味。⑤关火后盛出煮好的汤料，装入汤碗中，放入葱花即可。

莲子乌鸡山药煲

• 去湿利尿，暖宫护宫

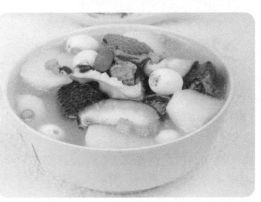

● 原料：乌鸡200克，香菇45克，山药35克，莲子10颗

● 调料：精盐6克，葱花、姜片各2克

● 做法：①将乌鸡洗净斩块焯水，香菇洗净切片，山药去皮洗净切块，莲子洗净备用。②向煲锅中注入水，调入精盐、葱花、姜片，下入乌鸡、香菇、山药、莲子，用中火煲至食材熟烂即可。

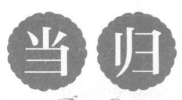

当归

Dang Gui

- 别名：秦归、云归、西当归、岷当归、干归、山蕲、白蕲、文无
- 性味：性温，味甘、辛、苦
- 归经：归肝、心、脾经

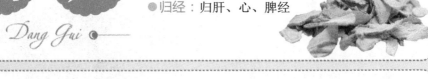

养宫暖宫功效

当归被称为"妇科专用药"、"女性人参"。它既能补血养血，又能通经活络、调经止痛，许多妇科疾病都可用当归治疗。当归挥发油和阿魏酸还能抑制子宫平滑肌收缩，而其水溶性非挥发性物质，则能使子宫平滑肌兴奋，暖宫作用好。

食用注意

慢性腹泻、大便溏薄等人不宜食用。热盛出血者禁服，湿盛中满及大便溏泄者、孕妇慎服。

选购

当归一般长15～25厘米，外皮黄棕色至深褐色，有纵皱纹及横长皮孔。以主根粗长、油润、外皮颜色为黄棕色、肉质饱满、断面颜色黄白、气味浓郁者为佳。而干枯无油或断面呈绿褐色的，表明已经变质，不能药用。在购买当归时不要选择颜色金黄的当归，要选择土棕色或黑褐色的当归，因为金黄色的当归有可能是硫熏的比较严重的。而购买黑褐色的当归时，一定要看看颜色是否均匀，不均匀者就是用煤火熏的。

保存

贮存当归前一定要先将它晾晒好，然后放在阴凉干燥处，温度最好在28℃以下。平时还要定期检查，如果发现吸潮或轻度霉变、虫蛀，要及时晾晒，或用60℃的温度烘干。

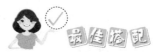

最佳搭配

当归+鸡肉	✓ 滋补肝肾，补脾肺
当归+木耳	✓ 健脾胃，补血安神
当归+鳝鱼	✓ 补气养血
当归+羊肉	✓ 补气血，散寒止痛
当归+银耳	✓ 促进新陈代谢

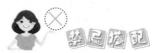

禁忌搭配

当归+白萝卜	⊗ 作用相反

当归玫瑰土鸡汤

● 痛经活络，活血暖宫

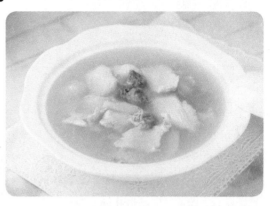

● 原料：当归10克，玫瑰花8克，桂圆肉、姜片各20克，鸡胸肉350克

● 调料：料酒10克，盐3克

● 做法：① 洗净的鸡胸肉切片，氽水，沥干水分。② 砂锅中注入适量清水烧开，放入所有洗净的原料，淋入料酒。③ 大火烧开后用小火煮40分钟，至食材熟透。④ 放入盐调味。⑤ 关火后盛出煮好的汤料，装入碗中即可。

当归山药排骨汤

● 益气补血，保暖子宫

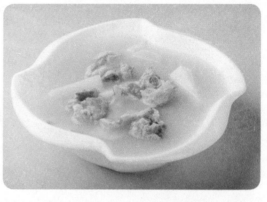

● 原料：排骨段300克，山药200克，当归8克，姜片、枸杞各少许

● 调料：盐2克，料酒5克

● 做法：① 将山药洗净去皮，切块。② 将洗净的排骨段氽水，沥干水分。③ 砂锅中注入适量清水烧开，倒入所有原料，淋入料酒，大火煮沸后用小火约30分钟。④ 加入盐调味，转中火续煮片刻。⑤ 关火后盛出煮好的排骨汤即可。

当归鳗鱼汤

● 活络暖宫，气血双补

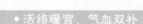

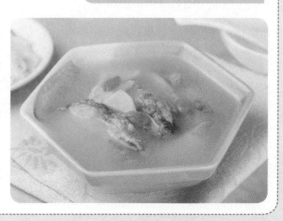

● 原料：鳗鱼块400克，姜片20克，当归、黄芪各10克，枸杞8克

● 调料：盐、胡椒粉、食用油各适量

● 做法：① 锅中注油烧热，将洗净的鳗鱼块炸至金黄色。② 砂锅中注入适量清水烧开，倒入所有原料。③ 大火煮沸后用小火炖煮约30分钟，至食材熟透。④ 加入盐、胡椒粉调味。⑤ 关火后盛出煮好的鳗鱼汤，装入碗中即成。

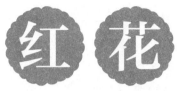

● 别名：草红、刺红花、杜红花、金红花
● 性味：性温，味辛
● 归经：归心、肝经

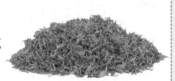

Hong Hua

 养宫暖宫功效

红花含重要成分红花苷，又名红色素，具有活血通经、祛瘀止痛、散寒暖宫的功效，可用于治疗多种妇科病，常用于月经不调、恶露不行、宫寒等病症。

 食用注意

孕妇禁忌食用红花，否则会造成流产；月经过多者也应禁服。

 选购

挑选红花时，以花冠长，色红、鲜艳，质柔软，无枝刺者为佳。

 保存

保存红花时，应将其放置于通风干燥处收藏，预防发霉、虫蛀。

 最佳搭配

红花+鸡肉 ✓ 活血通脉，调经

红花+牛肉 ✓ 补气活血

 禁忌搭配

红花+白萝卜 ✗ 影响药效

🧑 红花白菊粥

● 能活血暖宫，解毒消肿

● 原料：红花8克，菊花10克，水发大米150克
● 调料：白糖15克
● 做法：①砂锅中注入适量清水烧开，倒入洗好的大米，搅拌匀，用小火煮30分钟，至大米熟烂。②放入洗净的红花、菊花，搅拌匀，用小火煮3分钟，至药材析出有效成分。③加入适量白糖，拌匀，煮至白糖溶化即可。

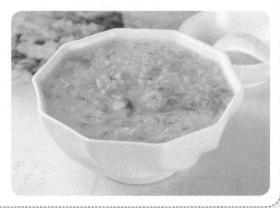

🧑 红花炖牛肉

● 补气活血，散寒暖宫

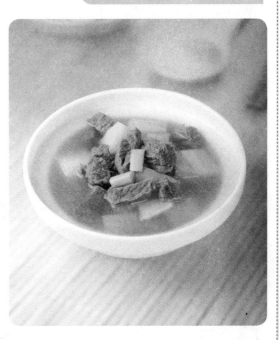

● 原料：牛肉300克，土豆200克，胡萝卜70克，红花20克，姜片、葱段、花椒各少许

● 调料：料酒20克，盐2克

● 做法：①土豆洗净去皮，切丁；胡萝卜洗净切块；牛肉洗净切丁，汆水，沥干水分。②砂锅中注入适量清水烧开，倒入牛肉丁、红花、花椒、姜片，淋入少许料酒，大火烧开后转小火炖90分钟。③倒入切好的土豆、胡萝卜，搅匀，用小火炖15分钟。④加入少许盐，撒上葱段，搅拌均匀，至食材入味。⑤关火后将煮好的汤料盛出，装入碗中即可。

🧑 红花煮鸡蛋

● 活血通脉，调经暖宫

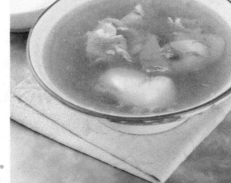

● 原料：鸡蛋2个，红花7克，桃仁20克，姜片25克

● 调料：盐2克

● 做法：①砂锅中注入适量清水烧开，倒入姜片、桃仁、红花，拌匀，盖上盖，用小火煮15分钟，至药材析出有效成分。②揭开盖，打入鸡蛋，盖上盖，用小火续煮5分钟，至食材熟透。③揭盖，加入少许盐，搅拌均匀。④关火后把煮好的食材盛出，装入碗中即可。

制作Tips

鸡蛋煮至成型后可以轻轻搅拌几下，以免粘锅。

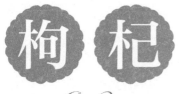

枸杞

GouQi

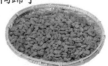

- 别名：枸杞子、枸杞红实、甜菜子、西枸杞、狗奶子、红青椒、枸蹄子
- 性味：味甘，性平
- 归经：归肝、肾、肺经

 养宫暖宫功效

枸杞富含枸杞蛋白、维生素C、磷、铁等多种营养成分，能补虚益气。有明显促进造血细胞增殖的作用，可以使白细胞数增多，增强人体的造血功能。对于患有宫寒的女性，可补血益气，加速血循环，从而温暖子宫，通经活络。

 食用注意

由于枸杞温热身体的效果相当强，患有高血压、性情太过急躁的人，或平日大量摄取肉类导致面泛红光的人最好不要食用。正在感冒发烧、身体有炎症、腹泻等急症患者在发病期间也不宜食用。

 选购

首先看枸杞的产地，一般来说宁夏出产的枸杞相对来说要好一些。其次要看形态和颜色，优质的枸杞颜色呈红色或紫红色，质地柔软，大小均匀，无破粒、杂质、虫蛀、霉变，尤以粒大、肉厚、籽少者最为上品。最后，挑选时可以品尝，味道甜美为好，如果发现有苦味，那么品质和补益作用都较差，请勿选用。

 保存

枸杞应密闭贮存在阴凉、干燥处。如在夏季，则最好放入冰箱以防变色、虫蛀。

最佳搭配 ✓

枸杞+甲鱼		✓ 补肾养血
枸杞+山药		✓ 补脾益肾
枸杞+猪肚		✓ 补肝肾，补阴血
枸杞+菊花		✓ 养肝，明目
枸杞+麦冬		✓ 缓解眼睛干涩
枸杞+杜仲		✓ 缓解腰膝无力

 禁忌搭配 ✗

枸杞+绿茶		✗ 对身体不利
枸杞+牛奶		✗ 破坏枸杞中的维生素

枸杞萝卜炒鸡丝

● 补中益气，活血暖宫

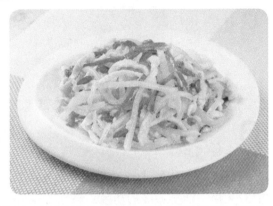

● 原料：白萝卜120克，鸡胸肉100克，红椒、枸杞各30克，姜丝、葱段、蒜末各少许

● 调料：盐、料酒、生抽、食用油适量

● 做法：①将白萝卜洗净切丝；红椒洗净，切丝；鸡胸肉洗净，切丝，放入盐、食用油腌渍。②白萝卜、红椒焯水。③锅中注油烧热，将所有原料倒入锅中，淋料酒，翻炒。④加适量盐、生抽调味即可。

枸杞百合蒸鸡

● 增强造血功能，保暖子宫

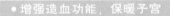

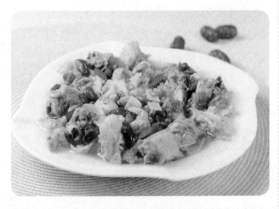

● 原料：鸡肉400克，干百合、枸杞各20克，红枣、姜片、葱花各少许

● 调料：盐3克，生抽、生粉各8克，料酒6克，食用油适量

● 做法：①红枣洗净切碎；鸡肉洗净切小块。②将鸡块装入碗中，加入红枣、百合、枸杞、姜片、盐、料酒、生抽、生粉、食用油腌渍。③将腌渍好的食材放入蒸锅中，用大火蒸约15分钟，撒上葱花即可。

枸杞红枣芹菜汤

● 提升身体元气，补血暖宫

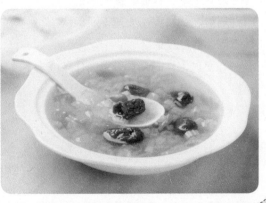

● 原料：芹菜100克，红枣20克，枸杞10克

● 调料：盐2克，食用油适量

● 做法：①芹菜洗净，切粒。②锅中注入适量清水烧开，放入洗净的红枣、枸杞，大火煮沸后用小火煮15分钟。③加入少许盐、食用油略微搅拌，再放入芹菜粒，用大火煮至食材熟透、入味。④关火后将煮好的芹菜汤装入碗中即成。

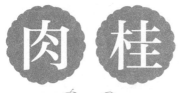 肉桂 *Rou Gui*

- 别名：玉桂、牡桂、玉树、大桂、辣桂
- 性味：性热，味辛、甘
- 归经：归肾、心、脾、肝经

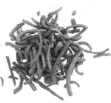

 养宫暖宫功效

肉桂具有补火助阳、引火归源、散寒止痛、活血通经的功效，可用于阳痿、宫寒、心腹冷痛、虚寒吐泻、经闭、痛经等病症。对于女性来说，食用肉桂可养阳暖腹，保暖子宫，增强女性的抗寒能力，对女人的肤色调养有良好效果，具有排毒养颜以及防辐射的作用，从内而外地调理女性身体。

 食用注意

肉桂是温热性药物，如有口渴、咽干舌燥、咽喉肿痛、鼻子出血等热性症状及各种急性炎症时均不宜服用。同时，患有干燥综合征、红斑狼疮、糖尿病、癌症、结核病、大便干燥、痔疮、目赤等人群也应忌食。

在烹调肉桂时，可以用肉桂条或肉桂粉。

 选购

消费者在购买肉桂时，应购买外表面细致、皮厚体重、不破碎的肉桂。并且品质优良的肉桂油性较大，具有浓郁的香气，甜味浓，有一些辛辣味，嚼之渣少。

 选购

肉桂易于保存，特别是是肉桂条，能保存很长时间。可将肉桂存储在密封容器里，放置在阴冷干燥处，避光、热及潮湿。注意预防肉桂发霉、虫蛀。

 最佳搭配

肉桂+鸡肝		✓ 补肝肾，温肾阳
肉桂+芍药		✓ 调和气血
肉桂+附子		✓ 有降压作用
肉桂+人参		✓ 调中益气

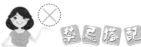 **禁忌搭配**

肉桂+葱		✗ 不利于药效发挥

猪肺肉桂萝卜粥

● 缓解宫寒，防癌抗癌

● 原料：猪肺200克，水发大米150克，白萝卜100克，肉桂8克，姜丝、葱花各少许

● 调料：盐3克，鸡粉2克，胡椒粉、香油、食用油各适量

● 做法：① 去皮洗净的白萝卜切成片；处理干净的猪肺切成小块，备用。② 锅中注水烧热，放入猪肺，用大火煮至汤水沸腾，氽去杂物，捞出。③ 锅中注水烧开，倒入洗净的大米，淋入食用油，搅拌均匀，放入洗净的肉桂，煮约30分钟至大米熟软，撒入姜丝，倒入猪肺，再放入萝卜片，搅拌均匀。④ 加入盐、鸡粉，拌匀调味，撒上胡椒粉，淋入少许香油，撒上葱花即成。

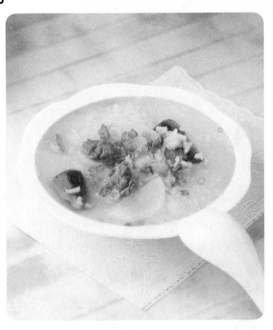

生姜肉桂炖猪肚

● 除积冷、通血脉、暖宫

● 原料：猪肚块350克，瘦肉丁90克，水发薏米70克，肉桂30克，姜片少许

● 调料：盐3克，鸡粉2克，料酒10克

● 做法：① 锅中注入适量清水烧开，淋入少许料酒，倒入洗净的猪肚块，放入备好的瘦肉丁，用大火煮约半分钟，氽去血渍，捞出，沥干水分，备用。② 砂锅中注入适量清水烧开，放入备好的姜片，倒入洗净的薏米、肉桂、氽过水的材料，淋上少许料酒提味。③ 大火煮沸后用小火煲煮约60分钟，至食材熟透，加入少许盐、鸡粉，拌匀调味。④ 关火后盛出即成。

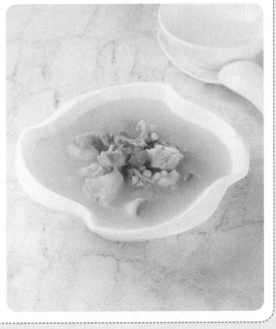

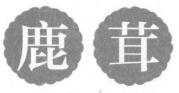

- 别名：花鹿茸、马鹿茸、斑龙珠
- 性味：性温，味甘、咸
- 归经：归肾、肝经

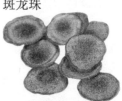

Lu Rong

养宫暖宫功效

鹿茸性温而不燥，具有振奋精神和提高机体功能、抗疲劳作用，能增强耐寒能力，对全身虚弱、久病初愈患者有较好的强身作用，还有兴奋子宫的作用，对妇女因宫寒不孕、月经不调等症有较好的治疗作用。

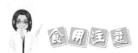

食用注意

鹿茸是重要的中药材，但并非人人都可以服食。中医上诊断为低热、盗汗、手足心发热、口燥咽干、两颧潮红的阴虚体质者以及患有高血压、冠心病、肝肾疾病、各种发热性疾病、出血性疾病的患者，均不宜服用鹿茸。

选购

鹿茸通常呈圆形或椭圆形，直径为1~4厘米，片极薄。外皮为红棕色，锯口面为黄白棕黄色，外围有一明显环状骨质或无。色较深，里面有蜂窝状细孔，中间渐宽或呈空洞状，有的呈棕褐色。体轻，质硬而脆，气微腥、味咸。

一般来说，鹿茸片以体轻、断面呈蜂窝状、组织致密者为上乘品。

保存

若需长期保存鹿茸，将其放在干净的玻璃瓶内，然后投入适量用文火炒至暗黄的糯米，待晾凉后放入，将瓶盖封严，搁置在阴凉通风处。鹿茸不宜放在冰箱里，因为各种细菌容易侵入药材内，而且易受潮，破坏药材的药性。

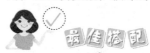

最佳搭配

搭配		功效
鹿茸+乌鸡		✓ 补肾益精
鹿茸+红枣		✓ 补血养阴
鹿茸+白酒		✓ 补肾壮阳
鹿茸+肉苁蓉		✓ 缓解肾虚

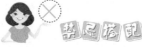

禁忌搭配

搭配		功效
鹿茸+白萝卜		✗ 影响药效
鹿茸+羊肉		✗ 易上火
鹿茸+绿豆		✗ 影响药效

鹿茸花菇牛尾汤

● 补血益气，保暖子宫

● 原料：牛尾段300克，水发花菇50克，蜜枣40克，枸杞15克，姜片20克，鹿茸5克，葱花少许

● 调料：盐3克，料酒、鸡粉各适量

● 做法：①花菇洗净，切成小块。②将洗净的牛尾段放入淋有料酒的锅中，用大火煮约半分钟，捞出，沥干水分。③砂锅中注入适量清水烧开，倒入牛尾段，放入姜片、枸杞、鹿茸、蜜枣、花菇，淋入少许料酒。④盖上盖，煮沸后用小火煮约2小时，至食材熟透。⑤揭盖，加入少许鸡粉、盐，拌匀调味，用中火续煮至汤汁入味。⑥关火后盛出煮好的牛尾汤，装入汤碗中，撒上葱花即成。

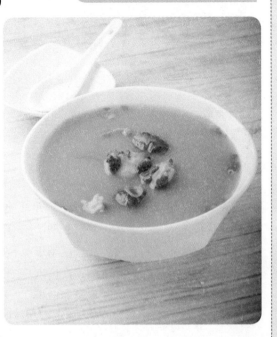

鹿茸蒸蛋

● 兴奋子宫，活血暖宫

● 原料：鸡蛋100克，鹿茸2克

● 调料：盐、鸡粉各少许

● 做法：①鹿茸洗净，切成细末。②将鸡蛋打入碗中，加入少许盐、鸡粉，打散调匀，撒上切好的鹿茸。注入适量温水，搅匀，制成蛋液。③取一个干净的蒸碗，倒入蛋液，静置片刻，备用。④蒸锅上火烧开，放入蒸碗，盖上盖，用中火蒸约10分钟，至食材熟透。⑤揭盖，取出蒸好的菜肴，待稍微冷却后即可食用。

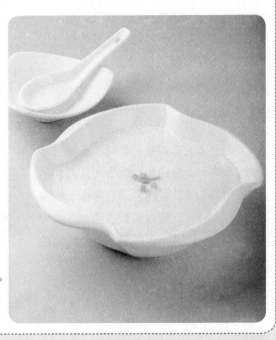

 制作tips

制作蛋液时不宜加入冷水，这样会延长蒸熟的时间。

益母草

Yi Mu Cao

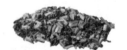

- 别名：益母蒿、益母艾、红花艾、坤草
- 性味：性微寒，味辛、苦
- 归经：归心、肝、膀胱经

 养宫暖宫功效

益母草有暖宫散寒、活血的作用，能兴奋子宫，增加子宫运动的频度，可作为产后促进子宫收缩药，并对长期子宫出血而引起衰弱者有效。故广泛用于治妇女闭经、痛经、月经不调、产后出血过多、胎动不安、子宫脱垂及赤白带下等症。

 食用注意

益母草易伤脾胃，不宜长期服用。特别是消化不好、经常拉肚子等脾胃虚弱的人不宜服用。

 选购

消费者在选购益母草时，应挑选叶呈圆心形，边缘浅裂，每个裂片有2~3个钝齿的。叶片青绿色的益母草，质鲜嫩，揉之有汁，建议消费者购买。益母草气微，味微苦，若闻有异味，说明该益母草不新鲜，不建议消费者购买。总之，消费者挑选益母草时，应以色泽黄绿、叶多、质地细嫩、完整者为佳。

 保存

新鲜的益母草，保存时可将其置于通风阴凉、干燥处。若是想要保存久一点，可以将鲜益母草及时晒干或烘干，在干燥过程中避免堆积和雨淋受潮，以防其发酵或叶片变黄，影响质量。再将干益母草贮藏于防潮、防压、干燥处，以免受潮发霉变黑和防止受压破碎造成损失。

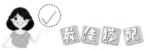 **最佳搭配** ✓

益母草+香附		✓ 益气活血
益母草+桑寄生		✓ 补肝养血
益母草+茯苓		✓ 利尿消肿
益母草+金银花		✓ 清热解毒
益母草+当归		✓ 活血祛瘀

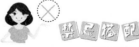 **禁忌搭配** ✕

| 益母草+白萝卜 | | ✕ 影响药效 |
| 益母草+绿豆 | | ✕ 药性相反 |

天冬益母草老鸭汤

● 具有暖宫散寒、活血作用

● 原料：鸭肉块600克，天冬15克，益母草10克，姜片45克，葱花少许
● 调料：盐、胡椒粉、料酒各适量
● 做法：①将鸭块放入淋入料酒的开水锅中，汆去血水，捞出沥干。②砂锅注水烧开，放入天冬、益母草、姜片、鸭块，淋入料酒。③大火烧开后小火炖1小时至熟。④放盐、胡椒粉调味，炖至入味。⑤将鸭汤盛入碗中，撒上葱花即可。

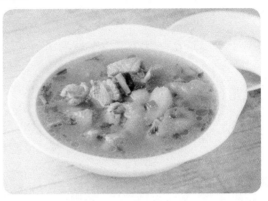

益母草红枣瘦肉汤

● 补血暖宫，缓解痛经

● 原料：益母草、红枣各20克，枸杞10克，猪瘦肉180克
● 调料：料酒8克，盐2克
● 做法：①红枣洗净去核；猪瘦肉洗净，切小块。②砂锅中注入适量清水烧开，放入洗净的益母草、枸杞、红枣、瘦肉块，淋入料酒。③大火烧开后用小火煮30分钟至食材熟透。④放入盐调味。⑤将煮好的汤料盛出，装入汤碗中即可。

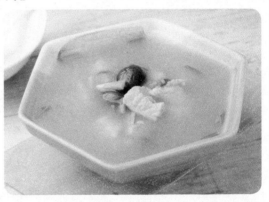

黑豆益母草瘦肉汤

● 缓解宫寒症状，驱寒暖宫

● 原料：水发黑豆70克，水发薏米60克，益母草10克，枸杞8克，猪瘦肉250克
● 调料：料酒10克，盐2克
● 做法：①猪瘦肉洗净，切丁，汆水至变色，捞出，沥干水分。②砂锅中注入适量清水烧开，倒入备好的所有原料，淋入料酒。③用小火炖1小时至熟。④加盐调味，关火后盛出炖好的瘦肉汤，装入碗中即可。

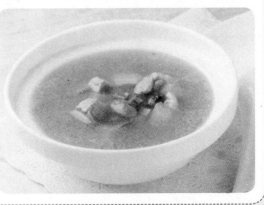

养宫暖宫中医疗法

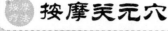
按摩关元穴

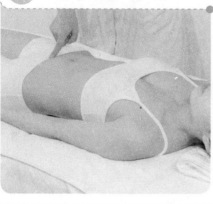

◎取穴方法：关元穴位于肚脐下方3寸处。取穴时，可采用仰卧的姿势。

◎按摩方法：采用手指端点和法点压关元穴1~2分钟，以出现酸痛感为宜。

◎按摩功效：按摩此穴可在一定程度上治疗腹泻、腹胀、水肿、宫寒、月经不通、白带不适症，还可调节内分泌及子宫、卵巢的机能，有助恢复青春活力；针对气血虚弱、体质虚寒的女性，能帮助提高受孕力。

◎注意事项：按摩时，要注意顺序，用力要由轻到重，再逐渐减轻而结束。

按摩天枢穴

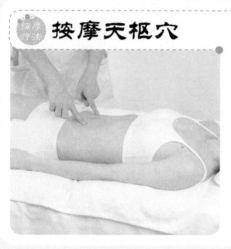

◎取穴方法：天枢穴位于肚脐两旁2寸处，左右各一个。取穴时，可采用仰卧姿势。天枢穴于人体中腹部，肚脐向左右三指宽处。

◎按摩方法：采用指揉法按揉天枢穴1~2分钟，以出现酸痛感为宜。

◎按摩功效：按摩天枢穴可疏理脏腑、理气行滞、疏缓腹胀的不适，还可驱寒暖宫，助全身通畅、通便，帮助女性瘦身，消除腹部脂肪。

◎注意事项：按摩时应避开骨骼突起处，以免挤伤骨膜，造成不必要的痛苦。

按摩太溪穴

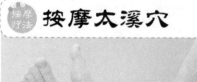
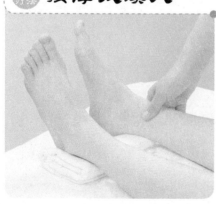

◎取穴方法：太溪穴位于脚踝内侧，内踝后方与脚跟骨筋腱之间的凹陷处。取穴时，可采用正坐，平放足底或仰卧的姿势。

◎按摩方法：采用单指弹拨法指拨太溪穴1~2分钟，以出现酸痛感为宜。

◎按摩功效：按摩此穴能明显提高先天之气，能在一定程度上治月经不调、头痛、眩晕、失眠、水肿、腹胀不适、宫寒怕冷症以及缓解经痛。

◎注意事项：按摩时应在选定部位涂抹少量凡士林油，以润滑皮肤，防止擦伤。

艾灸关元穴

◎取穴方法：取穴时，可采用仰卧的姿势，关元穴于人体的下腹部，前正中线上，从肚脐往下到耻骨上方3/5处即是此穴。

◎艾灸方法：点燃的艾条放入艾灸盒中，艾灸盒灸治关元穴10～15分钟，使皮肤有温热感而不至于烧伤皮肤，以出现红晕为度。

◎艾灸功效：艾灸关元穴可增强人体阳气，补虚益损。对阳气不足、怕冷等症状较有效，有培元固本、温暖子宫的作用。

◎注意事项：过度疲劳、过饥、过饱、酒醉、情绪不稳时忌灸，妇女经期忌灸。

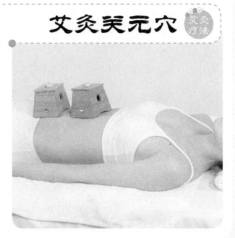

艾灸气海穴

◎取穴方法：取穴时，可采用仰卧的姿势，该穴位于人体的下腹部，直线连结肚脐与耻骨上方，从肚脐3/10的位置，即为此穴。

◎艾灸方法：将点燃的艾条悬于所需施灸的穴位上熏灸。艾灸时，点燃的一端距离皮肤约3厘米，一般灸10分钟左右。

◎艾灸功效：气海具有温养、强壮全身的作用。对体质虚弱的人来说，艾灸此穴对宫寒、月经不调、崩漏、不孕有防治作用。

◎注意事项：因施灸时要暴露部分体表部位，在冬季要保暖，在夏天要防中暑。

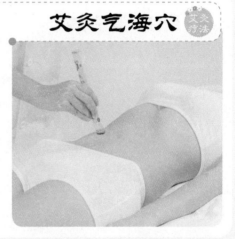

艾灸三阴交穴

◎取穴方法：三阴穴在小腿内侧，当足内踝尖上3寸，胫骨内侧缘后方，正坐屈膝成直角取穴效果最佳。

◎艾灸方法：将点燃的艾条悬于所需施灸的穴位上熏灸。艾灸时，点燃的一端距离皮肤约3厘米，一般灸10分钟左右，灸至皮肤温热发红，既有温热感，又不致烧伤皮肤。

◎艾灸功效：艾灸此穴位，对月经不调、经闭、不孕、宫寒等症有辅助治疗作用。

◎注意事项：因施灸不当，不要弄破因局部烫伤产生的灸疮，以免感染应及时使用消炎药。

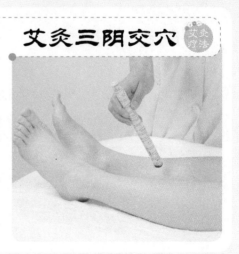

刮痧方法 刮痧关元穴

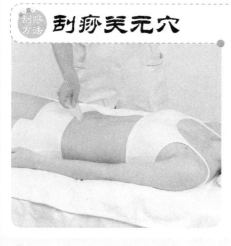

◎取穴方法：关元穴位于肚脐下方3寸处。取穴时，可采用仰卧的姿势。

◎刮痧方法：在关元穴进行刮痧，先用热毛巾擦洗，然后均匀涂上刮痧油，用刮痧板反复进行刮拭，直到皮下出现痧痕为止。

◎刮痧功效：对于持续性的宫寒，也可以用刮痧此穴进行调理，效果很不错。刮痧既可以解除宫寒之痛，又没有副作用。

◎注意事项：刮痧时遇风寒之邪，邪气会进入体内，则刮痧半小时后才能到室外活动。

刮痧方法 刮痧肾腧穴

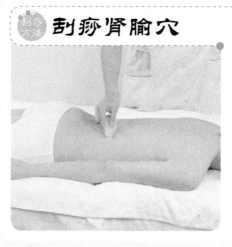

◎取穴方法：肾腧穴位于腰部，在和肚脐同一水平线的脊椎左右两边双指宽处。

◎刮痧方法：用面刮法从膀胱经厥阴腧穴，经心腧穴，一直刮拭到肾腧穴5～10遍。

◎刮痧功效：刮痧此穴可以舒筋通络、温补肾阳，促进腰部气血循环，消除腰肌疲劳，缓解腰肌痉挛和子宫受凉引起的经期腰部疼痛，使腰部活动更灵活，子宫更加温暖。

◎注意事项：刮痧3小时内不要立刻洗澡。刮痧后毛孔都是张开的，所以要等毛孔闭合后再洗澡，避免风寒之邪侵入体内。

刮痧方法 刮痧命门穴

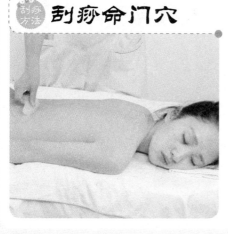

◎取穴方法：取穴时，采用俯卧的姿势，命门穴就位于人体的腰部，当后正中线上，第二腰椎棘突下凹陷处。指压时，有强烈的压痛感。

◎刮痧方法：用刮痧板命门穴5～10遍。

◎按摩功效：刮痧命门穴可强肾固本，能在一定程度上治疗女性虚寒性月经不调、习惯性流产、头疼、耳鸣、四肢冷、宫寒等病症。

◎注意事项：刮痧的时候不要一味追求出痧，以免伤害皮肤。

◎取穴方法：足三里穴位于外膝眼下四横指，胫骨边缘。

◎拔罐方法：将气罐拔取在足三里穴上，留罐15分钟后取下。每天拔两次，连续3天就能使宫寒症状明显减轻。

◎拔罐功效：足三里是一个能防治多种疾病的重要穴位。足三里穴拔罐具有补中益气、通经活络、疏风化湿、扶正祛邪之功能，对于腹痛、宫寒等疾病都有一定的效果。

◎注意事项：拔罐时，室内需保持20℃以上的温度，最好在避风向阳处进行。

拔罐足三里穴

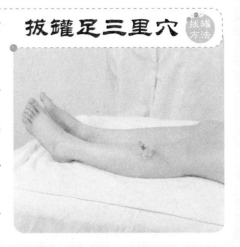

◎取穴方法：三阴交穴属足太阴脾经，在小腿内侧，当足内踝尖上3寸，胫骨内侧缘后方，正坐屈膝成直角取穴效果最佳。

◎拔罐方法：将气罐拔取在三交阴穴上，留罐15分钟后取下。可以于每日下午拔罐，一般间隔3~4天拔一次。

◎拔罐功效：此穴是妇科疾病的克星，是妇科主穴，对妇科疾病很有疗效，如子宫功能性出血、月经不调、经痛、宫寒、闭经等。

◎注意事项：月经期女性不宜拔罐，出血性疾病患者不宜拔罐。

拔罐三阴交穴

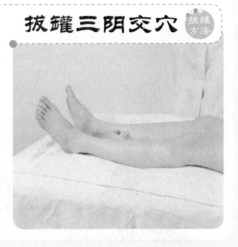

◎取穴方法：命门穴位于第二腰椎与第三腰椎棘突之间。取穴时采用俯卧的姿势，命门穴位于人体的腰部，当后正中线上，第二腰椎棘突下凹陷处。

◎拔罐方法：将火罐扣在命门穴上，留罐15分钟后取下。

◎拔罐功效：中医治疗宫寒的原则多是温补肾阳来暖宫，拔罐此穴可主治腰脊强痛、月经不调、痛经、小腹冷痛、腹泻等病症。

◎注意事项：初次拔罐者或年老体弱者，宜用中、小号罐具。

拔罐命门穴

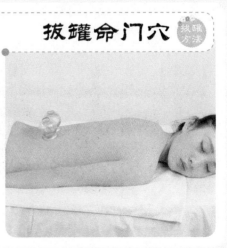

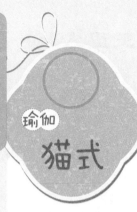

 能强化腹腔的血液回流，对子宫起到保暖作用，让经血排出得更顺畅，还有舒缓经痛不适的效果。

（1）身体、肩膀放松，不要耸肩。
（2）呼吸尽量均匀，保持匀速。
（3）掌握好凹背与凸背的姿势。

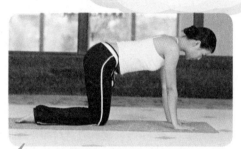

1 跪立于地面，手臂伸直分开，五指张开，两手掌心扶地。脚背与双腿膝盖贴于地面，形成猫的姿势。

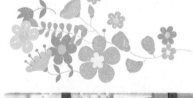

2 吸气，抬头塌腰，感觉腰部用力下沉，背部的肌肉要收缩。头部尽量向后与臀部相近，肩膀下垂并放松。

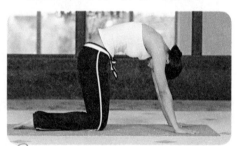

3 呼气，低头含胸。背部尽量向上拱起成桥状，腹部尽量向内收缩。

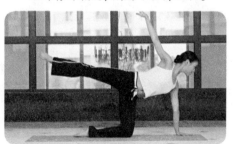

4 右手向上伸展，以贴住地面的左膝盖与脚背为支点，收腹。

（1）呼吸：一呼一吸要深长。
（2）用力点：重点在腰腹部，腰腹要收放自如。

功效

改善整个盆腔器官的血液循环，使子宫暖起来，远离"寒气"。并且这个姿势还能协调腹部器官的功能。

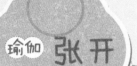
瑜伽 张开蝴蝶式

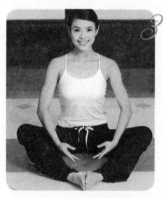
1 从上式开始，双手慢慢地从三位手向两侧打开成一条直线，掌心向下。

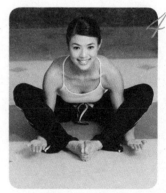
2 双膝向外打开，脚掌心相对。

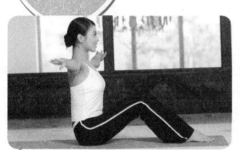
3 双手放于双腿的上方，保持三位手的姿势。

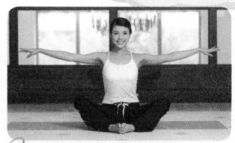
4 上半身慢慢向前伸，双手穿过双膝内侧，掌心向上。保持双膝向外打开，双手握住双脚的脚背。

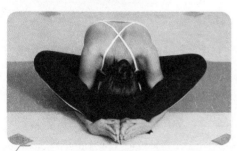
5 呼气，头向下低垂，将眉心贴于双脚掌的中间，保持缓慢的呼吸。

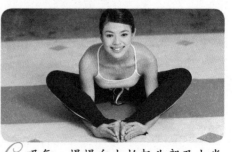
6 吸气，慢慢向上抬起头部及上半身，塌腰。

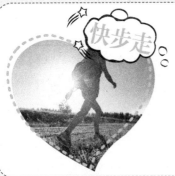

快步走可防宫寒，宫寒的女性大都偏于安静沉稳，运动过多时容易感觉疲劳。其实"动则生阳"，寒性体质者特别需要通过运动来改善体质。快步走是最简便的办法，步行，尤其是在卵石路上行走，能刺激足底的经络和穴位，可以疏通经脉、调畅气血、改善血液循环，使全身温暖。

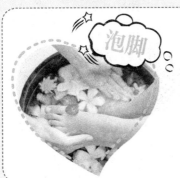

女性可以每晚用热水泡脚，这是非常好的暖身方式。水位尽量高点，至少要没过脚踝，旁边放一壶水，感觉水温下降了就倒点热水进去，持续泡脚15～20分钟。这有助于提高睡眠质量，同时对宫寒又有很好的调理作用。

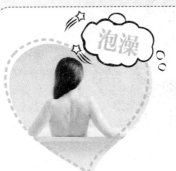

泡澡可以提高全身的代谢速度，可以试着泡在40℃左右的热水里，约10分钟。可以改善骨盆的血液滞瘀症状，让骨盆内的血液循环变好，让下半身不会感到冰冷。长期用热水泡澡，能缓解宫寒。

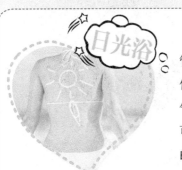

日光浴是利用太阳的光线锻炼身体，能够扩张血管，加快血液流通，促进体内新陈代谢。肩背部是我们身体采集自然界阳气的主要部位，负责运输人体阳气最重要的七条经脉都在肩背部汇合。经常晒后背，可以获得更多的阳气，身体会把吸收到的阳气以最快的速度运送到全身，改善女人宫寒症状。

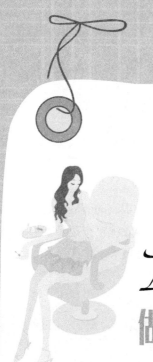

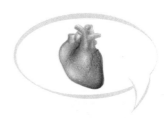

Part 3 心脏保暖，做个形神兼备的漂亮女人

　　心、肝、脾、肺、肾是人体的重要脏器，心脏排在第一位。古代有医学家将心分为血肉之心和神明之心，血肉之心掌管脉络，神明之心控制神志，可见心脏的重要性。心脏的作用是推动血液流动，向器官、组织提供充足的血流量，以供应氧和各种营养物质，并带走代谢的终产物，使细胞维持正常的代谢功能。体寒的女人，保暖躯体的同时还要暖心护心。温暖了心脏，可以促进血液循环，使全身都变暖，不但能红润气色，还能使你更加美丽动人。

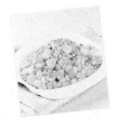 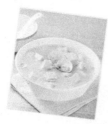 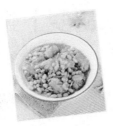 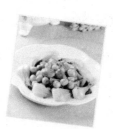

养心暖心食材

糙米

Cao Mi

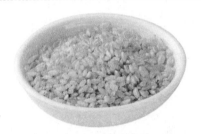

 养心暖心功效

在缓解女人心脏气血不足方面，糙米占据着举足轻重的地位，具有很好的暖心功效。现代研究还表明，常食糙米能改善青春痘、黑斑、皱纹、皮肤粗糙等不良皮肤症状，具有美容养颜功效。

 食用注意

患有骨质疏松症的中老年人如果过量食用糙米，会摄入大量的膳食纤维，从而影响对钙质的吸收。患有胃病、肠道消化不良疾病的中老年人多食糙米，就有可能刺激肠胃，恶化病情。

糙米虽然具有很高的营养价值，但口感较粗。因此，吃纯糙米饭是不切实际的，可适当加点粳米一起食用。

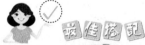 *最佳搭配*

糙米+西兰花　　✓护肤，防衰老

糙米+红薯　　　✓减肥

糙米+枸杞　　✓补肾养阴

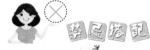 *禁忌搭配*

糙米+牛奶　　✗损失维生素A

糙米糯米胡萝卜粥

● 补足心脏气血，暖心护心

● 原料：糙米、粳米、糯米各60克，胡萝卜丁100克

● 调料：盐、纯净水各少许

● 做法：①榨汁机中倒入准备好的糙米、糯米、粳米，磨成米碎，倒出备用。②杯中放入胡萝卜丁和纯净水，榨取胡萝卜汁。③把胡萝卜汁倒入汤锅中。加入备好的米碎，拌匀，煮成米糊。④加盐拌匀调味即可。

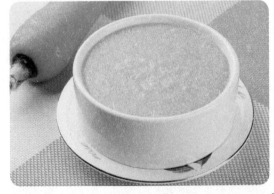

糙米燕麦饭

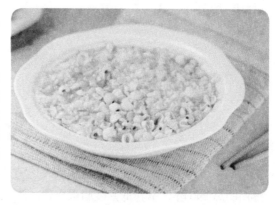

● 改善血液循环，活血暖心

● 原料：糙米、大米各100克，薏米80克，燕麦50克

● 调料：盐适量

● 做法：①将糙米、大米分别洗净，放入清水中浸泡软；薏米、燕麦洗净，备用。②将浸泡软的糙米和大米放入大碗中，撒上薏米、燕麦，加入适量的盐，拌匀。③蒸锅中注水，放入大碗，隔水蒸1小时，至全部食材熟透即可。

苦瓜红枣糙米饭

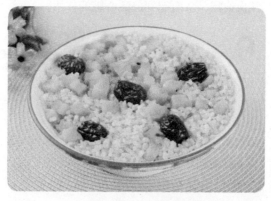

● 能养血安神，具暖心功效

● 原料：水发糙米170克，苦瓜丁120克，红枣20克

● 做法：①锅中注入适量清水烧开，倒入苦瓜丁，搅拌匀，煮约半分钟。捞出，沥干水分，备用。②取一个干净的蒸碗，倒入洗净的糙米、苦瓜丁，铺平，注入适量清水，放入洗净的红枣。③蒸锅上火烧开，放入蒸碗，盖上盖，用中火蒸约40分钟，至食材熟透即成。

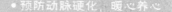

山楂黄精糙米饭

● 预防动脉硬化，暖心养心

● 原料：水发大米、水发糙米各90克，山楂50克，黄精块6克

● 做法：①山楂洗净切开，除去山楂蒂和果核。②将黄精块放入水锅中，小火煮至药材析出有效成分。关火滤汁，装入蒸碗中。③蒸碗中加入洗净的糙米、大米，搅匀，撒上切好的山楂。④蒸锅上火烧开，放入蒸碗，用中火蒸约40分钟，至米粒熟软即成。

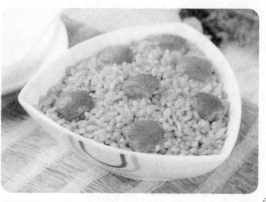

燕 麦

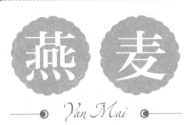

Yan Mai

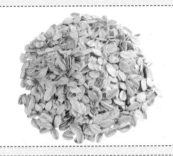

 养心暖心功效

燕麦含有不饱和脂肪酸，能降低人体内的总胆固醇含量和低密度脂蛋白含量。燕麦还含有丰富的可溶纤维素，可通过清理胆固醇来保持血管通畅，保证心脏气血通畅，从而起到保暖心脏的作用。

 食用注意

燕麦多用来做粥或做汤，还经常以麦片的形式作为保健品。燕麦一次不宜吃太多，否则会造成胃痉挛或是胀气。烹煮燕麦粥或饭时，最好将燕麦添加在白米中，可避免胀气。

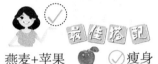 **最佳搭配**

燕麦+苹果	✓	瘦身
燕麦+冬菇	✓	防癌，抗衰老
燕麦+黄豆	✓	预防贫血
燕麦+牛奶	✓	抑制胆固醇

 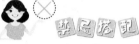 **禁忌搭配**

燕麦+白糖	✕	导致胀气
燕麦+红薯	✕	导致胃痉挛、胀气
燕麦+菠菜	✕	影响钙的吸收

燕麦南瓜泥

● 清理胆固醇，活血暖心

- ●原料：南瓜250克，燕麦55克
- ●调料：盐少许
- ●做法：①南瓜去皮洗净切成片，燕麦用少许清水浸泡一会。②将蒸锅烧开，分别放入南瓜、燕麦，用中火蒸5分钟至食材熟透。③取一个干净的玻璃碗，将南瓜倒入其中，加入少许盐。④用筷子搅拌均匀。⑤加入蒸好的燕麦。⑥快速搅拌1分钟至成泥状即可。

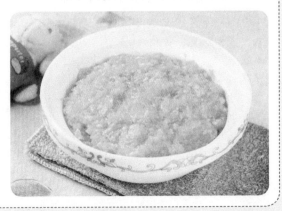

果仁燕麦粥

● 防止血管堵塞，保暖心脏

● 原料：水发大米120克，燕麦85克，核桃仁、巴旦木仁各35克，腰果、葡萄干各20克

● 做法：①把干果放入榨汁机干磨杯中，选择"干磨"功能，把干果磨成粉末状。②把干果粉末倒出，备用。③砂锅中注入适量清水烧开，倒入洗净的大米，搅散，加入洗好的燕麦，搅拌匀，盖上盖，用小火煮30分钟，至食材熟透。④揭开盖，倒入干果粉末，放入部分洗好的葡萄干，搅拌匀，略煮片刻。⑤把煮好的粥盛出，装入汤碗中，撒上剩余的葡萄干即可。

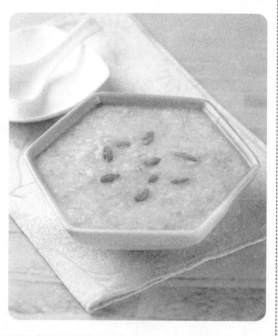

奶香燕麦粥

● 增强心脏供血，补血暖心

● 原料：燕麦片75克，松仁20克，配方奶粉30克

● 做法：①将汤锅置于火上，注入适量的清水，用大火烧开。②倒入准备好的燕麦片，再放入适量的松仁，用锅勺搅拌均匀。③盖上盖，用小火煮30分钟至食材熟烂。④揭盖，放入适量配方奶粉，搅拌均匀，用大火煮开。⑤把煮好的粥盛出，装入碗中即可。

 制作Tips

烹饪燕麦片的一个关键点是避免长时间高温熬煮，以防止维生素被破坏。燕麦片煮的时间越长，其营养损失就越大。

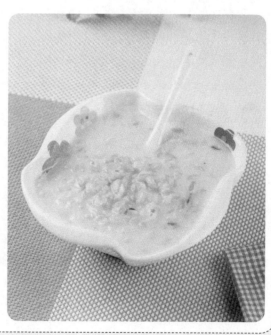

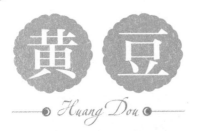 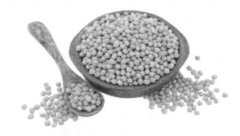

黄豆
Huang Dou

养心暖心功效

黄豆中的大豆蛋白质和豆固醇，能明显改善和降低血脂和胆固醇，从而降低患心血管疾病的概率。黄豆脂肪富含不饱和脂肪酸和大豆磷脂，有保持血管弹性、健脑和防止脂肪肝形成的作用。

食用注意

有严重肝病、肾病、痛风、消化性溃疡、动脉硬化的人以及低碘者禁食黄豆。

在食用黄豆时应将其煮熟、煮透，若食用半生不熟的黄豆，常会引起恶心、呕吐等症状。

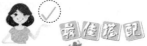
最佳搭配

黄豆+香菜	✓ 健脾宽中
黄豆+花生	✓ 丰胸补乳
黄豆+红枣	✓ 补血
黄豆+茄子	✓ 润燥消肿

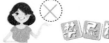
禁忌搭配

黄豆+虾米	✗ 影响钙的消化吸收
黄豆+核桃	✗ 易导致消化不良
黄豆+菠菜	✗ 不利于营养的吸收

小米黄豆粥

● 降压降糖，保暖心脏

●原料：小米50克，水发黄豆80克，葱花少许

●调料：盐2克

●做法：①砂锅中注水烧开，倒入洗净的黄豆和泡发好的小米。②搅拌均匀后盖上盖，用大火烧开后调小火煮30分钟至小米熟软。③加入适量盐，快速拌匀至入味。④关火，将熬煮好的小米黄豆粥装入碗中，再放上适量葱花即可。

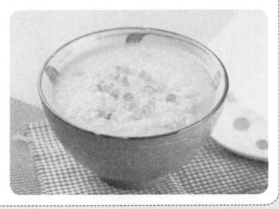

👧 醋泡黄豆

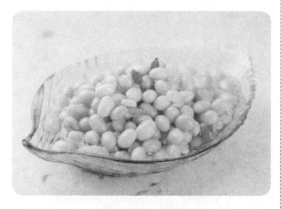

● 降低胆固醇，活血暖心

● 原料：水发黄豆200克

● 调料：白醋200克

● 做法：①取一个玻璃瓶，用清水洗干净。②将黄豆放入碗中，用冷水浸泡半个小时。③将泡好的黄豆捞出，洗净，倒入瓶中。④加入适量白醋。⑤盖上瓶盖，置于干燥阴凉处，浸泡1个月，至黄豆颜色发白。⑥打开瓶盖，将泡好的黄豆取出，放入碟中即可。

👧 芹菜炒黄豆

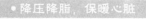

● 降压降脂，保暖心脏

● 原料：熟黄豆220克，芹菜梗80克，胡萝卜30克

● 调料：盐3克，食用油适量

● 做法：①芹菜梗洗净切成小段。胡萝卜洗净去皮切丁。②锅中注水烧开，加入少许盐，倒入胡萝卜丁，焯烫至其断生后捞出。③锅中注油烧热，倒入芹菜，翻炒片刻。④再倒入胡萝卜丁、熟黄豆，快速翻炒。⑤加盐炒匀调味即成。

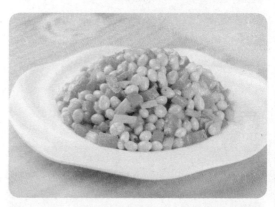

👧 茄汁黄豆

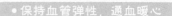

● 保持血管弹性，通血暖心

● 原料：水发黄豆150克，西红柿95克，香菜末12克，蒜末少许

● 调料：盐3克，生抽3克，番茄酱12克，白糖4克，食用油适量

● 做法：①西红柿洗净切丁。②锅中注水烧开，倒入黄豆，加入盐，焯水后捞出。③往热油锅中倒入蒜末，爆香，倒入西红柿、黄豆炒匀。④放盐、生抽、番茄酱、白糖、清水炒匀。⑤盛盘后撒上香菜末即可。

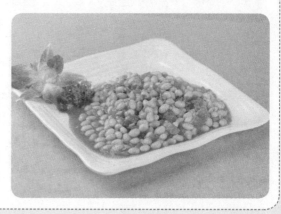

黄豆焖鸡翅

• 温中益气，保暖心脏

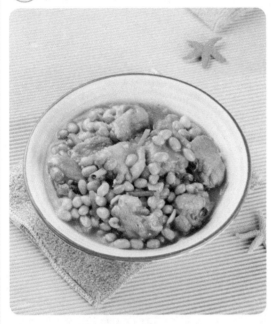

● 原料：水发黄豆、鸡翅各220克，姜片、蒜末、葱段各少许

● 调料：盐2克，生抽3克，料酒、水淀粉、老抽、食用油各适量

● 做法：①鸡翅洗净斩成块，装入碗中，放入少许盐、鸡粉、生抽、料酒、水淀粉，抓匀，腌渍15分钟至入味。②热油锅中放入姜蒜葱爆香，倒入鸡翅，炒匀，淋入料酒，炒香，加入适量盐，炒匀调味。③倒入适量清水，放入黄豆，拌炒匀。④放入适量老抽，炒匀上色，盖上盖，用小火焖20分钟至食材熟透。⑤揭盖，用大火收汁，倒入水淀粉勾芡，盛入碗中即可。

茭白烧黄豆

• 防止心血管堵塞，保暖心脏

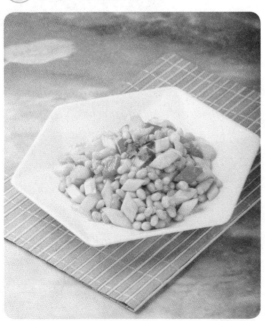

● 原料：茭白180克，彩椒45克，水发黄豆200克，蒜末、葱花各少许

● 调料：盐3克，蚝油10克，水淀粉4克，香油2克，食用油适量

● 做法：①洗净去皮的茭白切成丁，洗好的彩椒切成丁。②锅中注水烧开，放入少许盐、食用油，放入茭白、彩椒、黄豆，搅拌匀，煮1分钟至五成熟，捞出，沥干水分，备用。③锅中倒入适量食用油烧热，放入蒜末，爆香，倒入焯过水的食材，翻炒匀。④放入适量蚝油、盐，炒匀调味，淋入适量水淀粉勾芡，放入少许香油，拌炒匀。⑤加入葱花，翻炒均匀即可。

黄豆蛤蜊豆腐汤

● 减少动脉硬化，通血暖心

● 原料：水发黄豆95克，豆腐、蛤蜊各200克，姜片、葱花各少许

● 调料：盐2克，鸡粉、胡椒粉各适量

● 做法：①洗净的豆腐切成条，再切成小方块，将蛤蜊打开，洗净，备用。②锅中注入适量清水烧开，倒入洗净的黄豆，盖上盖，用小火煮20分钟，至其熟软。③揭开盖，倒入豆腐、蛤蜊，放入姜片，加入适量盐、鸡粉，搅匀调味。④盖上盖，用小火煮8分钟，至食材熟透。⑤揭开盖，撒入胡椒粉，搅拌均匀。⑥关火后盛出煮好的汤料，装入碗中，撒上少许葱花即可。

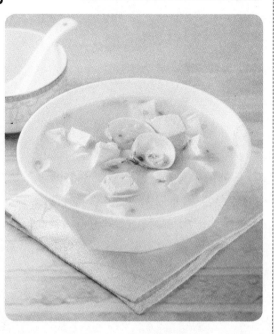

黄豆马蹄鸭肉汤

● 滋阴养血，促进心脏保暖

● 原料：鸭肉500克，马蹄110克，水发黄豆120克，姜片20克

● 调料：料酒20克，盐3克，鸡粉2克

● 做法：①洗净去皮的马蹄切成小块。②锅中注水烧开，放入洗净的鸭块，加入适量料酒，汆去血水，捞出，沥干水分，备用。③砂锅中注入适量清水烧开，倒入洗净的黄豆，加入切好的马蹄，放入汆过水的鸭块，撒上姜片。④淋入适量料酒，盖上盖，烧开后用小火炖40分钟，至食材熟透。⑤揭开盖，加入少许盐、鸡粉，拌匀调味。⑥关火后盛出煮好的汤料，装入汤碗中即可。

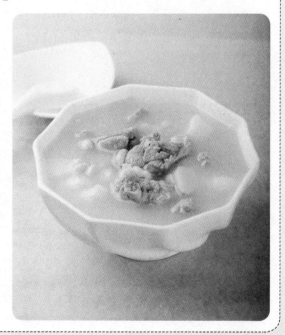

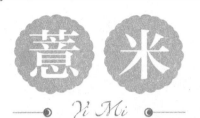 薏米 *Yi Mi*

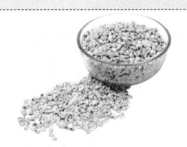

养心暖心功效

薏米中含有薏苡仁脂、赖氨酸等元素，可以降低血中胆固醇以及甘油三酯，使血液流通顺畅，尤其可以缓解女性气血不足，使女人暖起来，并可预防高血脂症、高血压、心血管疾病。

食用注意

适合一般人食用，尤其适用于体弱、消化不良的人。便秘、尿多者及怀孕早期的妇女应忌食。薏米所含的醣类黏性较高，所以吃太多会妨碍消化，消化功能较弱的老弱病者应忌食。

 最佳搭配

薏米+枇杷 ✓ 清肺散热

薏米+银耳 ✓ 补充维生素E

薏米+山药 ✓ 润肺益脾

薏米+香菇 ✓ 防癌抗癌

禁忌搭配

薏米+杏仁 ✗ 呕吐，泄泻

薏米+海带 ✗ 阻碍维生素吸收

薏米+红豆 ✗ 易致呕吐、泄泻

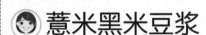

薏米黑米豆浆

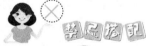 ● 改善心肌韧性，保暖心脏

● 原料：水发黄豆、水发黑豆各100克，水发薏米90克，水发黑米80克
● 调料：白糖7克
● 做法：①取榨汁机，倒入洗净的黄豆、黑豆，加清水，榨出豆汁，倒入隔渣袋过滤，去渣留汁备用。②取榨汁机，放入洗净的薏米、黑米，倒入过滤好的豆汁，搅拌成生豆浆。③往砂锅中倒入生豆浆，煮沸后加入白糖，拌匀即可。

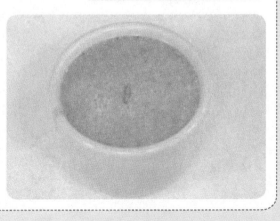

薏米西红柿炖鸡

● 滋补心脏，暖心

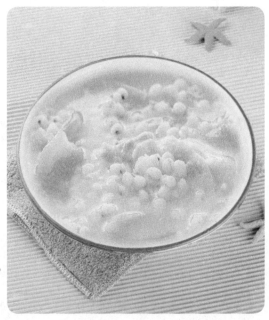

● 原料：薏米、鸡腿各200克，西红柿100克

● 调料：盐少许

● 做法：①薏米淘洗净，加6碗水，大火煮开后转小火熬40分钟。②鸡腿洗净剁块，入沸水中汆烫后捞起；西红柿表面轻划数刀，入沸水中稍烫，即可轻易去皮，再切成块。③将鸡块、西红柿加入煮好的薏米中，转大火煮开后，再转小火煮至鸡肉熟烂，加盐调味即可。

制作tips

烧煮西红柿时稍加些醋，可破坏西红柿中的有害物质——番茄碱。

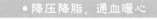

薏米通便茶

● 降压降脂，通血暖心

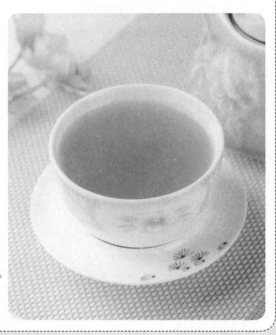

● 原料：薏米40克，干山楂20克，陈皮8克，荷叶4克

● 调料：蜂蜜12克

● 做法：①薏米先用清水泡发，捞出备用。②干山楂清洗干净，沥干水分。③砂锅中注入适量清水烧开，放入洗净的材料，搅拌匀。④盖上盖，煮沸后用小火煮约20分钟，至薏米熟透。⑤揭盖，搅拌一小会儿，关火后盛出煮好的薏米茶。⑥滤取茶汁，装入杯中，加入少许蜂蜜拌匀，趁热饮用即可。

制作tips

薏米不易熟，煲煮的时间最好长一些。

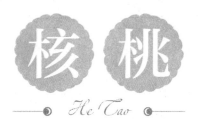

核桃
He Tao

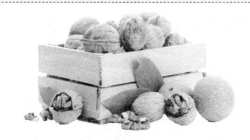

养心暖心功效

核桃中富含亚油酸甘油脂、亚麻酸等，可以增强动脉血管的弹性，减少动脉硬化、高血压、心脏病等疾病。并且由于动脉血管弹性的增强，使血液流通更加顺畅，从而对心脏起到保暖作用。

食用注意

吃核桃时，不要将核桃仁表面的褐色薄皮剥掉，这样会损失一部分营养。

核桃仁油腻滑肠，泄泻者慎食；此外，核桃仁易生痰动风助火，痰热喘嗽及阴虚有热者忌食。

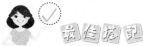
最佳搭配

核桃+红枣	✓ 美容养颜
核桃+薏米	✓ 补肺，补脾，补肾
核桃+芹菜	✓ 补肝肾，补脾胃
核桃+百合	✓ 止咳平喘

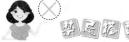
禁忌搭配

核桃+黄豆	✗ 不易消化
核桃+茯苓	✗ 削弱茯苓药效
核桃+野鸡肉	✗ 对身体不利

核桃枸杞肉丁

●补气养血，使心脏暖起来

● 原料：核桃仁40克，瘦肉丁120克，枸杞、姜片、蒜末、葱段各少许

● 调料：盐、食粉、料酒、水淀粉、食用油各适量

● 做法：①瘦肉丁加盐、水淀粉、食用油，腌渍。②核桃仁放入开水锅中，焯煮后过凉，去除外衣，放入油锅中炸香。③向热油锅中放入姜片、蒜末、葱段爆香。倒入瘦肉丁、枸杞、核桃仁，加入调料炒匀即可。

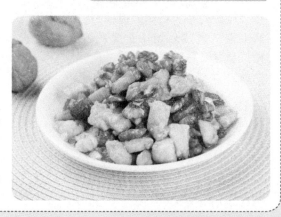

核桃糊

● 增强动脉血管弹性，能暖心

● 原料：米碎70克，核桃仁30克
● 做法：①榨汁机中倒入米碎，注入清水，搅拌成米浆。②把洗好的核桃仁放入榨汁机中，注入清水，搅打片刻，制成核桃浆，备用。③将汤锅置于火上加热，倒入核桃浆。再放入米浆，搅散，拌匀。④用小火续煮片刻至浆汁沸腾，关火，盛出煮好的核桃糊，放在小碗中即可。

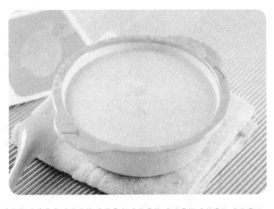

核桃豆浆

● 降糖降脂，保暖心脏

● 原料：水发黄豆120克，核桃仁40克
● 调料：白糖15克
● 做法：①取榨汁机，倒入泡发的黄豆，注入适量清水，搅拌至黄豆成细末状，倒入滤网滤取豆汁。②取榨汁机，放入洗净的核桃仁，搅拌至核桃仁呈碎末状，即成生豆浆。③将砂锅置于火上，倒入豆汁和生豆浆，煮沸后掠去浮沫。④再加入适量白糖，续煮至白糖溶化即成。

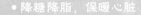
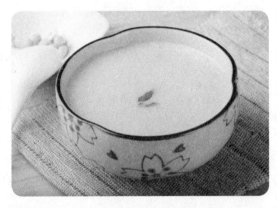

黑芝麻核桃粥

● 降低胆固醇，通血暖心

● 原料：黑芝麻15克，核桃仁30克，糙米120克
● 调料：白糖6克
● 做法：①将核桃仁倒入木臼，压碎。②汤锅中注入适量清水，用大火烧热。③倒入洗净的糙米，烧开后用小火煮30分钟至糙米熟软。④倒入核桃仁，用小火煮10分钟至食材熟烂。⑤倒入黑芝麻，加入适量白糖，拌匀，煮至白糖溶化即可。

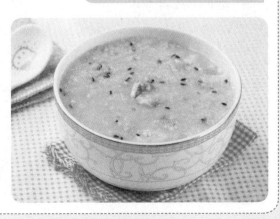

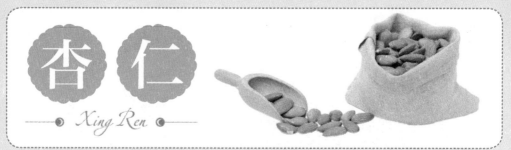

杏仁
Xing Ren

养心暖心功效

杏仁含有丰富的黄酮类和多酚类成分，能够降低人体内胆固醇的含量。杏仁中还含有脂肪油与挥发油，可以改善女人心脏血液状况，有益于气血运行和血脉流畅，滋养心脏，使心脏暖起来。

食用注意

产妇、幼儿、糖尿病患者不宜食用杏仁。

杏仁经温油炸制后方可食用。将杏仁制成饮料或浸泡水中数次后再吃，不但安全还有益健康。

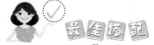
最佳搭配

搭配		功效
杏仁+牛奶		✓ 健脾胃
杏仁+梨		✓ 清热止咳
杏仁+桔梗		✓ 止咳，降气，祛痰
杏仁+大米		✓ 凉血止血

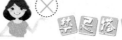
禁忌搭配

搭配		功效
杏仁+板栗		✗ 胃痛
杏仁+菱角		✗ 不利于蛋白质吸收
杏仁+猪肺		✗ 降低营养价值

杏仁苦瓜

● 有益气血运行，养心暖心

● 原料：苦瓜片180克，杏仁20克，枸杞10克，蒜末少许

● 调料：盐2克，水淀粉、食用油各适量

● 做法：①沸水锅中分别放入杏仁、枸杞、苦瓜片，焯烫几分钟，捞出备用。②往油锅中倒入蒜末爆香，倒入苦瓜，加入盐、水淀粉，快速翻炒匀，装盘后撒入杏仁、枸杞即成。

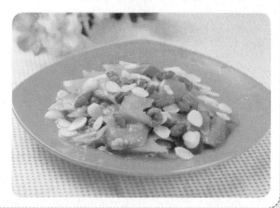

芝麻杏仁粥

● 降低胆固醇，通血暖心

●原料：大米120克，黑芝麻6克，杏仁12克

●调料：冰糖25克

●做法：①大米淘洗干净，用冷水浸泡半个小时，捞出，沥干水分，备用。②锅中注入适量清水，用大火烧热，放入洗净的杏仁，倒入泡好的大米，搅拌匀。③再撒上洗净的黑芝麻，用锅勺轻轻搅拌几下，使食材散开，盖上盖，用大火煮沸，再转小火煮约30分钟至米粒变软。④取下盖，放入冰糖，轻轻搅拌匀，再用中火续煮一会儿，至糖分完全溶化。⑤关火后盛出煮好的粥，装在碗中即成。

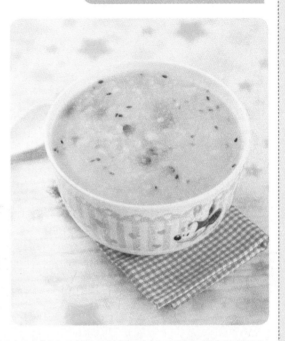

杏仁百合白萝卜汤

● 补血益气，滋养和保暖心脏

●原料：杏仁15克，干百合20克，白萝卜200克

●调料：盐3克，鸡粉2克

●做法：①将洗净去皮的白萝卜切块，再切条，改切成丁。②砂锅中注入适量清水，用大火烧开，放入洗好的百合、杏仁。③再加入白萝卜丁，拌匀。④盖上盖，用大火煮沸后，转用小火煮20分钟至其熟软。⑤揭开锅盖，放入少许盐、鸡粉，拌匀调味。⑥关火后盛出煮好的萝卜汤，装入碗中即可。

制作Tips

这道汤口味清甜，可以少放些盐，以免影响口感。

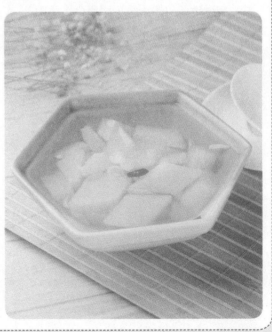

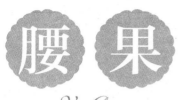 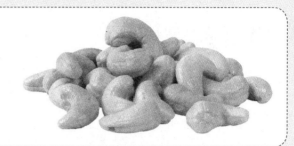

腰果

Yao Guo

养心暖心功效

腰果中的脂肪成分主要是不饱和脂肪酸,有很好的软化血管的作用,可预防动脉硬化,对保护血管、防治心血管疾病大有益处。食用腰果具有行气活血的作用,使女人从内而外暖起来。腰果中还含有丰富的油脂,可以润肠通便、润肤美容、延缓衰老。

食用注意

有过敏体质的人吃了腰果,常常引起过敏反应,严重的吃一两颗腰果就会引起过敏性休克。因腰果含油脂丰富,故不适合胆功能严重不良者食用。

煮腰果果实时,应避免锅盖敞开而触及蒸汽,否则有可能中毒。

✓ 最佳搭配

腰果+蒜		✓ 护肤养颜
腰果+虾		✓ 减轻关节炎疼痛
腰果+南瓜		✓ 增强免疫力

✗ 禁忌搭配

腰果+蛤蜊		✗ 造成营养流失
腰果+白酒		✗ 影响肝功能

腰果葱油白菜心

● 能软化心脏血管,护心暖心

● 原料:腰果50克,大白菜块350克,葱条20克

● 调料:盐、鸡粉各2克,水淀粉、食用油各适量

● 做法:①将腰果洗净后放入油锅中炸香,捞出备用。②锅底留油,放入葱条爆香。③将葱条捞出,放入大白菜块,翻炒匀。④加入盐、鸡粉、水淀粉,炒匀调味。⑤盛出炒好的菜,装入碗中,再放上腰果即成。

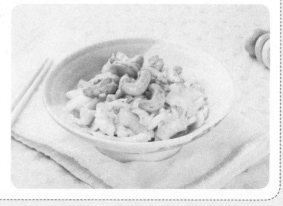

芥蓝腰果炒香菇

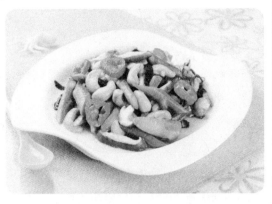

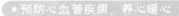
● 能降血脂，通血暖心

● 原料：芥蓝段、香菇丝、腰果、红椒圈、姜片、蒜末、葱段各适量

● 调料：盐3克，白糖2克，料酒4克，水淀粉、食用油各适量

● 做法：①芥蓝段、香菇丝放入沸水锅中，放入食用油、盐，煮至其断生，捞出。②腰果放入油锅中炸香。③将姜片、蒜末、葱段放热油锅中爆香，倒入焯煮过的食材翻炒，加入调味料，放入红椒圈、腰果炒均即可。

西芹腰果虾仁

● 预防心血管疾病，养心暖心

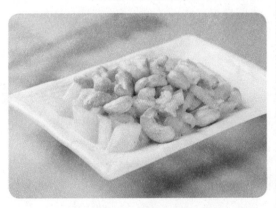

● 原料：西芹块、虾仁、胡萝卜块、腰果、姜片、蒜末、葱段各适量

● 调料：盐2克，料酒3克，水淀粉、食用油各适量

● 做法：①虾仁处理后，用盐、水淀粉、油腌渍几分钟。②往沸水锅中倒入胡萝卜块、西芹块煮至断生。③腰果放入油锅中炸香。④锅底留油，倒入姜片、葱段、蒜末爆香，倒入其余食材炒匀，加入调料，撒上腰果即成。

玉米腰果火腿丁

● 能降压降脂，养心暖心

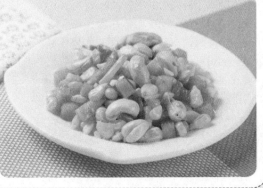

● 原料：玉米粒、火腿丁、红椒丁、腰果、姜片、蒜末、葱段各适量

● 调料：盐2克，料酒3毫升，水淀粉、食用油各适量

● 做法：①往热水锅中倒入洗净的玉米粒、盐，焯烫后捞出。②将腰果、火腿丁放入油锅中炸香。③油锅中放入姜片、蒜末、葱段、红椒丁爆香。④倒入玉米粒、火腿丁翻炒，加入盐、料酒、水淀粉调味，撒上腰果即成。

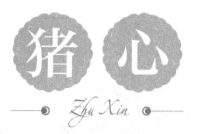

猪心

Zhu Xin

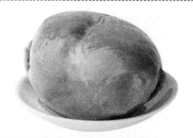

 养心暖心功效

猪心营养十分丰富，它含有蛋白质、脂肪、钙、磷、铁、维生素B_1、维生素B_2、维生素C以及烟酸等元素，这对加强心肌营养，增强心肌收缩力有很大的作用，从而使心脏血液通畅，具有暖心作用。

 食用注意

适宜心虚多汗、自汗、惊悸恍惚、怔忡、失眠多梦、精神分裂症、癫痫、癔病者食用。猪心胆固醇含量偏高，高胆固醇血症者应忌食。

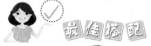 **最佳搭配**

猪心+黄花菜　✓ 除烦，养心，助眠

猪心+莲子　✓ 补心健脾

猪心+当归　✓ 补血净血

猪心+苹果　✓ 消除疲劳

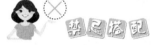 **禁忌搭配**

猪心+花生 ✗ 影响锌的吸收

猪心+茶叶 ✗ 易造成便秘

猪心炒包菜

● 加强心肌营养，有暖心作用

● **原料**：猪心片200克，包菜块200克，彩椒丝、蒜片、姜片各少许

● **调料**：盐、蚝油、料酒、生抽各4克，生粉、食用油各适量

● **做法**：①猪心片用盐、料酒、生粉腌渍10分钟。②将猪心片和包菜块分别汆烫，捞出。③热油锅下姜片、蒜片、爆香，倒入包菜块、猪心片、彩椒丝炒匀，放调料翻炒均匀即可。

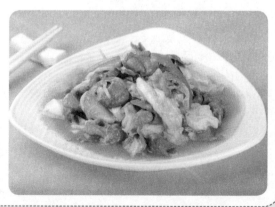

玉竹参归炖猪心

●治气血亏损，养心暖心

●**原料**：玉竹10克，党参、当归各12克，猪心180克，姜片少许

●**调料**：盐2克，鸡粉3克，料酒10克

●**做法**：① 将洗净的猪心切成片。② 锅中注入适量清水烧开，倒入猪心片，大火煮沸，汆去血水，捞出，沥干水分，备用。③ 砂锅中注入适量清水烧开，放入洗好的玉竹、党参、当归、姜片，倒入汆过水的猪心片，加适量料酒，拌匀，盖上盖，大火烧沸后，转用小火炖30分钟。④ 揭盖，放入少许盐、鸡粉，拌匀调味。⑤ 关火后将煮好的汤料盛出，装入碗中即可。

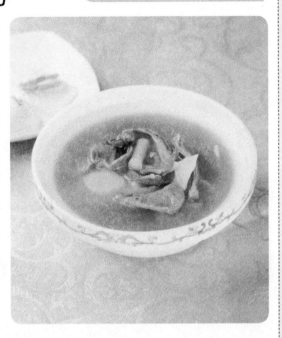

远志菖蒲猪心汤

●促进血液通畅，保暖心脏

●**原料**：远志、菖蒲各15克，姜片20克，猪心片250克，胡萝卜片100克，葱段少许

●**调料**：料酒10克，盐、鸡粉各2克

●**做法**：① 将洗净的药材放入隔渣袋中，收紧袋口。② 将猪心片放入沸水锅中，加入料酒，汆水。③ 砂锅中注水烧开，放入药材袋，放入姜片、猪心，淋入料酒，用小火炖40分钟，至猪心熟软。④ 倒入备好的胡萝卜，用小火再炖15分钟，至食材熟透。⑤ 放入少许盐、鸡粉，捞出药材袋，搅匀调味，至食材入味。⑥ 关火后盛出装碗，放入葱段即可。

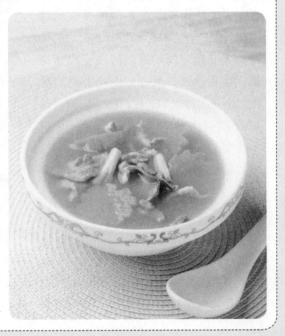

养心暖心药材

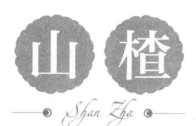

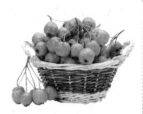

- 别名：山里红、红果、胭脂果
- 性味：性微温，味甘酸
- 归经：归脾、胃、肝经

 养心暖心功效

山楂富含黄酮类化合物，具有保护心肌的作用，能降低心肌耗氧量，增加冠状动脉血流量，促进微动脉血流恢复，起到暖心的作用。同时它还含有不饱和脂肪酸，有软化血管、降血脂、降血压、降胆固醇的作用，对防治心血管疾病有特殊疗效。

 食用注意

少吃生山楂，生山楂中所含的鞣酸与胃酸结合容易形成胃石，很难消化掉，尤其是胃肠功能弱的人更应该谨慎。医生建议，最好将山楂煮熟后再吃。山楂不适合孕妇吃，因为山楂可以刺激子宫收缩，有可能诱发流产。山楂不能空腹吃，空腹食用会使胃酸猛增，对胃黏膜造成不良刺激，使胃发胀满、泛酸。

 选购

要想选购到新鲜可口的山楂，可以从颜色、软硬等方面去挑选。首先观察果皮上来看山楂的颜色，颜色较亮红的是比较新鲜的，深红的是采收时间稍长一些的。从山楂的软硬来看，应挑选稍硬的，不建议挑选太软的，挑选山楂还应注意有虫眼的山楂不宜选购。

 保存

山楂较易保存，但存放不当也会腐烂。可以将其放在陶制容器中或用保鲜袋包好放进冰箱。

 最佳搭配

山楂+枸杞		✓ 益智明目
山楂+核桃		✓ 降血压，补肝肾
山楂+芹菜		✓ 生津止渴，降血压
山楂+杜仲		✓ 补肝肾，强筋骨

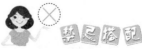 **禁忌搭配**

山楂+海参		✗ 不易消化，易便秘
山楂+人参		✗ 降低药效
山楂+柠檬		✗ 影响消化

Part 3 心脏保暖，做个形神兼备的漂亮女人 ♡
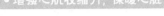

山楂糕拌梨丝

● 增强心肌收缩力，保暖心脏

● 原料：雪梨200克，山楂糕180克

● 调料：蜂蜜25克

● 做法：① 将洗净的雪梨去除果皮、果核，把果肉切成片，改切成均匀的细丝。② 将备好的山楂糕切成细丝。③ 把切好的雪梨丝装入碗中，倒入切好的山楂糕丝，淋入适量蜂蜜，用筷子搅拌均匀。④ 取一个干净的盘子，盛入拌好的食材，摆好盘即成。

制作Tips

淋入蜂蜜后再倒入少许果汁拌匀，可以使雪梨的味道更佳。

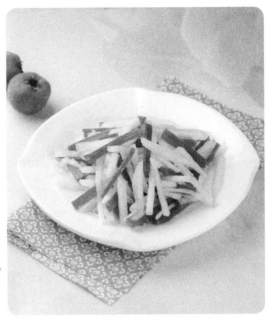

山楂猪排

● 改善心脏活力，暖心养心

● 原料：山楂90克，排骨400克，鸡蛋1个，葱花少许

● 调料：盐、生粉、白糖、番茄酱、水淀粉、食用油各适量

● 做法：① 洗净的山楂切开，去核，切成小块；鸡蛋磕开，取蛋黄。② 将洗净的排骨装入碗中，加入少许盐、生粉，倒入蛋黄，拌匀，腌渍10分钟。③ 锅中注水烧开，倒入山楂，煮至山楂析出营养成分，把煮好的山楂汁盛出。④ 热锅中注油烧热，放入排骨炸至金黄色，捞出。⑤ 锅底留油，倒入山楂汁，放入白糖、番茄酱，煮至白糖溶化，淋入水淀粉勾芡，倒入炸好的排骨，翻炒均匀。⑥ 关火后，撒上葱花即可。

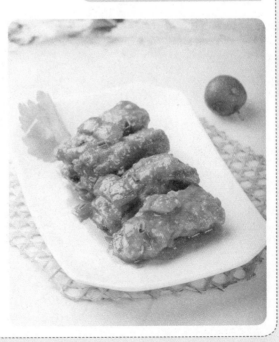

~ 087 ~

桂花党参山楂茶

●原料：党参15克，干山楂10克，桂花7克

●做法：①砂锅中注入适量清水烧开，放入洗净的干山楂、党参。②盖上盖，用小火煮约20分钟，至其析出有效成分。③揭盖，搅拌匀，转中火保温，备用。④取一个干净的茶杯，撒上洗净的桂花，再倒入砂锅中的药汁，至八九分满。⑤盖上杯盖，闷约5分钟，至散出桂花香味，取下杯盖，趁热饮用即可。

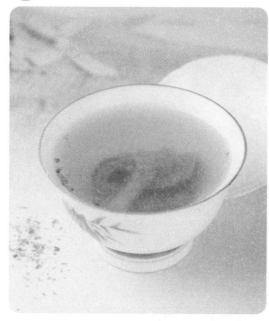

制作Tips

桂花最好用冷水洗净，这样能保有其清香味，使之不易散发。

麦芽山楂茶

●原料：干山楂20克，麦芽10克

●做法：①砂锅中注入适量清水，用大火煮5分钟，至水沸腾。②放入洗净的干山楂、麦芽。③盖上盖，大火煮沸后，转用小火煲煮约20分钟，至锅中的药材析出有效成分。④揭盖，用锅勺轻轻搅拌片刻，关火后盛出煮好的药茶。⑤装入洗净的茶杯中，盖上杯盖，焖一下，即可趁热饮用。

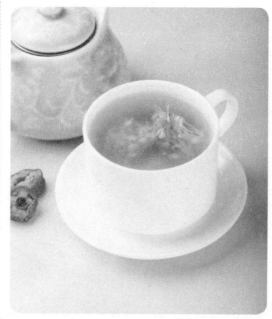

制作Tips

麦芽最好用清水泡一会儿，这样能减少茶汁中的杂质。干山楂泡软后再使用，能缩短烹饪时间。

山楂白扁豆厚朴汤

● 促进动脉血流恢复，暖心

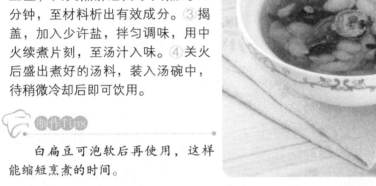

● **原料：** 白扁豆100克，山楂干20克，厚朴15克

● **调料：** 盐少许

● **做法：** ①砂锅中注入适量清水，用大火烧开。②倒入洗净的白扁豆，撒上洗净的山楂干、厚朴，盖上盖，大火煮沸后用小火煮约40分钟，至材料析出有效成分。③揭盖，加入少许盐，拌匀调味，用中火续煮片刻，至汤汁入味。④关火后盛出煮好的汤料，装入汤碗中，待稍微冷却后即可饮用。

制作指导

白扁豆可泡软后再使用，这样能缩短烹煮的时间。

山楂白扁豆韭菜汤

● 能降血压，有保暖心脏作用

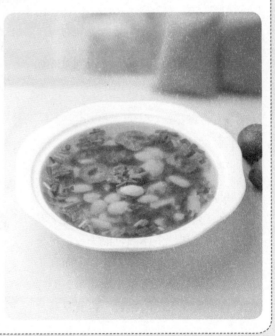

● **原料：** 水发白扁豆150克，韭菜80克，山楂干15克

● **调料：** 盐5克，鸡粉2克，食用油少许

● **做法：** ①将洗净的韭菜切小段，备用。②砂锅中注入适量清水，大火烧热，倒入洗净的山楂干、白扁豆，盖上盖，大火煮沸后，转用小火煲煮约40分钟，至全部食材熟透。③揭盖，加入少许盐、鸡粉，注入适量食用油，搅拌均匀。④再倒入韭菜段，搅拌一会儿，至其变软，转中火续煮片刻，至其熟透。⑤关火后盛出煮好的韭菜汤，装入碗中即成。

莲子

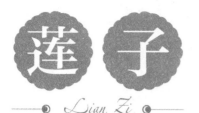

Lian Zi

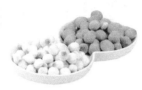

● 别名：白莲、莲实、莲米、莲肉
● 性味：性平，味甘、涩
● 归经：归脾、胃、肾、心经

养心暖心功效

莲子对心脏是非常有益的，具有养心安神的功效，能收敛浮躁的心火，容易让人入睡。同时莲子也是滋补元气的珍品，可补充心脏气血，起到暖心的作用。莲心含生物碱，具有显著的强心作用，可抗心律不齐。莲心泡茶喝可以去心火，缓解心烦意乱等症状。

食用注意

中满痞胀及大便燥结实者，忌服莲子。

莲子不能与牛奶同服，否则可能加重便秘。

选购

买干莲子，要提防经过漂白处理的。可以从颜色、气味等方面去挑选。首先通过颜色去挑选，漂白过的莲子看上去白净美观，个体颜色很一致，单个莲子全身颜色也几乎没有变化。而真正享受过阳光或烘干机烘干的莲子，天然的白色中呈现天然的微黄。再就是通过香气来挑选，漂白过的莲子会散发浓烈刺鼻的化学药品味道，而真正天然的莲子有沁人心脾的莲子香。

保存

新鲜的莲子可放入冰箱保存，平常生活中做汤、粥、生吃都可以。

干莲子保存则须确保无水分，必要时可用太阳光晒干，然后放入封闭的器具内或塑料袋中，这样可长久保持，不会变质。

最佳搭配

莲子+红薯		✓ 促进消化
莲子+木瓜		✓ 降脂降压
莲子+百合		✓ 清心安神
莲子+南瓜		✓ 排毒，降压通便

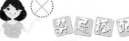

禁忌搭配

莲子+蟹		✗ 易产生不良反应
莲子+龟		✗ 易产生不良反应

莲子松仁玉米

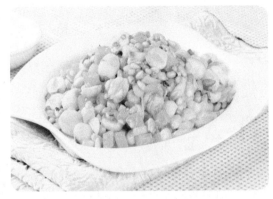

● 降压降脂，具养心暖心功效

● 原料：去心莲子、玉米粒、松子、胡萝卜丁、姜片、蒜末、葱花各适量

● 调料：盐、水淀粉、食用油各适量

● 做法：①将胡萝卜、玉米粒、莲子放入开水锅中，焯烫后捞出。②将松子放入热油锅中滑油后捞出。③向油锅中放入姜片、蒜末爆香，倒入焯水食材翻炒，放所有调料炒匀调味。④撒上松子、葱花即可。

鲜菇烩湘莲

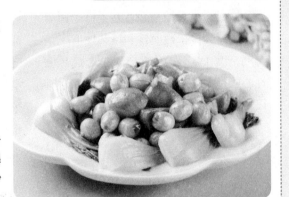

● 补充心脏气血，起暖心作用

● 原料：草菇、上海青、水发莲子、姜片、葱段各适量

● 调料：料酒、盐、鸡粉、生抽、蚝油、水淀粉、食用油各适量

● 做法：①开水锅中放入少许盐、食用油、料酒，放入草菇、莲子、上海青煮至断生，捞出，将上海青摆盘。②热油锅中放入姜片、葱段爆香，倒入焯水食材翻炒，调入调料炒均。③出锅盛放在上海青上即可。

莲子马蹄糖水

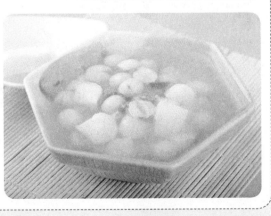

● 能滋补元气，保暖心脏

● 原料：水发莲子150克，马蹄120克，枸杞少许

● 调料：冰糖30克

● 做法：①将洗净去皮的马蹄切成小块，备用。②砂锅中注水烧开，倒入马蹄。③再加入洗净的莲子、枸杞。④盖上盖，烧开后用小火煮20分钟，至食材熟透。⑤揭开盖，放入冰糖，拌匀。⑥略煮一会儿，至冰糖溶化即可。

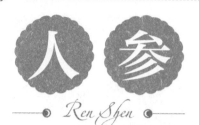

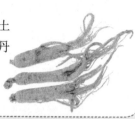

● 别名：黄参、棒槌、血参、人衔、鬼盖、神草、土精、地精、海腴、皱面还丹
● 性味：性平，味甘
● 归经：归脾、肺经

Ren Shen

 养心暖心功效

人参中含有皂苷，能增强心肌收缩力，降低心肌耗氧量，减慢心率，增加心输出量和冠脉流量，使心脏血液畅通，从而使女人气血红润，缓解女性体寒。同时，人参的功效还在于可以调节血压，有效降低暂时性和持久性血压，有助于高血压、心律失常、冠心病、急性心肌梗塞、脑血栓等疾病的恢复，所以说人参具有很好的强心作用。

 食用注意

人参不可滥用。它是一种补气药，如没有气虚的病症而随便服用，是不适宜的。体质壮实的人，并无虚弱现象，则不必进服补药，妄用该品。

 选购

人参种类繁多，各具特色，质量差异大。总体来说，勿选参根破肚开裂，参根形体碎小，无光泽的人参，参根破肚开裂导致浆液外溢，营养成分流失。对红参（人参的熟用品）来说，营养价值取决于参根形状的大小和色泽的好坏。因此，在购买时一定要选择参根较大、参形完整、有光泽的人参。

 保存

人参因含有较多的糖类、黏液质和挥发油等成分，所以容易出现受潮、泛油、发霉、变色、虫蛀等变质现象。对已干透的人参，可用塑料袋密封以隔绝空气，置阴凉处保存即可。人参还可在午后翻晒1～2小时后，待其冷却后，用塑料袋包好扎紧袋口，置于冰箱冷冻室里，就能保存较长时间。

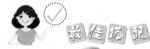 最佳搭配

人参+鸡肉 ✓ 益气填精，养血调经

人参+鹌鹑蛋 ✓ 补益气血，强身健脑

人参+酸枣仁 ✓ 补益肺气，养心安神

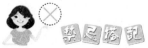 禁忌搭配

人参+兔肉 ✗ 易上火

人参+白萝卜 ✗ 作用相反

参莲蒸蛋

● 补益气血，养心暖心

● 原料：人参8克，莲子30克，鸡蛋2个，冰糖20克

● 做法：①将人参洗净后，切成细末；莲子泡发好去除莲心。将人参和莲子一起放入水锅中，大火炖煮5分钟，至莲子稍软后，盛出，装入碗中，备用。②将鸡蛋磕入另一干净碗中，用打蛋器顺着同一方向将鸡蛋搅拌均匀。③将人参莲子汤倒入盛有鸡蛋的碗中，再用打蛋器顺时针将蛋液与汤汁搅拌均匀，加入适量的冰糖，继续搅拌。④将搅拌均匀的人参莲子蛋液放入蒸锅中，大火蒸煮10分钟，关火，将蒸好的菜肴取出即可。

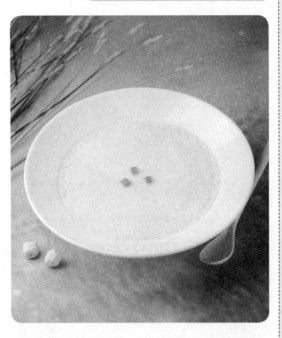

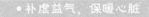

参杞烧海参

● 补虚益气，保暖心脏

● 原料：水发海参块300克，人参、冬笋片、枸杞、姜片、葱段各适量

● 调料：白醋、料酒、生抽、盐、水淀粉、食用油各适量

● 做法：①砂锅中注水烧开，放入洗净的人参，用小火煮10分钟，至其析出营养成分，将锅中药汁盛入碗中。②锅中注水烧开，加入适量白醋，倒入海参搅散，氽煮一会儿，捞出备用。③锅注油烧热，倒入姜片、葱段爆香，倒入海参，淋入料酒，放入生抽，倒入冬笋，加入备好的药汁，煮至沸。④放入少许盐调味。⑤放入枸杞，淋入适量水淀粉，快速翻炒均匀。⑥关火后盛出炒好的食材，装入盘中即可。

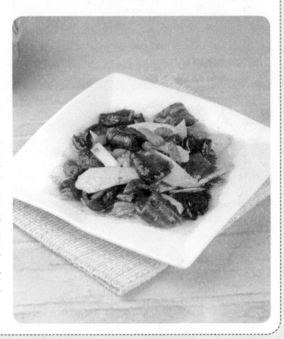

人参鸡腿糯米粥

● 补血益气，有强心暖心作用

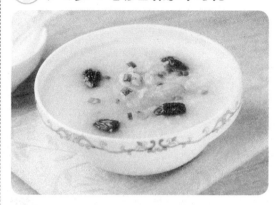

● 原料：鸡腿1个，生晒参20克，红枣、水发糯米、姜片各适量

● 调料：盐、生粉、料酒、食用油各适量

● 做法：①鸡腿洗净去骨，切小块，加盐、料酒、生粉腌渍入味。②砂锅注水烧开，倒入生晒参、红枣，煮至其药性完全析出有效成分。③倒入糯米、姜片、鸡腿肉，炖煮至米粒熟透，加盐调味即可。

人参百合粥

● 益气清心，对心脏保暖

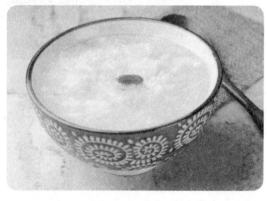

● 原料：人参3克，百合15克，粳米30克

● 做法：①人参洗净，切成细末状，倒入沸水锅中炖煮10分钟。②大米淘洗干净，倒入水锅中，大火煮沸后，转小火熬煮30分钟。③煮至沸腾后，放入洗净的百合块，搅拌均匀，续煮至百合熟软。④用锅勺搅拌片刻，避免大米粘锅，稍煮片刻即成。

人参扁豆粥

● 使心脏血液畅通，暖心护心

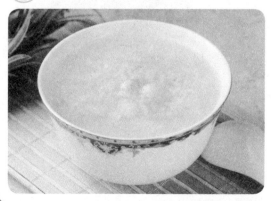

● 原料：白扁豆10克，人参5克，粳米50克

● 做法：①大米淘洗干净；白扁豆洗净，放入开水锅中煮10分钟。②煮至白扁豆熟透浮于水面，放入淘洗干净的大米，大火煮沸后，转小火熬煮30分钟。③人参洗净，切成细末状，放入锅中，续煮10分钟。④煮至大米软熟后，用锅勺搅拌片刻，即可关火出锅。

👩 人参核桃甲鱼汤

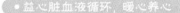
● 能理气补血，保暖心脏

● 原料：甲鱼500克，核桃仁、人参、山药、花生仁、姜片各适量
● 调料：盐、花椒、料酒各适量
● 做法：①将甲鱼宰杀干净，斩件；人参洗净切段；核桃仁、花生仁、山药分别洗净。②锅中注水烧开，倒入甲鱼、人参、山药、姜片，淋入料酒，煮至药材析出营养成分。③加入其他食材，加入调料略煮片刻即可。

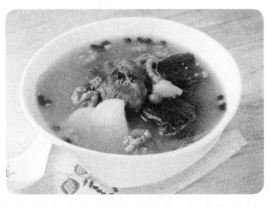

👩 参杞三七炖鸡

● 益心脏血液循环，暖心养心

● 原料：母鸡肉、党参、黄芪、白术、三七、陈皮、姜片、葱条各适量
● 调料：盐3克，鸡粉、料酒各适量
● 做法：①鸡肉洗净斩小块，放沸水锅中汆去血渍，捞出。②砂锅注水烧开，倒入姜片、葱条，放入洗净的党参、黄芪、白术、三七、陈皮、鸡肉块，中火煲煮至食材熟透。③加入少许鸡粉、盐、料酒调味，拣去葱条，略煮至汤汁入味即可。

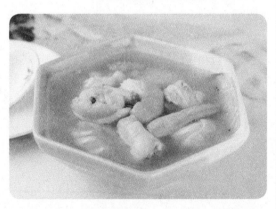

👩 人参炖牛尾

● 增强心肌收缩力，强心暖心

● 原料：牛尾500克，人参15克，葱条、姜片各20克
● 调料：盐、香油、清鸡汤各适量
● 做法：①牛尾洗净剁成段，下入沸水锅中，汆烫后捞出。②另起锅，倒入清鸡汤，大火煮沸。③倒入猪尾、人参、姜片、葱条，大火煮沸。④将煮好的汤品盛入炖盅中，盖上盖，放入蒸锅中蒸至烂熟，加盐、鸡精、香油调味即成。

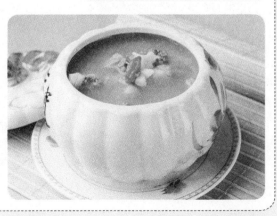

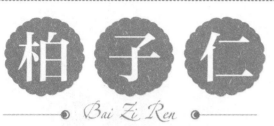

● 别名：柏仁、柏子、柏实、侧柏仁、柏麦、香柏

● 性味：性平，味甘

● 归经：归心、肾、大肠经

养心暖心功效

柏子仁营养价值非常高，富含镁、钙、钾、磷等营养元素，其中镁有助于调节人的心脏活动，降低血压，预防心脏病；钙有利于调节心律，降低心血管的通透性；钾有助于维持神经健康、心跳规律正常。同时，食用柏子仁还有益于气血运行和血脉流畅，滋养保暖心脏。

食用注意

心神不定、惊悸恍惚、心慌、失眠、遗精、盗汗者宜食柏子仁；老年人慢性便秘者宜食柏子仁。

大便溏薄者忌食柏子仁；痰多者亦忌食柏子仁。

挑购

选购柏子仁时应以粒饱满、黄白色、油性大而不泛油、无皮壳杂质的为佳。

保存

柏子仁外面有较硬的壳，这层壳有利于柏子仁很好地保存。不带壳的含脂肪油高，易氧化、变味变质；带壳的便于保存，如果不裂，保存一两年都可以。所以带壳的用量可大些。同时，柏子仁易虫蛀、发霉、泛油，应密封，最好放置在阴凉干燥处保存，同时需注意防热、防蛀。可以用保鲜膜包起来放入冰箱，冷藏在-5℃的环境下，或放入冷冻室冰存。

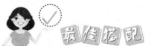 最佳搭配

柏子仁+酸枣仁 ✅ 缓解心悸、失眠

柏子仁+茯苓 ✅ 缓解精神恍惚

柏子仁+杏仁 ✅ 缓解肠燥便秘

柏子仁+松仁 ✅ 润肠通便

柏子仁+当归 ✅ 治疗脱发

柏子仁+粳米 ✅ 滋阴养血

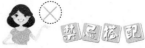 禁忌搭配

柏子仁+白萝卜 ❌ 影响药效

柏子仁党参鸡汤

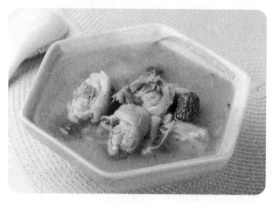

● 有益气血运行，保暖心脏

● 原料：柏子仁12克，党参15克，红枣20克，鸡肉块350克

● 调料：盐、鸡粉、料酒各适量

● 做法：①锅中注水烧开，倒入洗净的鸡肉块，淋入料酒，汆煮后捞出。②砂锅中注水烧开，放入柏子仁、党参、红枣、鸡肉块，淋入少许料酒，大火烧开后用小火炖至食材熟透。③加入盐、鸡粉调味。④关火后盛出，装入碗中即可。

柏子仁猪心汤

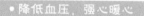

● 降低血压，强心暖心

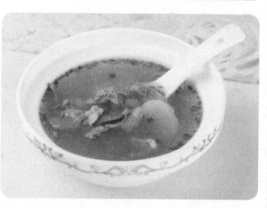

● 原料：猪心片100克，柏子仁8克，姜片、葱花各少许

● 调料：盐、胡椒粉、料酒各适量

● 做法：①猪心片洗净放入沸水锅中，淋入料酒，汆烫后捞出。②砂锅中注水烧开，倒入猪心片、柏子仁、姜片，淋入料酒，煲煮至食材熟透。③加入盐、胡椒粉拌匀调味。④装盘后撒上葱花即成。

柏子仁养心茶

● 调节心律，滋养、保暖心脏

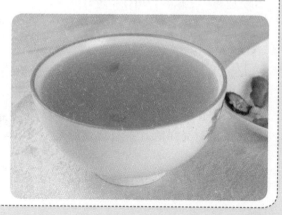

● 原料：当归10克，枸杞8克，柏子仁6克，石菖蒲5克，茯神4克

● 做法：①砂锅中注入适量清水，用大火烧开。②倒入洗好的全部药材。③盖上盖，大火烧开后用小火煮约15分钟，至药材析出有效成分。④揭盖，用中火续煮片刻。⑤关火后盛出煮好的养心茶，滤取茶汁，装入碗中即可。

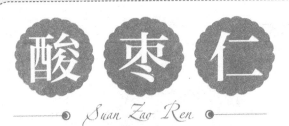

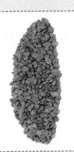

- 别名：枣仁、山枣、酸枣核
- 性味：性平，味甘、酸
- 归经：归心、脾、肝、胆经

Suan Zao Ren

养心暖心功效

酸枣仁是性平和的安神药材，富含维生素C、脂肪酸、蛋白质等成分，有镇静、降压、益心养心的功效。同时酸枣仁常用来治疗心脏气血不足，增强心脏血液循环，暖心养心。或治疗虚火上扰引起的心神不安、失眠、惊悸，常与养血安神药搭配使用。

食用注意

内有实邪郁火者慎用；酸枣仁为植物的种子，含有大量的油脂，故有通便的作用，因此腹泻者慎用。

酸枣仁可生用也可炒用，民间有时也以煮粥食用，但不管生用或炒用，使用都应先将之捣碎，用纱布包好煎煮。

选购

酸枣仁呈扁圆形或扁椭圆形。选购酸枣仁时应选表面紫红色或紫褐色，平滑有光泽的，并且优良的酸枣仁一面较平坦，中间有一条隆起的纵线纹；另一面稍凸起，一端凹陷，可见线形种脐，另一端有细小凸起的合点。种皮较脆，胚呈乳白色，子叶2枚，浅黄色，富油性。

保存

酸枣仁放久了会吸收湿气，一经阳光照射便会变为暗红色，使质量受损。所以保存酸枣仁时，应将其放置于阴凉通风处，以防发霉与虫蛀。或用保鲜膜包起来，放入冰箱冷藏。

最佳搭配

酸枣仁+桂圆 ✓ 养血安神，益肾固精

酸枣仁+人参 ✓ 补益肺气，养心安神

酸枣仁+虾 ✓ 滋阴润燥，益气养阴

酸枣仁+芹菜 ✓ 镇静，宁心，安神

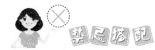

禁忌搭配

酸枣仁+萝卜 ✕ 影响药效

桂圆酸枣仁红枣汤

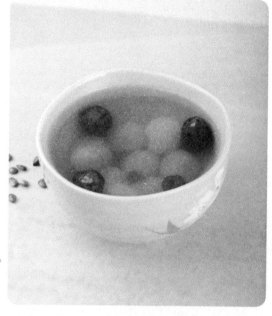

●补充心脏气血，暖心养心

- 原料：桂圆肉100克，红枣20克，酸枣仁10克
- 调料：冰糖20克
- 做法：①砂锅中注入适量清水，大火烧开，倒入洗净的红枣、酸枣仁。②加入洗好泡发好的桂圆肉，搅拌均匀。③盖上盖，大火煮沸后，转用小火煮15分钟，至药材析出有效成分。④揭开盖，放入适量冰糖，搅匀，煮至冰糖完全溶化。⑤关火后将煮好的药茶盛放在杯中即可。

 制作Tips

熬煮此道药茶时，水不要加太多，以免稀释药性。

酸枣仁枸杞茶

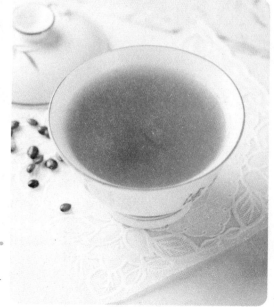

●促进血液循环，保暖心脏

- 原料：酸枣仁8克，枸杞5克
- 做法：①砂锅中注入适量的清水，大火烧煮至水沸腾。②倒入泡发好的枸杞、酸枣仁。③盖上盖，大火煮沸后转用小火煮15分钟，至食材析出营养成分。④揭开盖，用锅勺轻轻搅拌几下。⑤关火，把煮好的酸枣仁枸杞茶盛出，装入备好的茶杯中，趁热饮用即可。

 制作Tips

酸枣仁中的有效成分不易析出，可先浸泡20～30分钟再煮，效果会更好。

养心暖心中医疗法

按摩阴陵泉穴

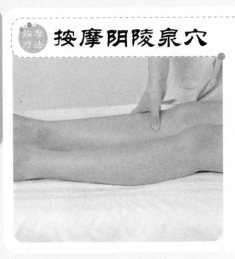

◎取穴方法：阴陵泉穴位于小腿内侧，膝下胫骨内侧凹陷中，与阳陵泉相对。

◎按摩方法：拇指指端放于阴陵泉穴处，先顺时针方向按揉2分钟，再点按半分钟，以酸胀为度。

◎按摩功效：此穴可通经活络，尤其是在湿热的夏季，经常按摩阴陵泉，能为心脏裹上一层"保护膜"，不受暑湿之气的侵害，起到护心暖心的功效。

◎注意事项：按摩前患者应先用热水洗脚。

按摩劳宫穴

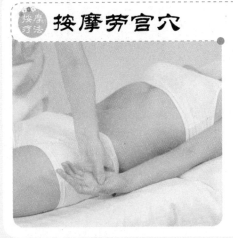

◎取穴方法：位于手掌心，第2~3掌骨之间偏于第3掌骨的掌中纹处，握拳屈指时当中指端所指处。

◎按摩方法：采用掐法，掐按一只手的劳宫穴1~2分钟，以出现酸痛感为宜。再换另一只手重复操作。

◎按摩功效：劳宫穴掌管补充气血，经常按压劳宫穴既能安神志、清心火，即"火降劳宫"，又能温暖心脏，有强心益气的作用。

◎注意事项：按摩时，力道一定要把握好。

按摩曲泽穴

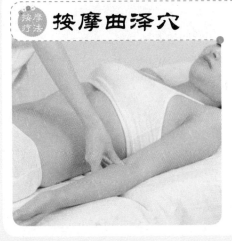

◎取穴方法：取穴时仰掌，微微屈肘，位于中指一直延伸到肘关节部位的横纹中央。

◎按摩方法：采用拇指端点法，点压曲泽穴1~2分钟，以出现酸痛感为宜。再换另一只手重复操作。

◎按摩功效：按摩曲泽穴有调理心包经，增加心脏供血量，促进血液循环的作用，从而起到暖心护心的功效。

◎注意事项：按摩时应避开骨骼突起处，以免挤伤骨膜，造成不必要痛苦。

◎取穴方法：位于前臂正中，腕横纹上2寸，在桡侧屈腕肌腱同掌长肌腱之间取穴。

◎按摩方法：按揉时用拇指指腹，两侧都要按，按下去要有酸胀或痛的感觉为佳。

◎按摩功效：内关穴可宁心安神、宽胸理气、调补阴阳气血、疏通经脉，是防治心脑血管疾病的特效穴位。经常按揉内关，可使瘀阻的血管疏通，促进心脏血液循环，从而温暖心脏。

◎注意事项：按摩结束后让患者饮500毫升左右温开水排毒。

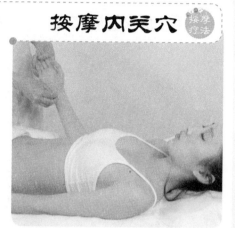

按摩内关穴 按摩疗法

◎取穴方法：神门穴属手少阴心经，位于手腕内侧，小指延伸至手腕关节与手掌相连一侧的凹陷处。

◎按摩方法：按揉双侧神门穴，每次3分钟，每天3次。

◎按摩功效：此穴可补益心经元气，温养心脏。心安万事安，心脏的元气充足，各种心系统的疾病及由此导致的精神方面的疾病都会得到改善。

◎注意事项：按摩时应在选定部位涂抹少量凡士林油，以润滑皮肤，防止擦伤。

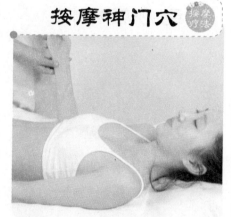

按摩神门穴 按摩疗法

◎取穴方法：伸直手臂，在腋纹头下2寸，肱二头肌的长、短头之间取穴。

◎按摩方法：可用手指用力按压天泉穴3～5秒，停1～2秒后再继续按压，连续按摩2～3分钟。

◎按摩功效：此穴专治由于心血受寒瘀阻而致的胸闷、气短、胸痛。常按此穴，对心跳过速、胸口疼痛、心悸不安效果非常好。

◎注意事项：切忌急于求成，避免因手法不当而使关节受损或发生病理性骨折。

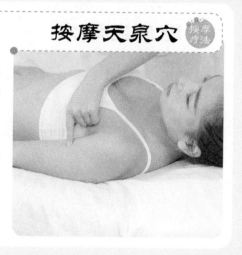

按摩天泉穴 按摩疗法

刮痧心腧穴

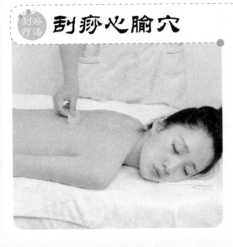

◎取穴方法：心腧穴位于背部，在第五胸椎（从高骨头大椎算起）棘突下，旁开1.5寸处。此处是心之气在背部的汇集处。

◎刮痧方法：用水牛角板蘸上水或润滑剂，在心腧穴进行刮摩，使之发红，出现青紫瘀斑或瘀点即可。

◎刮痧功效：此穴具有宽胸理气、通络安神、养心暖心的作用，多用于治疗冠心病、心慌、心悸气短、心痛、心房纤颤等症。

◎注意事项：刮痧时，要注意顺序，用力要由轻到重，再逐渐减轻而结束。

刮痧膻中穴

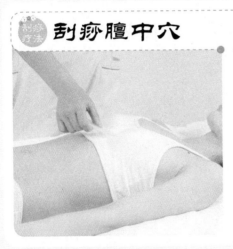

◎取穴方法：膻中穴位于两乳头之间，胸骨中线上，平第四肋间隙。

◎刮痧方法：用刮板角部从上到下刮拭膻中穴，刮拭15~30次即可。

◎刮痧功效：心脏不适时，刮刮膻中，可以提高心脏工作能力，使呼吸困难、心跳加快、头晕目眩等症状得到缓解；还可以促进血液循环，温暖心脏，使气血顺畅，烦恼减轻。

◎注意事项：室温低时不易出痧，所以，刮拭的时候不要一味追求出痧，以免伤害到身体的皮肤。

刮痧巨阙穴

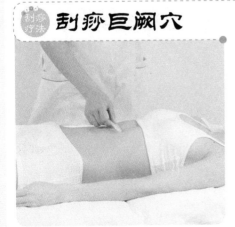

◎取穴方法：巨阙穴位于人体的腹部中部，左右肋骨相交之处，再向下二指宽即为此穴。

◎刮痧方法：用角刮法刮拭巨阙穴，力道略轻，刮拭15~30次，以出痧为度。

◎刮痧功效：刮痧此穴有暖心安神、活血化瘀的作用，主治心慌、心悸、失眠、健忘、癫狂等症。

◎注意事项：刮痧的时候，不要妄求多病同治，并且不可刮拭时间太长。不可连续大面积刮拭，以免损伤体内正气。

◎取穴方法：仰掌，在尺侧腕屈肌腱桡侧缘，当神门与少海连线上，腕横纹上1寸处取穴。

◎刮痧方法：用刮痧板从上往下来回刮拭通里穴，刮拭30次，出痧即可。

◎刮痧功效：刮痧此穴有清心安神、暖心护心、通利喉舌作用，主要用于心神、口腔及前阴，主治心悸、心绞痛、心动过缓等症。

◎注意事项：刮痧过程使汗孔开放，会消耗部分体内津液，刮痧后喝一杯热水，可补充水分，还可促进新陈代谢。

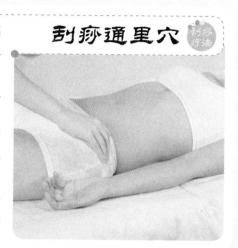

刮痧通里穴

◎取穴方法：阴郄穴是手少阴心经的穴位之一，屈肘翻掌，面对掌心，腕横纹上0.5寸和小指延长线交会后，紧贴尺骨的凹陷处。

◎刮痧方法：用角刮法从上向下刮拭阴郄穴30次。两侧以同样手法操作。

◎刮痧功效：阴郄穴有护心强心、滋养心脏的功效，古人常用此穴来治疗胸闷不舒、心慌、心痛等疾病。

◎注意事项：刮痧3小时内不要洗澡。刮痧后毛孔都是张开的，所以要等毛孔闭合后再洗澡，避免风寒之邪侵入体内。

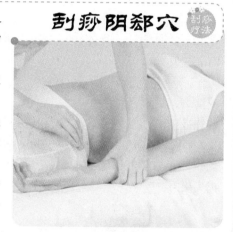

刮痧阴郄穴

◎取穴方法：神门穴属手少阴心经，位于手腕内侧，小指延伸至手腕关节与手掌相连一侧的凹陷处。

◎刮痧方法：用角刮法刮拭神门穴，力道略轻，刮拭15～30次，以出痧为度，两侧以同样手法操作。

◎刮痧功效：神门穴具有益心安神、通经活络的作用。多用于治疗失眠、多梦、心慌、心悸、心脏肥大、心绞痛、神经衰弱等。

◎注意事项：刮痧时刮至毛孔清晰就能起到排毒的作用。

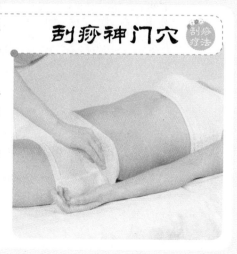

刮痧神门穴

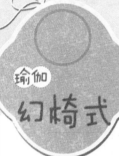

 功效 扩展胸部，增强心脏动脉血管的弹性，减少动脉硬化，使血流通畅，对心脏起到保暖作用。

其他养心暖心方法

瑜伽
幻椅式

 技巧 尽量弯曲双膝，塌腰，拉伸后背部。

注意事项 （1）呼吸：均匀，顺畅。身体重心下降时呼气，身体向上时吸气。

（2）眼睛：先自然平视前方，后慢慢跟随手臂的指尖移动。

（3）意识集中点：后侧腰部、眉心处，感觉指尖用力。

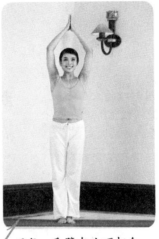
1 吸气，手臂在头顶相合。

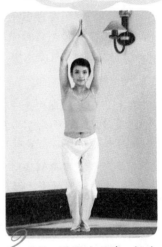
2 呼气，慢慢地屈膝、抬头。

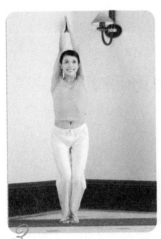
3 保持这个姿势10秒左右，伸直手肘，双手尽量向双耳侧伸展。

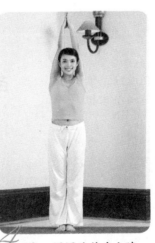
4 吸气，慢慢地伸直上膝。

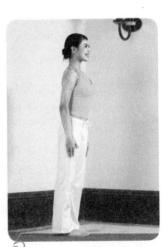
5 呼气，先还原头部，整个身体再慢慢还原。

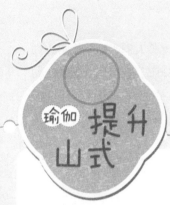

 完全打开我们的胸腔，给身体提供更多的氧气和血液，使心脏血液流通更加顺畅，保暖我们的心脏。

 （1）手肘要伸直。

（2）双腿要伸直并夹紧，臀部夹紧。

（3）整条脊椎尽量向上提升。

（1）呼吸：头向上提升时吸气，低头并收缩腹部时呼气。

（2）眼睛：随着头上下移动而向上或向下看。

（3）意识集中点：后脊椎、后颈部、翻转的手心。

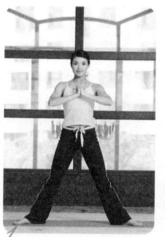

双脚掌心压住地面，膝盖伸直，十指相扣于胸前。

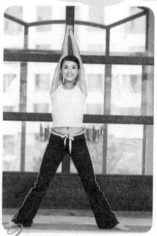

吸气，将相扣的手臂上举，手肘伸直。

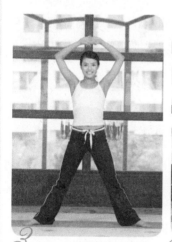

呼气，然后翻转掌心向上。

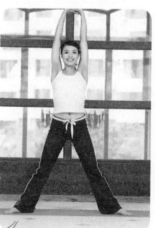

相扣的十指向上伸展，手肘尽量伸直。

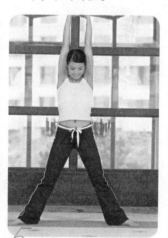

呼气，下巴尽量贴近胸口，收紧胸围、腰围、腹部，眼睛向下看。

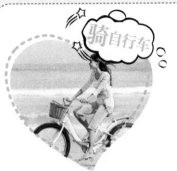

骑自行车

自行车运动是一种最能改善人们心肺功能耐力性的有氧运动，可改善心血管健康。有项调查表明：与不骑车的人相比，每天骑单车约6.5千米的人患心脏冠状动脉疾病的概率低50%。所以，骑自行车对女人养心暖心具有很大帮助。

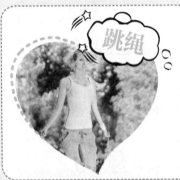

跳绳

跳绳花样繁多，简便易学，特别适宜在气温较低的季节作为健身运动，而且对女性尤为适宜。从运动量来说，跳绳是耗时少，耗能大的需氧运动。跳绳最大的益处就是能使身体持续运动，从而促进血液循环，保暖心脏，增强女人的心脏功能。

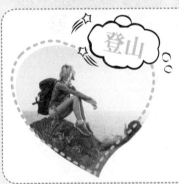

登山

登山时，肌肉的收缩不仅要使身体向前移动，而且还要使身体向上抬高，这就给心脏增加了很大的负担，它对心脏是一种极好的锻炼，长此以往就会使其产生适应性变化。所以登山能增强心脏的收缩能力，养心暖心，使心脏更加健康。

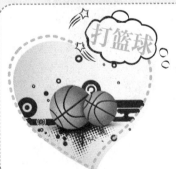

打篮球

篮球运动本身需要运动者具备跑、跳、投等多种运动技能，使身体的气血运行，改善血液循环，对心脏进行保暖。并且打篮球可增强心肌收缩力及心脏负荷能力，使心脏更结实、更健壮、更有力量。

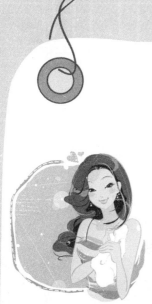

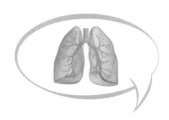

Part 4 肺部保暖，水灵美女无人能及

肺在体内的位置最高，被称为"各器官的华盖"。肺的主要功能是呼吸，通过鼻和喉与外界直接相通。肺能将我们身体里的气血和津液输送到皮肤、毫毛中来，起滋润营养作用。它还能调节汗孔开合，调节体温，抵抗寒冷。女人肺气充沛，皮肤就会得到温养而润泽，体温适度。女人应当保养好肺，不但要润肺去燥，还要保暖好肺，肺部受寒则易感染肺部疾病。对女人而言，肺养好了，自然面色红润、皮肤细腻、光彩照人。

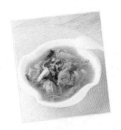
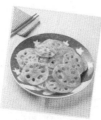
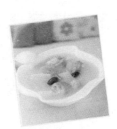
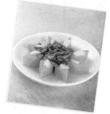

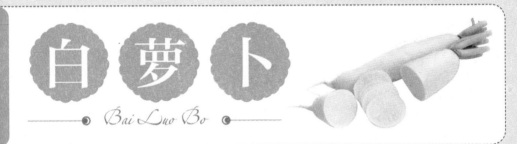

养肺暖肺食材

白萝卜
Bai Luo Bo

 养肺暖肺功效

　　白萝卜有很好的润肺止咳、化痰和治疗支气管炎的作用，同时对肺还具有温中驱寒的功效。专家建议，体寒女性应多食用根茎类蔬菜，比如白萝卜，因为茎类蔬菜的果肉里所含的矿物质比较多。

 食用注意

　　白萝卜不宜与水果一起吃。生萝卜与人参、西洋参药性相克，不可同食，以免药效相反，起不到补益作用。

　　白萝卜可生食，需注意吃后半小时内不能进食，以防其有效成分被稀释。

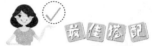 **最佳搭配**

白萝卜+豆腐　✓有助营养吸收

白萝卜+紫菜　✓清肺热，防治咳嗽

白萝卜+羊肉　✓平衡寒热

白萝卜+牛肉　✓吸油脂，除膻味

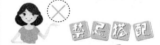 **禁忌搭配**

白萝卜+黄瓜　✗破坏维生素C

白萝卜+藕　✗损伤阳气

白萝卜+人参　✗功效相悖

 # 白萝卜丝炒黄豆芽

　● 补充矿物质，滋润保暖肺部

● 原料：白萝卜丝400克，黄豆芽180克，彩椒丝、姜末、蒜末各少许

● 调料：盐4克，鸡粉2克，蚝油10克，水淀粉6克，食用油适量

● 做法：①往开水锅中加入盐，放入黄豆芽、白萝卜丝、彩椒丝焯煮，捞出。②油锅中放入姜末、蒜末爆香，倒入焯煮食材翻炒。③加入盐、鸡粉、蚝油，炒匀调味。④倒入适量水淀粉勾芡，炒至食材熟透即可。

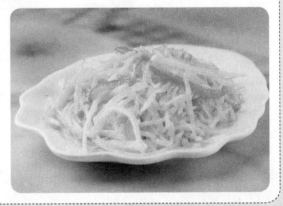

蜜蒸白萝卜

● 有润肺止咳作用，保暖肺部

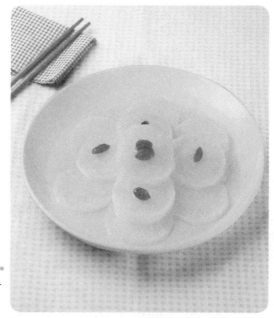

● 原料：白萝卜350克，枸杞8克，蜂蜜50克

● 做法：①将洗净去皮的白萝卜切成片，备用。②取一个干净的蒸盘，放上切好的白萝卜，摆好，再撒上洗净泡发好的枸杞，备用。③将蒸锅放于火上，大火烧开，放入装有白萝卜和枸杞的蒸盘，盖上盖，用大火蒸约5分钟，至白萝卜熟透。④揭开盖，取出蒸好的萝卜片，趁热浇上适量的蜂蜜即成。

 制作Tips

浇上蜂蜜后要静置一会儿再食用，以便白萝卜入味。

红枣白萝卜猪蹄汤

● 能补血润肺，起暖肺作用

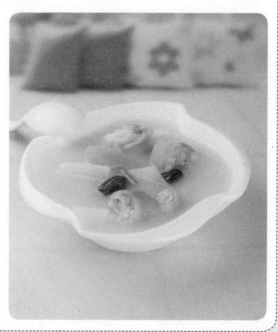

● 原料：白萝卜块200克，猪蹄400克，红枣20克，姜片少许

● 调料：胡椒粉、盐、鸡粉各2克，料酒16克

● 做法：①锅中注水烧开，倒入洗好的猪蹄，淋入适量料酒，大火煮沸，将汆煮好的猪蹄捞出，备用。②砂锅中注入适量清水烧开，倒入汆过水的猪蹄，放入红枣、姜片，淋入少许料酒，搅拌匀。③盖上盖，大火烧开后用小火煮40分钟，至食材熟软。④揭开盖子，倒入切好的白萝卜，盖上盖，用小火续煮20分钟，至全部食材熟透。⑤放入适量盐、鸡粉、胡椒粉，搅拌至食材入味即成。

🙂 红烧白萝卜

● 促进血液循环，暖肺养肺

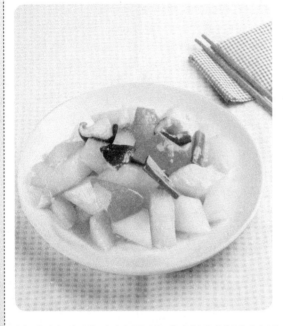

● 原料：白萝卜350克，鲜香菇35克，彩椒40克，蒜末、葱段各少许

● 调料：盐、鸡粉各2克，生抽、水淀粉各5克，食用油适量

● 做法：①洗净去皮的白萝卜切厚块，再切条，改切成丁；洗好的香菇切成小块；洗净的彩椒切小块。②锅中注油烧热，放入蒜末、葱白，爆香，倒入香菇翻炒至其熟软，再放入白萝卜丁，快速翻炒匀。③注入适量清水，加入少许盐、鸡粉，淋入适量生抽，拌匀调味，用中火焖煮约5分钟，至食材八成熟，放入彩椒块。④转大火收汁，倒入少许水淀粉勾芡，撒上葱段即成。

🙂 榨菜炒白萝卜丝

● 补肺暖肺，降压降脂

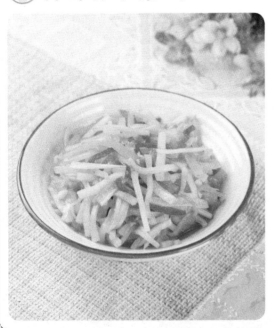

● 原料：榨菜头120克，白萝卜200克，红椒、姜片、蒜末、葱段各少许

● 调料：盐、鸡粉各2克，豆瓣酱10克，水淀粉、食用油各适量

● 做法：①洗净去皮的白萝卜切成丝；洗好的榨菜头切成丝；洗净的红椒去籽，切成丝。②锅中注水烧开，加入少许食用油、盐，倒入榨菜丝，搅匀，煮半分钟，再倒入白萝卜丝，搅匀，再煮1分钟，捞出，备用。③锅中注油烧热，放入姜片、蒜末、葱段，加入红椒丝，爆香，倒入榨菜丝、白萝卜丝，翻炒匀。④加入适量鸡粉、盐、豆瓣酱，炒匀调味，倒入适量水淀粉勾芡，翻炒均匀即可。

白萝卜肉丝汤

● 洁净血液，清肺暖肺

● 原料：白萝卜150克，瘦肉90克，姜丝、葱花各少许

● 调料：盐、鸡粉各2克，水淀粉、食用油各适量

● 做法：①把洗净去皮的白萝卜切成丝；洗好的瘦肉切成丝。②将切好的肉丝装入碗中，加入少许盐、鸡粉、水淀粉，抓匀，再淋入少许食用油，腌渍10分钟至入味。③锅中注油烧热，放入姜丝爆香，放入切好的白萝卜丝，翻炒均匀。④倒入适量清水，加入盐、鸡粉，拌匀调味。盖上盖，煮沸后用中火煮2分钟至熟。⑤揭盖，放入肉丝，搅散，煮1分钟，至食材熟透，把煮好的汤料盛出，撒入葱花即可。

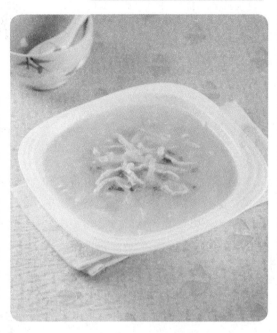

白萝卜粉丝汤

● 能补充锌，暖肺降压

● 原料：白萝卜400克，水发粉丝180克，香菜、枸杞、葱花各少许

● 调料：盐3克，鸡粉2克，食用油适量

● 做法：①将洗净的香菜切成末；洗好的粉丝切成段；洗净去皮的白萝卜切成细丝。②锅中注油烧热，倒入白萝卜丝，翻炒至其变软。③注入适量清水，撒上洗净的枸杞，搅拌匀，再加入少许盐、鸡粉调味，大火烧开后用中火续煮约3分钟，至食材七成熟。④放入切好的粉丝，轻轻搅拌匀，转大火煮至汤汁沸腾，再放入切好的香菜、葱花，搅匀，续煮一会儿，至其散出香味即可。

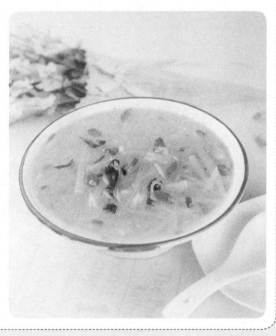

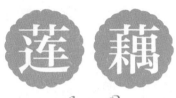

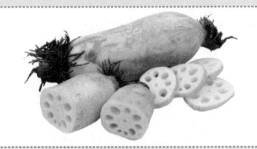

莲藕
Lian Ou

 养肺暖肺功效

　　莲藕能清肺热，具有极佳的润肺功能，是秋季滋补佳品之一。并且煮熟的莲藕是一种缓和的滋补剂，可温中散寒、补益气血，对缓解气血虚弱具有良好的功效，是养肺暖肺的极佳食材。另外，莲藕含铁量较高，经常食用有通达血脉的功效，进而补虚暖肺。

 食用注意

　　煮莲藕时忌用铁器，以免导致食物发黑。

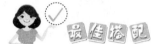 **最佳搭配**

莲藕+猪肉		✓ 滋阴健脾
莲藕+虾米		✓ 养血补血
莲藕+鲢鱼		✓ 消除疲劳
莲藕+羊肉		✓ 润肺补血

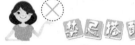 **禁忌搭配**

莲藕+菊花		✗ 导致腹泻
莲藕+人参		✗ 药性相反
莲藕+猪肝		✗ 影响吸收微量元素

糖醋藕片

● 能补益气血，补虚暖肺

●原料：莲藕片350克，葱花少许

●调料：白糖20克，盐2克，白醋5克，番茄汁10克，水淀粉4克，食用油适量

●做法：①锅中注水烧开，倒入白醋，放入藕片，焯煮两分钟，捞出。②往热油锅中注入清水，放入白糖、盐、白醋、番茄汁，煮至白糖溶化，倒入水淀粉勾芡。③放入焯好的藕片，拌炒匀即可。

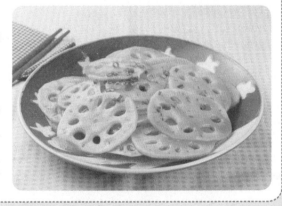

莲藕焖鸡

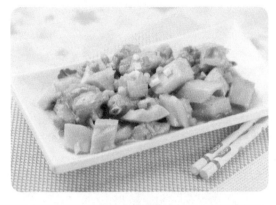

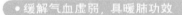
● 温补肺部，养肺暖肺

● 原料：莲藕丁80克，鸡肉块180克，姜末、蒜末、葱花各少许

● 调料：盐3克，生抽、料酒、白醋、水淀粉、食用油各适量

● 做法：①鸡块用盐、生抽、料酒腌渍入味。②将藕丁放入沸水锅中，加入白醋，焯水后捞出。③往热油锅中放姜末、蒜末爆香，放入鸡块和藕丁翻炒，加水焖煮至熟，加所有调料，炒匀入味，出锅后撒上葱花即可。

蘑菇藕片

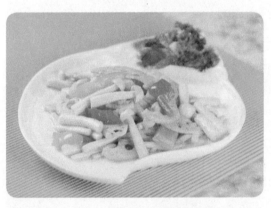

● 缓解气血虚弱，具暖肺功效

● 原料：白玉菇段100克，莲藕片、彩椒块、姜片、蒜末、葱段各少许

● 调料：盐3克，料酒、生抽、白醋、水淀粉、食用油各适量

● 做法：①锅中注水烧开，放入食用油、盐，放入白玉菇、彩椒煮至其断生，捞出。②锅中放入白醋，下入藕片汆烫。③往油锅中下姜片、蒜末、葱段爆香，倒入焯水食材翻炒，加入调料，炒匀入味即可。

莴笋莲藕排骨汤

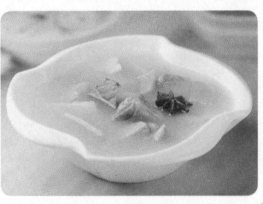

● 滋补益气，保暖肺部

● 原料：排骨段300克，莲藕块200克，莴笋块85克，姜片各少许

● 调料：盐、八角、香叶、胡椒粉、料酒各适量

● 做法：①锅中注水烧开，倒入洗净的排骨段，淋入料酒，放入八角、香叶，汆去血渍，捞出。②砂锅中注水烧开，倒入排骨段，加入姜片、莲藕、莴笋，熬煮半小时。③调入调料，拌匀即成。

浇汁莲藕

• 补血暖肺，消炎止血

● 原料：莲藕120克，葱花少许

● 调料：盐2克，白糖5克，番茄酱25克，白醋10克，食用油、水淀粉各适量

● 做法：①将去皮洗净的莲藕切成片，浸入清水中，备用。②锅中注入适量清水，用大火烧开，淋上少许白醋，放入藕片，煮至断生，捞出，沥干水分，备用。③往热油锅中注入少许清水，加入适量白糖、盐、番茄酱，快速拌匀，煮至白糖溶化，倒入少许水淀粉，拌匀，制成稠汁。④再下入焯煮过的藕片，翻炒至入味。⑤关火后盛出菜肴，撒上葱花即成。

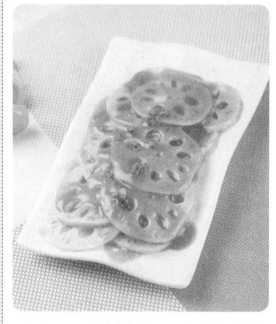

慈菇炒藕片

• 能降低血压，暖肺养肺

● 原料：慈菇130克，莲藕180克，彩椒50克，蒜末、葱段各少许

● 调料：蚝油10克，鸡粉、盐各2克，水淀粉5克，食用油适量

● 做法：①洗净的慈菇去蒂，切片；洗好的彩椒切成小块；洗净去皮的莲藕切块，改切成片。②锅中注入适量清水烧开，放盐、鸡粉、食用油，将莲藕、慈菇和彩椒煮至断生，把焯好水的食材捞出，沥干水分，备用。③往热油锅中倒入蒜末和葱段，爆香，倒入莲藕、慈菇和彩椒，翻炒匀。④放蚝油、鸡粉、盐，炒匀调味，淋入适量水淀粉。⑤关火，将炒好的食材盛出，装入盘中即可。

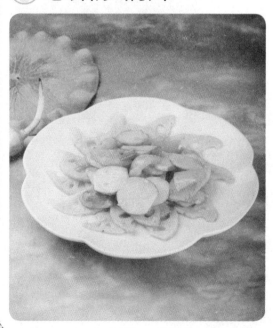

萝卜莲藕汁

保暖肺部，清肺降压

●原料：白萝卜、莲藕各120克

●调料：蜂蜜适量

●做法：①洗净的莲藕切丁；洗好去皮的白萝卜切丁，备用。②取榨汁机，选择搅拌刀座组合，倒入切好的白萝卜、莲藕，加入适量纯净水。③盖上盖，选择"榨汁"功能，榨出蔬菜汁。④揭开盖，加入少许蜂蜜，盖上盖，选择"榨汁"功能，搅拌均匀。⑤将榨好的蔬菜汁倒入杯中即可。

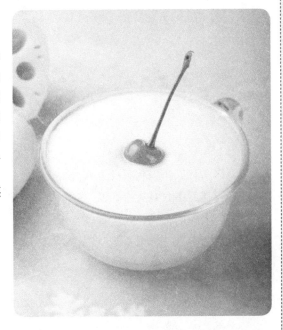

梨藕粥

润肺暖肺，降低胆固醇

●原料：水发大米150克，雪梨100克，莲藕95克，水发薏米80克

●做法：①将洗净去皮的莲藕切丁；洗净去皮的雪梨切小瓣，去除果核，切小块，备用。②砂锅中注入适量清水烧开，倒入洗净的大米，再放入洗好的薏米，煮沸后用小火煮约30分钟，至米粒变软。③倒入切好的莲藕、雪梨，搅拌匀，用小火续煮约15分钟，至食材熟透。④关火后盛出煮好的梨藕粥。装入汤碗中，待稍微冷却后即可食用。

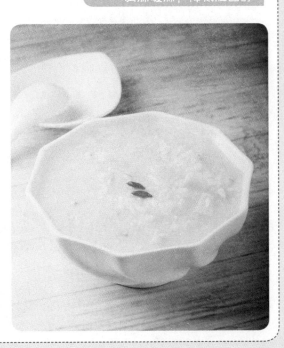

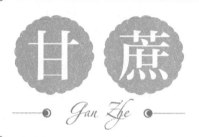

甘蔗

Gan Zhe

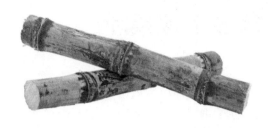

养肺暖肺功效

　　我国古代医学家将甘蔗划入补益药的行列。甘蔗中含有大量的铁、钙、锌等人体必需的矿物质，其中铁的含量极高，故甘蔗素有"补血果"的美称，是补血益气的佳品，可补肺暖肺。

食用注意

　　皮色青黄的甘蔗，有清热之效，尤其擅长解肺热和肠胃热，但脾胃虚寒、胃腹寒痛者不宜食用。皮色深紫近黑的甘蔗，性质温和滋补，能充饥、止咳、健胃，补充体力，但喉痛热盛者不要

吃。此外，甘蔗糖分高，糖尿病患者、代谢异常及血脂高的人要谨慎食用。

最佳搭配

甘蔗+牛肉	✓	补充多种营养素
甘蔗+山药	✓	缓解咳嗽多痰
甘蔗+菊花	✓	消暑解渴

禁忌搭配

甘蔗+白酒	✗	易生痰
甘蔗+葡萄酒	✗	阻碍对铜的吸收

甘蔗木瓜炖银耳

● 能润燥补血，养肺暖肺

● **原料：** 水发银耳150克，无花果40克，水发莲子80克，甘蔗段、木瓜丁各200克，红糖60克

● **做法：** ①锅中注水烧开，放入洗净的莲子、无花果、甘蔗、银耳，烧开后用小火炖20分钟，至食材熟软。②放入木瓜，用小火再炖10分钟，至食材熟透。③放入红糖，拌匀，煮至溶化。④关火后盛出煮好的汤料，装入汤碗中即可。

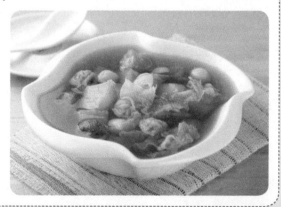

甘蔗雪梨糖水

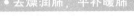
• 去燥润肺，平补暖肺

● 原料：甘蔗200克，雪梨100克

● 做法：①将洗净去皮的甘蔗切小段，再切块；洗净的雪梨去除果核，再把果肉切瓣，改切成丁。②砂锅中注入适量清水，用大火烧开，倒入切好的甘蔗、雪梨，盖上盖，煮沸后用小火煮约15分钟，至食材熟软。③揭盖，搅拌几下，用中火续煮片刻。④关火后盛出煮好的糖水即可。

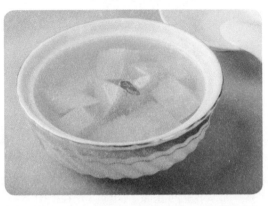

川贝甘蔗汤

• 润肺止咳，补肺暖肺

● 原料：川贝10克，知母20克，甘蔗段200克

● 调料：冰糖35克

● 做法：①砂锅中注入适量清水烧开。②倒入洗好的川贝、知母、甘蔗段。③盖上盖，烧开后用小火炖20分钟，至药材析出有效成分。④揭开盖，放入备好的冰糖。⑤拌匀，略煮片刻，至冰糖溶化。⑥关火后盛出煮好的汤料，装入碗中即可。

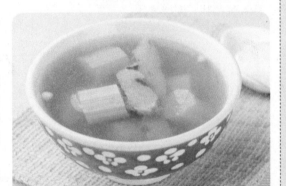

甘蔗雪梨牛奶

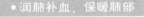
• 润肺补血，保暖肺部

● 原料：雪梨110克，甘蔗100克，冰糖40克，牛奶150克

● 做法：①洗净去皮的甘蔗切成段。②洗好的雪梨切开，去核，改切成小块。③砂锅中注水烧开，倒入甘蔗、雪梨，烧开后用小火炖20分钟。④放入冰糖，用小火再炖5分钟，至食材入味。⑤倒入备好的牛奶，搅拌匀，煮至沸腾。⑥关火后盛出煮好的甜汤即可。

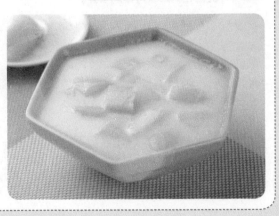

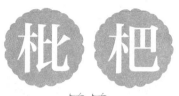
枇 杷
Pi Pa

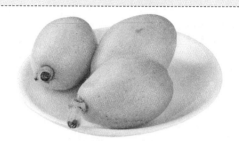

养肺暖肺功效

枇杷中富含人体所需的各种营养元素，常食枇杷可止咳、润肺。并且枇杷有补益肺气的作用，宜于改善气虚症，尤其适宜气虚体寒的女性食用，帮助女性补气益肺，调理身体。

食用注意

脾胃虚寒、糖尿病患者应慎食枇杷。

枇杷营养丰富，孕妇吃了好处多，但它含有很多的糖分，孕妇不可多食，特别是患有妊娠糖尿病的孕妇。

最佳搭配 ✓

枇杷+蜂蜜	✓ 润肺止咳，化痰和胃
枇杷+姜片	✓ 治疗反胃呕逆
枇杷+面条	✓ 清咽润喉，止咳消炎
枇杷+银耳	✓ 生津止渴

禁忌搭配 ✕

枇杷+黄瓜	✕ 破坏营养
枇杷+小麦	✕ 易生痰
枇杷+虾	✕ 伤害脾胃

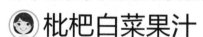

👩 枇杷白菜果汁

● 补气益肺，保暖肺部

● 原料：橘子90克，大白菜粒100克，胡萝卜粒70克，枇杷50克，香菜段、纯净水各少许

● 做法：①把橘子去皮后掰成瓣；枇杷洗净去皮。②取榨汁机，倒入准备好的材料，加入适量纯净水。③盖上盖子，选择"搅拌"功能，榨成蔬果汁。④把榨好的蔬果汁倒入汤锅中，用小火烧开。⑤将煮好的蔬果汁盛出即可。

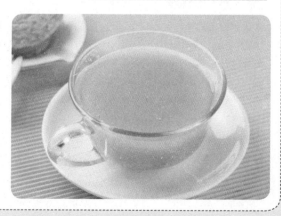

枇杷虫草花老鸭汤

● 有补益肺气功效，养肺暖肺

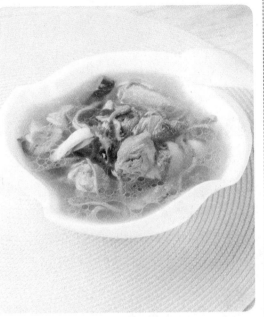

● 原料：鸭肉500克，虫草花30克，百合40克，枇杷20克，南杏仁、姜片各25克

● 调料：盐、鸡粉、料酒各适量

● 做法：①洗净的鸭肉斩成小块，放入沸水锅中，搅匀，加入少许料酒，煮沸，汆去血水，捞出，备用。②砂锅中注入适量清水烧开，倒入汆过水的鸭块，放入洗净的枇杷、百合、南杏仁、姜片，加入虫草花，搅拌均匀，再放入适量料酒。③盖上盖，烧开后用小火炖1小时，至食材熟透。④揭盖，放入少许盐、鸡粉，撇去汤中浮沫，搅拌匀即可。

枇杷汁

● 能清肺止咳，补气暖肺

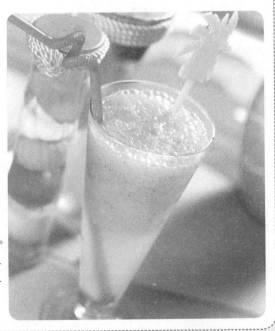

● 原料：枇杷3个，蓝姆汁少许，糖水适量

● 调料：白糖适量

● 做法：①将枇杷清洗干净，切开，去除核和皮，备用。②再将切好的枇杷与糖水一起放入搅拌机中，倒入蓝姆汁后，盖上盖子，一起搅拌均匀。③将榨取的枇杷汁滤出汁水，倒入碗中，食用时调入适量的白糖，搅拌均匀即可。

制作Tips

　　清洗枇杷鲜品时可将枇杷放入盐水中，轻轻地搓洗，然后用清水将枇杷的表皮冲洗干净即可。

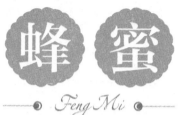

蜂蜜
Feng Mi

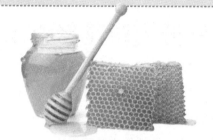

养肺暖肺功效

　　蜂蜜是被广泛认知的天然营养食品，含有与人体血清浓度相似的各种矿物质，如铁、钙、铜、锰、钾、磷等，具有扩张冠状动脉的作用和极佳的补血功能，尤其适于寒性体质的女性食用。

食用注意

　　温度高于60℃时，蜂蜜中的生物活性酶会遭到破坏，营养价值降低。因此，蜂蜜不宜高温加热。

　　蜂蜜应用玻璃器皿盛装。

　　糖尿病患者不宜服用。

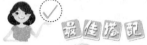
最佳搭配

蜂蜜+莲藕	✓ 清热润燥，缓解咳嗽
蜂蜜+核桃	✓ 补肾强身，治疗早泄
蜂蜜+百合	✓ 润燥清热，宁心安神
蜂蜜+黄瓜	✓ 润肠通便，健肾利尿

禁忌搭配

蜂蜜+豆腐	✗ 易导致腹泻
蜂蜜+热水	✗ 破坏营养成分
蜂蜜+豆浆	✗ 不易消化

蜂蜜蒸老南瓜

● 有补虚润肺作用，暖肺养肺

● 原料：南瓜400克，蜂蜜45克，鲜百合30克，红枣20克，葡萄干15克

● 做法：①红枣洗净，去核，切小块；洗净去皮的南瓜切成块。②将南瓜块摆放在蒸盘上，再放入洗净的百合，撒上红枣、葡萄干。③蒸锅上火烧开，放入蒸盘。④盖上盖，用大火蒸约10分钟，至食材熟透。⑤揭盖，取出蒸好的食材，浇上蜂蜜即成。

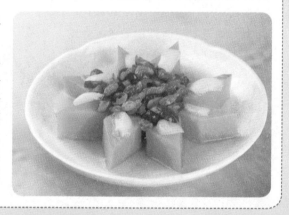

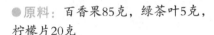

百香果蜂蜜绿茶

● 润肺解毒，保暖肺部

● 原料：百香果85克，绿茶叶5克，柠檬片20克

● 调料：蜂蜜10克

● 做法：①洗好的百香果对半切开，备用。②砂锅中注水烧开，放入切好的百香果、柠檬。③盖上盖，烧开后用小火煮3分钟。④把茶叶放入杯中。⑤盛出煮好的百香果柠檬水，再冲泡绿茶叶。⑥静置片刻，待茶水稍凉后加入蜂蜜即可。

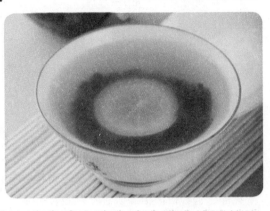

蜂蜜柠檬菊花茶

● 缓解肺燥咳嗽，养肺暖肺

● 原料：柠檬70克，菊花8克

● 调料：蜂蜜12克

● 做法：①将洗净的柠檬切成片，备用。②砂锅中注入适量清水，用大火烧开。③倒入洗净的菊花，撒上柠檬片，搅拌匀。④盖上盖，煮沸后用小火煮约4分钟，至食材析出营养物质。⑤揭盖，轻轻搅拌一会儿。⑥关火后盛出煮好的茶水，装入碗中，趁热淋入蜂蜜即成。

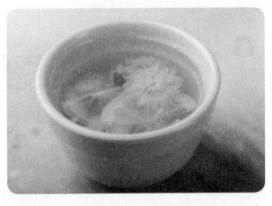

蜂蜜红枣莲子心茶

● 润肺补血，起暖肺作用

● 原料：莲子心7克，红枣15克

● 调料：蜂蜜20克

● 做法：①洗净的红枣切开，去核，把枣肉切小块。②砂锅中注入适量清水烧开，放入枣肉、莲子心。③盖上盖子，用小火煮15分钟。④揭盖，关火后放入蜂蜜，搅拌均匀。⑤将煮好的茶水盛出，装入碗中即可。

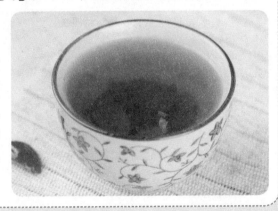

银耳

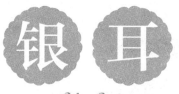
Yin Er

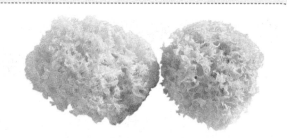

养肺暖肺功效

银耳一味滋补良药，特点是滋润而不腻滞，营养价值很高。它具有滋补润肺的功效，是一种非常理想的解秋燥滋润肺的佳品，尤其对于女性，银耳具有很好的补血益气功效，能养肺暖肺。

食用注意

外感风寒者不宜食用银耳。银耳宜用温水泡发，泡发后应去掉未发开的部分，特别是那些呈淡黄色的东西。冰糖银耳含糖量高，睡前不宜食用，以免血黏度增高。

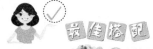
最佳搭配

银耳+莲子	✓ 滋阴润肺，美容养颜
银耳+青鱼	✓ 保健养身
银耳+百合	✓ 养心安神，润肺止咳
银耳+猪腰	✓ 滋补肝肾，益精血

禁忌搭配

银耳+蛋黄	✗ 不易消化，影响吸收
银耳+猪肝	✗ 消化不良，影响吸收
银耳+菠菜	✗ 破坏维生素C

银耳枸杞炒鸡蛋

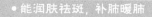
● 能润肤祛斑，补肺暖肺

●原料：水发银耳朵100克，鸡蛋3个，枸杞10克，葱花少许
●调料：盐3克，水淀粉15克，食用油适量
●做法：①鸡蛋打入碗中，加入盐、水淀粉打散调匀。②银耳放入沸水锅中，加盐，煮至断生。③往热油锅倒入蛋液，炒熟后盛出。④锅底留油，倒入银耳、鸡蛋、枸杞、葱花翻炒，加盐、水淀粉调味即可。

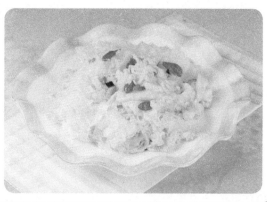

桑葚莲子银耳汤

● 暖肺养肺，美容养颜

● 原料：桑葚干5克，水发莲子70克，水发银耳120克，冰糖30克

● 做法：①洗好的银耳切成小块，备用。②砂锅中注入适量清水烧开，倒入桑葚干，盖上盖，用小火煮15分钟，至其析出营养物质。③揭开盖，捞出桑葚干，倒入洗净的莲子，加入切好的银耳，盖上盖，用小火再煮20分钟，至食材熟透。④揭盖，倒入冰糖，搅拌匀，用小火煮至冰糖溶化。⑤关火后将煮好的汤料装入碗中即可。

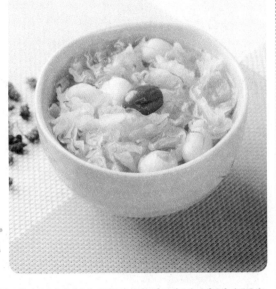

制作Tips

莲子不易煮熟，可提前用水泡发好以节省烹饪时间。

番石榴银耳枸杞糖水

● 润肺补血，起暖肺作用

● 原料：番石榴120克，水发银耳100克，冰糖40克，枸杞15克

● 做法：①洗好泡发好的银耳切成小块；洗净的番石榴对半切开，改切成小块。②砂锅中注入适量清水烧开，放入切好的番石榴、银耳，用勺搅拌匀，改用小火。③盖上盖，煮15分钟，至食材熟软。④揭开盖，放入冰糖，煮至溶化。⑤放入洗净的枸杞，搅拌匀。⑥将煮好的糖水盛出，装入汤碗中即可。

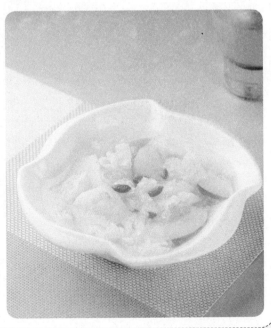

制作Tips

枸杞不宜煮太久，否则会影响成品外观。

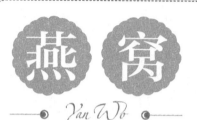

燕窝

Yan Wo

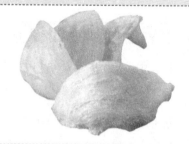

 养肺暖肺功效

燕窝具有养肺暖肺的功效，长期食用燕窝可以有效改善肺部功能，提高人体免疫力。而且燕窝富含矿物质和胶原蛋白等营养物质，可以很好地修补受损的肺部。

 食用注意

燕窝讲究少食多餐，保持定期进食。建议干货燕窝成人每次食用3～5克，儿童每次食用2～3克，浓缩即食燕窝每次食用20～30克。燕窝配食讲究"以清配清，以柔配柔"。

 最佳搭配

燕窝+梨 ✓ 治老年痰喘

燕窝+冰糖 ✓ 治老年疟疾及久疟

燕窝+牛奶 ✓ 治反胃久吐

燕窝+红枣 ✓ 补血养颜

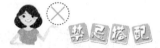 **禁忌搭配**

燕窝+茶 ✗ 阻碍蛋白质的吸收

燕窝+白萝卜 ✗ 影响吸收燕窝营养

木瓜炖燕窝

> • 能温肺暖肺，驱寒养血

●原料：木瓜70克，水发燕窝50克
●调料：冰糖30克
●做法：①木瓜洗净去皮，切成小丁。②锅中注水，将冰糖倒入锅中，煮约2分钟至冰糖完全溶化，盛入碗中，备用。③将木瓜丁倒入碗中，再将已泡发好的燕窝倒入碗中。④把碗放入蒸锅，盖上锅盖，用小火蒸2小时。⑤揭盖，将蒸好的糖水取出即可。

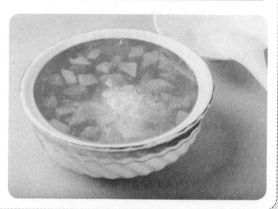

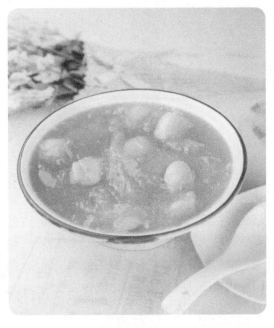 燕窝银耳莲子羹

● 能改善肺部功能，暖肺养肺

● **原料：** 水发莲子60克，水发银耳50克，水发燕窝20克

● **调料：** 冰糖30克，食粉、水淀粉各适量

● **做法：** ①将泡发好的莲子挑去莲子心；洗净的银耳切成小块。②锅中加水烧开，倒入银耳、食粉，盖上锅盖，大火焯煮约2分钟，去除杂质，捞出，备用。③另取汤锅，加入约900毫升清水，倒入莲子、银耳、冰糖，盖上锅盖，将水烧开，转小火煮约20分钟。④将燕窝倒入锅中，盖上盖，继续用小火煮15分钟，在锅中加入适量水淀粉勾芡，用锅勺拌匀即可。

冰糖炖燕窝

● 能滋补肺部，起暖肺作用

● **原料：** 水发燕窝30克

● **调料：** 冰糖20克

● **做法：** ①将已泡发好的燕窝洗净，装入盘中备用。②锅中加入约600毫升清水，将冰糖倒入锅中，大火煮约2分钟，至冰糖完全溶化。③把糖水盛入碗中，将泡发好的燕窝倒入碗中。④蒸锅置旺火上，将盛有燕窝、糖水的碗放入蒸锅。⑤盖上锅盖，用小火蒸约2小时，将蒸好的糖水取出即可。

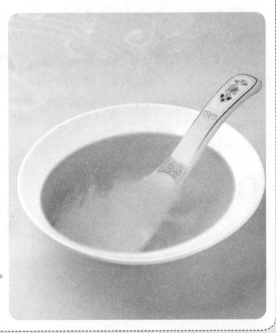

 制作Tips

燕窝泡发的时间以4～5小时为佳，否则会影响泡发质量。

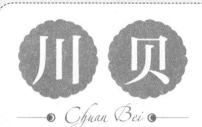

川贝

Chuan Bei

● 别名：松贝母、乌花贝母
● 性味：性凉，味甘
● 归经：归肺、胃经

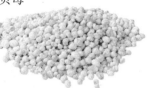

 养肺暖肺功效

《本草纲目·拾遗》中说"川贝味甘而补肺"。川贝不仅具有良好的止咳化痰功效，而且能养肺、宣肺、润肺而清肺热，对缓解急性气管炎、支气管炎、肺结核等病症具有良好的效果。同时，川贝还可以补气益血，改善女性气血不足，缓解体寒。

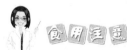 **食用注意**

在服用川贝期间忌食辛辣、油腻食物。

脾胃虚寒及寒痰、湿痰者不宜慎服。支气管扩张、肺脓疡、肺心病、肺结核、糖尿病患者应在医师指导下服用。对川贝过敏者禁用，一般过敏体质者慎用。

 选购

川贝按性状不同分别习称松贝、青贝、炉贝。消费者在选购松贝时，应选择呈圆锥形或近球形，表面呈白色的川贝，并且松贝气微，味微苦。选购青贝时，应选呈扁球形的，外层鳞叶2瓣，大小相近，相对抱合，顶部开裂，内有心芽和小鳞叶2～3枚的青贝较佳。选购炉贝时，应选择呈长圆锥形，表面类白色或浅棕黄色，有的具有棕色斑点的炉贝。

 保存

川贝在贮存中易虫蛀、发霉、变色，所以应注意防潮，置于干燥处保存。或可用硫磺、磷化铝熏后保存，但不能贮存太久。

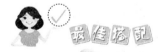 **最佳搭配** ✓

川贝+雪梨	✓	化痰止咳，润肺养阴
川贝+麦冬	✓	润肺养阴
川贝+枇杷	✓	润肺止咳

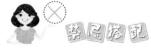 **禁忌搭配** ✗

川贝+附子	✗	容易引起中毒
川贝+乌头	✗	容易引起中毒

枸杞川贝花生粥

• 能改善气血不足，暖肺养肺

● 原料：枸杞10克，川贝母10克，水发花生米70克，水发大米150克
● 做法：①砂锅中注入适量清水烧开。②倒入洗净的大米，搅散。③放入洗好的花生、川贝、枸杞，搅拌匀。④盖上盖，烧开后用小火煮30分钟，至大米熟透。⑤揭开盖子，用勺搅拌片刻。⑥把煮好的枸杞川贝花生粥盛出，装入汤碗中即可。

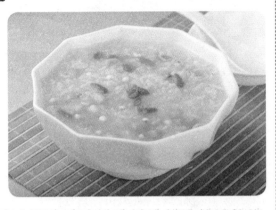

川贝鲫鱼汤

• 补气益血，保暖肺部

● 原料：鲫鱼400克，川贝15克，陈皮10克，姜片、葱花各少许
● 调料：料酒10毫升，盐2克，鸡粉3克，胡椒粉少许，食用油适量
● 做法：①往热油锅中放姜片爆香，放入处理干净的鲫鱼，煎至两面呈焦黄色。②淋入料酒、清水，放入川贝、陈皮。③加入盐、鸡粉，用小火煮至食材熟透。④放入少许胡椒粉，撒上葱花即可。

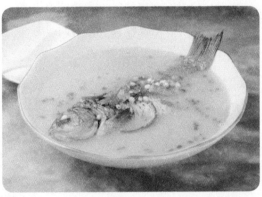

海底椰川贝鹌鹑汤

• 润肺止咳，补肺暖肺

● 原料：海底椰10克，川贝15克，枸杞8克，姜片20克，鹌鹑1只
● 调料：盐、鸡粉、料酒各适量
● 做法：①锅中注水烧开，放入处理好的鹌鹑，汆去血水，捞出，备用。②砂锅中注水烧开，倒入备好的海底椰、川贝、枸杞、姜片和鹌鹑，淋入料酒，用小火炖至食材熟透。③放入少许盐、鸡粉，拌匀调味即可。

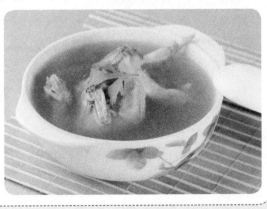

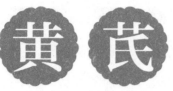
黄芪
Huang Qi

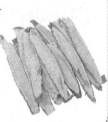

- 别名：棉芪、黄耆、蜀脂、百本、独椹、百药棉、黄参、血参、人衔
- 性味：性微温，味甘
- 归经：归肺、脾、肝、肾经

养肺暖肺功效

中医上说黄芪补气，既能升补脾气，又能益肺固表，此外黄芪具有补气兼润心肺的作用，对于缓解肺气虚、咳喘日久、气短神疲及痰雍于肺中而无力咳出等症状具有良好的效果。黄芪对于气血不足而体寒的女性具有很好的改善作用，可使女性恢复红润气色。

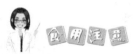
食用注意

从身体状况来说，感冒、经期都不要吃黄芪。从季节来说，普通人春天不宜吃黄芪。

黄芪须多服、久服方能见效。黄芪不适合体格健壮的人保健之用。易怒、脾气急躁、肝火大者勿服。高血压患者慎服黄芪。高血压多数都是肝阳上亢所致，服用黄芪会加重病情。

选购

在选购黄芪时应选购淡棕色或黄色，圆锥形，上短粗、下渐细的黄芪。

表面有皱纹及横向皮孔的黄芪，质较坚韧，品质良好。优质的黄芪断面呈纤维状，显粉性，皮部显黄色。新鲜的黄芪味微甜，嚼有豆腥味。

保存

黄芪与很多补益类中药，如党参、当归一样，黄芪含多糖，为了延长保质期，在放入密封盒之前需晾晒1~2天，或用微波炉低火烘烤5~10秒，然后放置在家里的阴凉处保存。

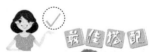
最佳搭配

黄芪+羊肉 ✓补气固表，升阳举陷

黄芪+山药 ✓补气健脾，利尿

黄芪+猪肝 ✓补益血气，益肝明目

黄芪+猪蹄 ✓健脾胃，益元气

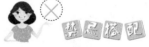
禁忌搭配

黄芪+玄参 ✗功能相克

黄芪+杏仁 ✗身体不适

黄芪枸杞炖甲鱼

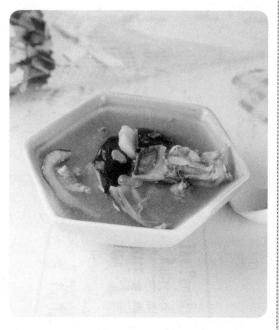

●补气固表，保暖肺部

●原料：甲鱼肉600克，黄芪20克，枸杞8克，姜片、葱花各少许

●调料：料酒20克，盐、鸡粉各3克，胡椒粉适量

●做法：①锅中注入适量清水烧开，倒入甲鱼块，加入料酒，搅散开，汆去血水，捞出，沥干水分，备用。②砂锅注入适量清水烧开，放入姜片、黄芪、枸杞，倒入甲鱼块，淋入适量料酒，拌匀，加盖，烧开后小火炖1小时至熟。③揭开盖子，放盐、鸡粉、少许胡椒粉，调味，拌匀，煮至入味。④关火，把炖好的食材盛出，装入碗中，撒上葱花即成。

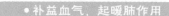

黄芪猴头菇汤

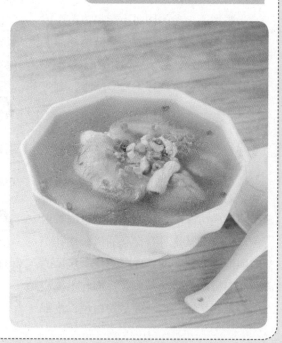

●补益血气，起暖肺作用

●原料：水发猴头菇100克，鸡胸肉200克，黄芪12克，姜片、葱花各少许

●调料：盐、鸡粉各2克，料酒10克

●做法：①将泡发洗好的猴头菇切块，再切成片；洗净的鸡胸肉切成片，备用。②砂锅中注入适量清水烧开，放入洗净的黄芪，撒入姜片。倒入切好的猴头菇，放入鸡肉片，拌匀，再淋入适量料酒。③盖上盖子，烧开后用小火煮30分钟至熟。④揭盖，放入适量盐、鸡粉，搅匀调味。⑤关火后将煮好的汤料盛出，装入碗中，撒上葱花即可。

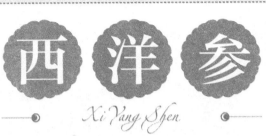

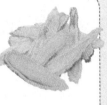

- 别名：花旗参
- 性味：性平、微温，味甘、微苦
- 归经：归心、肺、肾经

Xi Yang Shen

养肺睡肺功效

西洋参具有益气生津、清热润肺的功效，主要用于气虚、肺虚久咳、精神不振等病症，如现代医学所谓的神经衰弱、慢性支气管炎、肺气肿、亚健康状态等。同时，西洋参能补助气分，兼能补助血分，是公认的补气益气之佳品，适于气虚体寒的女性服用。

食用注意

服用西洋参的同时不能喝浓茶，因茶叶中含有大量的鞣酸，会破坏西洋参中的有效成分，必须在服用西洋参2~3日后才能喝茶；最好不要喝咖啡，咖啡对西洋参的效果也有一定影响。

选购

若选购进口西洋参，则应选主根呈圆形或纺锤形，表面呈浅黄色或黄白色，皮纹细腻，具有突起的横长皮孔，质地饱满而结实的西洋参为佳。优良的西洋参折断面略显角质，皮部与木部或中心常有小裂隙；断面呈粉白色，皮部可见一棕色层环，环内外散有红棕色小点，苦干味浓，透喉。若是购买国产西洋参，应挑选长圆柱形，枝条较粗壮，芦头较大的参较好。优良的国产西洋参表面较光滑，颜色偏黑，纵纹明显，质地轻，少有裂开的隙缝。

保存

西洋参容易出现受潮、泛油、发霉、变色、虫蛀等变质现象。对已干透的西洋参，可用塑料袋密封以隔绝空气，置阴凉处保存即可。也可用塑料袋包好扎紧袋口，置于冰箱冷冻室里，能保存较长时间。

最佳搭配

西洋参+蜂蜜	✓ 养阴润燥，清火益气
西洋参+燕窝	✓ 养阴润燥，清火益气

禁忌搭配

西洋参+茶	✗ 破坏有效成分
西洋参+白萝卜 	✗ 作用相反

西洋参龙眼茶

● 补血益气，保暖肺部

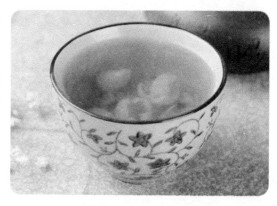

- ●原料：西洋参片8克，龙眼肉20克，酸枣仁10克
- ●调料：冰糖25克
- ●做法：①砂锅注入适量清水烧开。②倒入西洋参片、龙眼肉、酸枣仁，拌匀。③加盖，小火煮15分钟至药性析出。④揭开盖子，放入冰糖，拌匀，煮片刻至冰糖融化。⑤把煮好的茶盛出，装入碗中即可。

西洋参石斛瘦肉汤

● 益气生津，暖肺养肺

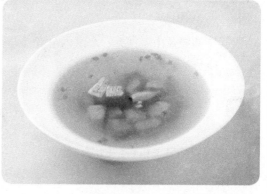
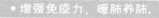

- ●原料：猪瘦肉丁160克，西洋参6克，石斛10克，姜片、葱花各少许
- ●调料：盐2克
- ●做法：①锅中注水烧开，倒入瘦肉丁，汆去血水，捞出备用。②砂锅中注水烧开，倒入瘦肉丁、姜片、西洋参、石斛，拌匀，用小火煮30分钟，至食材熟透。③放入少许盐，搅拌均匀，使食材更入味。④盛出后撒上葱花即可。

西洋参老母鸡汤

● 增强免疫力，暖肺养肺.

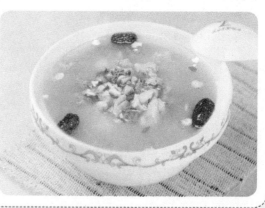

- ●原料：老母鸡1只，西洋参200克，枸杞、红枣各少许
- ●调料：盐3克，姜少许
- ●做法：①老母鸡治净，切块；枸杞、红枣、西洋参洗净；姜洗净，切丝。②往锅中注水，放入老母鸡、西洋参、枸杞、红枣、姜丝一起炖煮，③煮至熟时，加入盐调味，起锅装碗即可。

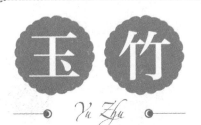

玉竹

Yu Zhu

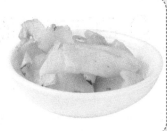

- 别名：萎、地管子、尾参、铃铛菜、葳蕤
- 性味：性平，味甘
- 归经：归肺、胃经

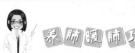

养肺暖肺功效

玉竹是养气补血的极佳之品。玉竹补而不腻，不寒不燥，是具有体寒、气血不足症的女性的首选。

食用注意

风寒咳嗽及中寒便溏、痰湿内蕴者禁服；痰热咳嗽者慎服。

选购

玉竹商品以条粗长、饱满、体重、淡黄色、半透明状者为佳。

保存

玉竹应保存在石灰缸内，盖紧，置阴凉干燥处，以防潮、防蛀。

最佳搭配

玉竹+梨子 ✓ 润肺清痰，止渴生津

玉竹+猪肉 ✓ 治久咳痰少

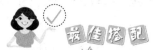

禁忌搭配

玉竹+白萝卜 ✗ 影响药效

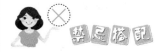

🙂 玉竹百合牛蛙汤

●暖肺润肺，提高免疫力

- 原料：玉竹12克，鲜百合45克，牛蛙100克，姜片少许
- 调料：鸡汁、盐、鸡粉各适量
- 做法：①牛蛙处理干净，斩成小块。②砂锅中注水烧开，倒入牛蛙块、姜片、玉竹、百合，拌匀。③淋入适量鸡汁，用小火煮40分钟，至食材熟透。④放入适量盐、鸡粉，煮至食材入味即可。

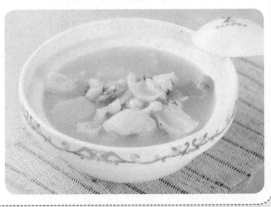

沙参玉竹煲猪肺

● 缓解气血不足，养血暖肺

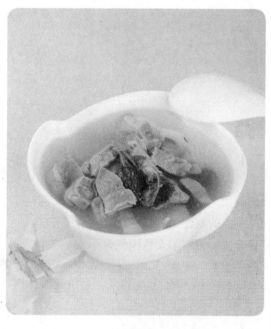

● 原料：猪肺300克，玉竹10克，党参12克，红枣15克

● 调料：盐、鸡粉各2克，料酒10克

● 做法：①处理好的猪肺切成小块。②锅中注水烧开，倒入猪肺，搅匀，煮沸后加入适量料酒，拌匀，将猪肺捞出，用清水洗净，备用。③砂锅中注入适量清水烧开，加入洗净的玉竹、党参、红枣，倒入氽过水的猪肺。④淋入适量料酒，搅拌匀，盖上盖，用小火煮30分钟，至食材熟透。⑤揭开盖，放入少许盐、鸡粉，搅匀，至食材入味，关火后将汤盛出即可。

石斛玉竹山药瘦肉汤

● 养气补血，起暖肺作用

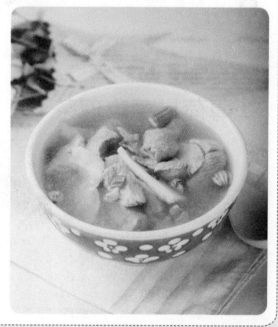

● 原料：猪瘦肉200克，山药片30克，石斛20克，玉竹10克，姜片、葱花各少许

● 调料：盐、鸡粉各少许

● 做法：①将洗净的猪瘦肉切成丁。②锅中注水烧开，倒入瘦肉丁，搅拌匀，用大火煮一会儿，氽去血渍，捞出瘦肉丁，沥干水分，待用。③砂锅中注入适量清水烧热，放入洗净的山药、石斛、玉竹，倒入氽过水的瘦肉丁，撒上姜片，拌匀。④盖上盖，煮沸后用小火煲煮约30分钟，至食材熟透。⑤揭盖，加入鸡粉、盐调味，搅拌匀，用中火略煮片刻，至汤汁入味。⑥盛出时撒上葱花即可。

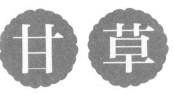

●别名：甜草根、红甘草、粉甘草
●性味：性平，味甘
●归经：归心、肺、脾、胃经

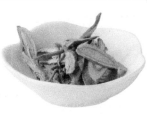

Gan Cao

养肺暖肺功效

甘草具有补益脾气、肺气、心气等的作用，所以说甘草是养肺的佳品。对于气虚的女性来说，甘草补气益气有良好效果，可缓解女性因气血不足而产生的"畏寒"现象。

食用注意

湿盛胀满、浮肿者不宜食用甘草。

选购

应选择外皮细紧、色红棕、质坚实、断面黄白色的甘草最佳。

保存

甘草应置于干燥通风处保存。

最佳搭配

甘草+花生 ✓ 降低胆固醇

甘草+山楂 ✓ 消食健胃

禁忌搭配

甘草+鲤鱼 ✗ 导致中毒

薄荷甘草玫瑰茶

●能清肺暖肺，健胃助消化

●原料：水鲜薄荷叶30克，甘草8克，玫瑰花4克
●做法：①将洗净的薄荷叶揉碎。②砂锅中注水烧开，放入洗净的甘草，撒上洗好的玫瑰花，用小火煮约10分钟，至其析出有效成分。③取一个茶杯，放入薄荷叶，再盛入砂锅中的药汁，泡约1分钟，至其散出香味，趁热饮用即可。

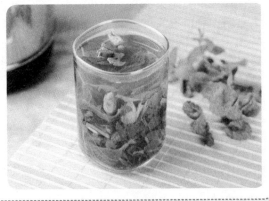

白芍甘草瘦肉汤

● 补益肺气，祛虚暖肺

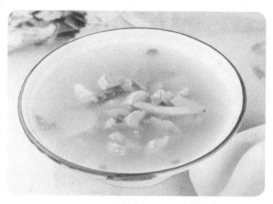

● **原料**：瘦肉300克，白芍、甘草各10克，姜片、葱花各少许

● **调料**：料酒、盐、鸡粉各适量

● **做法**：①处理干净的瘦肉切成丁。②砂锅注水烧开，放入白芍、甘草、姜片、瘦肉丁，淋入料酒，拌匀。③烧开后小火炖至析出有效成分。④放入盐、鸡粉，用锅勺拌匀调味。⑤关火，将煮好的汤料盛入汤碗中，撒上葱花即成。

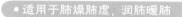

山菊甘草茶

● 适用于肺燥肺虚，润肺暖肺

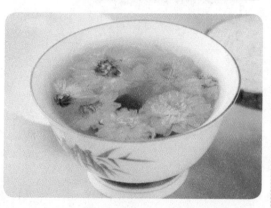

● **原料**：干山楂15克，甘草8克，菊花4克

● **做法**：①砂锅中注水烧开，放入洗净的干山楂、甘草，用小火煮至其析出有效成分，搅拌匀，转中火保温。②取一个干净的茶杯，倒入洗净的菊花，再倒入砂锅中的药汁，至八九分满。③盖上杯盖，泡约5分钟，至散出花香味即可。

栀子莲心甘草茶

● 补气养血，保暖肺部

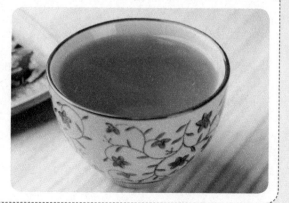

● **原料**：栀子8克，甘草15克，莲子心2克

● **做法**：①砂锅中注入适量清水烧开。②倒入洗好的栀子、甘草、莲子心。③盖上盖，用小火煮15分钟，至其析出有效成分。④揭开盖子，把煮好的药茶盛出，滤入茶杯中。⑤静置一会儿，至其稍凉后即可饮用。

养肺暖肺中医疗法

按摩鱼际穴

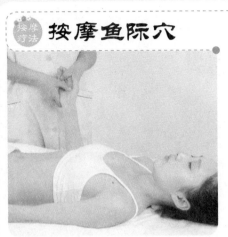

◎取穴方法：鱼际穴位于人体的手拇指本节（第一掌指关节）后凹陷处，约当第一掌骨中点桡侧，赤白肉际处。

◎按摩方法：采用单指弹拨法，指拨鱼际穴1~2分钟，以出现酸痛感为宜。

◎按摩功效：按摩此穴能疏通肺经经气，调理肺气、清热泻火、止咳平喘，达到解表宣肺的作用。人们要想强肺，防治肺病，可通过按摩肺经上的穴位方法达到目的。

◎注意事项：可自己按摩或请他人进行按摩，但按摩前需将手洗干净。

按摩曲池穴

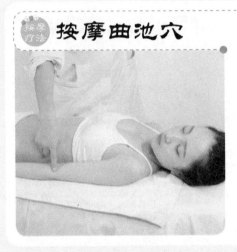

◎取穴方法：曲池穴位于人体的肘部，寻找穴位时曲肘，横纹尽处，即肱骨外上髁内缘凹陷处即是。

◎按摩方法：用右手食指按压在左手曲池上，用力捏捻50下。

◎按摩功效：该穴为人体手阳明大肠经上的重要腧穴之一，主治咽喉肿痛、牙痛、目赤痛、瘰疬、瘾疹、热病上肢不遂、手臂肿痛、腹痛吐泻、高血压、癫狂等病症。

◎注意事项：按摩此穴容易造成流产，所以孕妇禁用。

按摩迎香穴

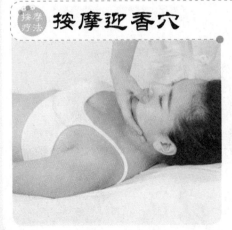

◎取穴方法：迎香穴位于人体的面部，在鼻翼旁开约1厘米皱纹中。

◎按摩方法：将两手拇指外侧相互摩擦，有热感后，用拇指外侧沿鼻梁、鼻翼两侧上下按摩60次左右，然后按摩鼻翼两侧的迎香穴20次，每天早晚各做1~2组。

◎按摩功效：点揉迎香穴具有清热散风、去燥润肺、宣通鼻窍的作用。通过对迎香穴的按摩，有助于消除肺火。

◎注意事项：按摩的手法要轻，按摩至皮肤微微发热或有红晕即可。

◎取穴方法：拇指第一个关节横纹正对另一手的虎口边，拇指屈曲按下，指尖所指处就是合谷穴。

◎按摩方法：采用指按法按压合谷穴1～2分钟，以出现酸痛感为宜。

◎按摩功效：该穴为人体手阳明大肠经上的重要穴道之一，中医讲，肺与大肠相表里，肺功能弱了，体内毒素便会在大肠经淤积。故按摩此穴可健肺暖肺，排毒养颜。

◎注意事项：指压时应朝小指方向用力，而并非垂直于手背，直上直下按压。

按摩合谷穴 按摩疗法

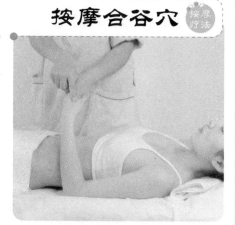

◎取穴方法：肺腧穴位于第三胸椎棘突旁开1.5寸处，属膀胱经。

◎按摩方法：食指轻按背部肺腧穴数十下，同时抬手，用掌从两侧背部由下至上轻拍，持续约10分钟。

◎按摩功效：这种方法可以舒畅胸中之气，有健肺养肺之功效，并有助于体内痰浊的排出，且可通脊背经脉，预防感冒。

◎注意事项：按摩时，力道一定要把握好，要控制在人体能够接受的范围内。

按摩肺腧穴 按摩疗法

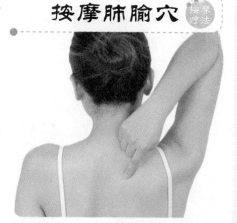

◎取穴方法：膻中穴位于两乳头之间，胸骨中线上，平第四肋间隙。

◎按摩方法：采用按压法按揉膻中穴1～2分钟，以出现酸痛感为宜。

◎按摩功效：按摩膻中穴还可以治疗肺咳、上喘、气短、嗳气、心痛、胸痹、心悸、心烦、心律失常、眩晕、恶心、呕吐等。

◎注意事项：按摩时应避开骨骼突起处，以免挤伤骨膜，造成不必要的痛苦。

按摩膻中穴 按摩疗法

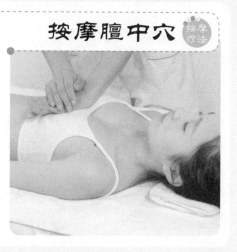

按摩云门穴

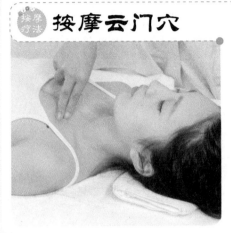

◎取穴方法：两手叉腰直立，胸廓上部，锁骨外侧端下缘的三角形凹窝正中处即是本穴。

◎按摩方法：采用点法，点压云门穴1~2分钟，以出现酸痛感为宜。

◎按摩功效：云门穴可传输肺经的气血物质，调节输入肺经及肺经以外部分的物质比例，具有清肺除烦、通气温肺、止咳平喘、通利关节的作用。

◎注意事项：在按摩过程中如果出现恶心、心慌等症状，应立即停止按摩。

按摩足三里穴

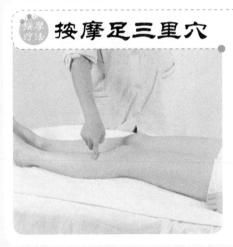

◎取穴方法：足三里穴位于外膝眼下四横指，胫骨边缘。

◎按摩方法：指腹按揉足三里，用指面着力于足三里穴位之上，垂直用力，向下按压，按而揉之。必要时可让其他手指起支撑作用，以协同用力。

◎按摩功效：足三里穴是足阳明胃经的主要穴位之一，它具有调理脾胃、补中益气、通经活络、疏风化湿、扶正祛邪之功能。

◎注意事项：足部若有疮疖、外伤、脓肿，按摩时应避开患处。

按摩气海穴

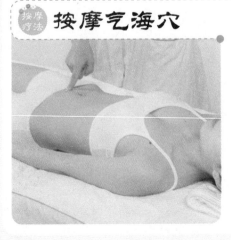

◎取穴方法：气海穴在下腹部，前正中线上，当脐中下1.5寸。

◎按摩方法：采用指按法按压腕骨穴1~2分钟，以出现酸痛感为宜。

◎按摩功效：中医认为，气海穴是补气的要穴。常按摩此穴位，可补气补血、温阳益气、祛除瘀血、化生新血、生发阳气、回阳益阴、抗衰防疾，还可起到补气平喘、暖肺护肺、增强免疫力的作用。

◎注意事项：按摩的手法要轻，按摩至皮肤微微发热或有红晕即可。

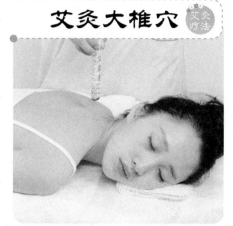

◎取穴方法：取定穴位时正坐低头，该穴位于人体的颈部下端，第七颈椎棘突下凹陷处即是。

◎艾灸方法：将艾条点燃后，悬于穴位之上熏烤。艾火距离皮肤应适宜，既要有温热舒服的感觉，又不可伤到皮肤。每次10分钟。

◎艾灸功效：大椎穴是督脉与诸阳经之会，有生阳强壮的作用，为强壮保健要穴之一，灸之可以增强卫气功能，疏风散寒、解表退热、暖肺护肺。

◎注意事项：施灸时要注意精神集中。

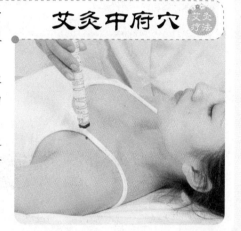

◎取穴方法：两手叉腰立正，锁骨外侧端下缘的三角窝中心是云门穴，由此窝正中垂直往下推一条肋骨处即是本穴。

◎艾灸方法：点燃艾条一端，对准施灸穴位，距离皮肤2～3厘米，进行熏烤，感觉局部有温热感而无灼痛为宜。

◎艾灸功效：中府穴为肺经募穴，其功能是"募集"其他脏腑传来的气血物质再输送给肺经，有肃降肺气、和胃利水、健脾补气，治疗咳嗽、气喘、肺胀满、胸痛等功效。

◎注意事项：施灸时要集中精神。

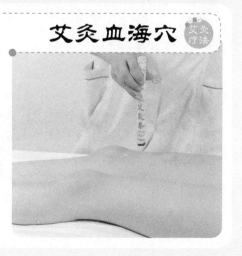

◎取穴方法：血海穴位于大腿内侧。将腿绷直，在膝盖内侧会出现一个凹陷下去的地方，在凹陷的上方则有一块隆起的肌肉，顺着这块肌肉摸上去，顶端即是血海穴。

◎艾灸方法：将点燃的艾条悬于该穴之上，灸5～10分钟。

◎艾灸功效：血海属于足太阴脾经穴，具有活血理脾的作用，而脾土生肺金，脾旺则肺气足，皮肤健康。艾灸此穴，对于温肺暖肺有很好的效果。

◎注意事项：施灸后要喝温开水。

其他养肺暖肺方法

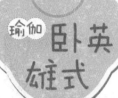

瑜伽 卧英雄式

功效 有益于改善肺部组织的弹性，促进肺部血液循环，增强肺部功能，这一姿势具有温肺暖肺的效果。

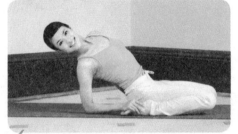

1 双臂握住双脚的脚踝，脚背贴地。吸气，曲右臂的手肘，呼气，手肘接触地面。

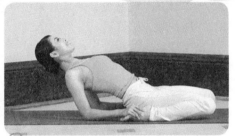

2 吸气，曲左臂的手肘，呼气，肘关节接触地面，双臂同时触地。

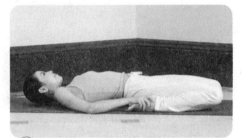

3 吸气，慢慢地将上体后背部都贴在地面上。

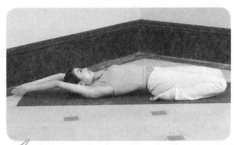

4 呼气，后侧身体都贴住地面。双手交叉，伸直到头顶，夹住双耳。吸气，手臂松开，继续握住脚踝。

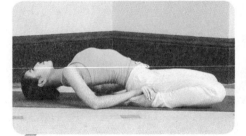

5 呼气，利用手肘的力量，把背部推离地面。

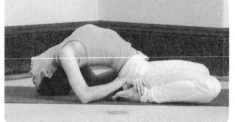

6 保持均匀的呼吸。臀部继续触地，头顶百汇穴触地，胸部尽量抬高。

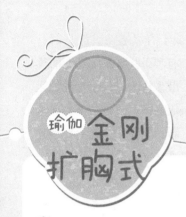

 扩张胸部，增加肺的通气量，增强肺活量。并且这一姿势能促进肺部血液循环，保暖肺部，改善肺部健康状况。

（1）头后仰并放松，让呼吸顺畅。

（2）手肘保持伸直，胸部向后扩张。

（3）在练习时产生头昏不适的现象属正常反应，可以还原放松来缓解头部的不适。

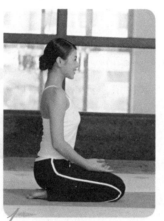

1 金刚坐跪于地面，双手放于大腿的上方，保持上身直立，整个臀部坐于脚后跟上。

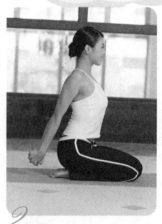

2 挺胸，双手向后打开。双手于身体后方十指相扣，保持抬头挺胸，手肘伸直并向后推。

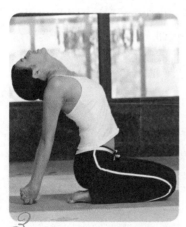

3 吸气，头向后仰，整个身体尽量向后，扩胸。呼气，十指相扣贴于地面。

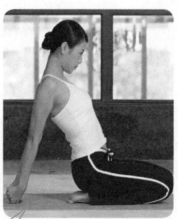

4 吸气，咬紧牙关，下巴顶胸骨，双手保持不动，伸拉后颈部，放松后脑勺。

（1）呼吸：保持自然的呼吸。

（2）眼睛：随下巴向上看。

（3）意识集中点：胸口处。

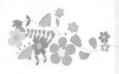

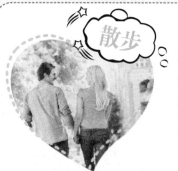

散步，特别是快走，属于有氧运动。散步时，肺的通气量比平时高很多，有利于呼吸系统功能的改善，能增加肺活量。另外，散步作为一种全身性的运动，能促进血液循环，使血流通畅，改善肺部，保暖肺部。中医认为，肺主气，肺功能强了，能更好地呼出浊气，吸入清气，让人神清气爽。

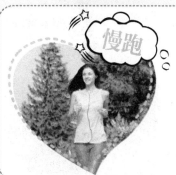

慢跑，对于防止肺组织弹性衰退、消耗热量、增强肌肉与肌耐力、增进心肺功能、排毒等，具有积极的作用。另外，慢跑使肺部增大通气量，增强横膈肌肉强度，有利于提升精神，使心情愉悦。所以说，慢跑有利于保养肺部。但是，慢跑适合长期坚持，最好不要随意间断，否则对身体调节不利。

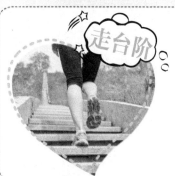

走台阶运动是一项有氧运动，尤其以爬楼梯最常见，强度介于散步健身和慢跑之间。它能提高肺功能，有利于增加肺活量，改善肺组织的弹性，还能提高肺血、气的交换效率，进而提高血氧饱和度，保暖肺部，加快人体的新陈代谢。对于女人而言，走台阶不但有助于养肺暖肺，还有利于减肥。

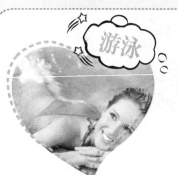

游泳是一项耗氧气量很大的运动，是在水上靠自力漂浮，借自身肢体的动作在水中运动前进的技能。经常参加游泳活动，能使人体肌肉和内脏器官都得到全面锻炼，能均衡地提高机体各系统的功能。并且游泳还能使胸肌、膈肌和肋间肌等呼吸肌得到锻炼，从而改善肺的通气功能，提高呼吸效率。

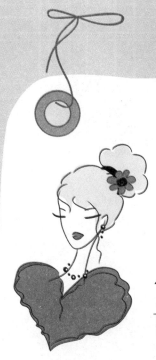

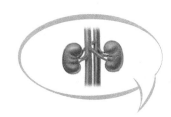

Part 5 肾脏保暖，让女人远离衰老

中医认为，肾为先天之本、生命之根。肾亏或肾气过早衰退的人，可呈现内分泌功能紊乱，免疫功能低下，并可影响其他脏腑器官的生理机能，导致早衰。女性受生理、病理因素影响，更易显现肾虚，特别是中年女性。肾气为人体的生命活动提供原动力，肾虚则使人体元气不足，身体机能减退，故衰老，而女人易表现在面部。肾虚的女人还会伴有腰膝酸冷、四肢发凉、精神疲惫、浑身乏力、不孕等症状。所以，我们应该时常对肾脏进行温补和保暖，远离肾虚和衰老，永远焕发年轻的光彩。

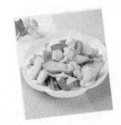 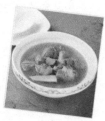 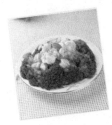 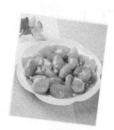

养肾暖肾食材

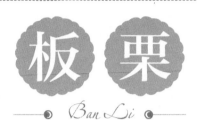

Ban Li

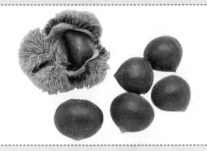

养肾暖肾功效

板栗是补肾佳品，兼有健脾益气的功效，尤其对肾虚患者有良好的疗效，适用于肾虚所致的腰膝酸软、腰脚不遂、小便多和脾肾虚寒有关。因此，肾虚者不妨多吃一些板栗，养肾暖肾。

食用注意

脾胃虚弱，消化不好，或患有风湿病的人不宜食用板栗。

板栗不能一次食用太多，否则容易胀肚，每天只需吃6～7粒，坚持下去就能达到很好的滋补效果。人们最好在两餐之间把板栗当成零食吃，或做在饭菜里吃，而不要饭后立即大量吃，这是因为板栗含淀粉较多，饭后吃容易摄入过多的热量，不利于保持体重。

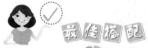
最佳搭配

 板栗+鸡肉　✓补肾虚，益脾胃

板栗+白菜　✓健脑益肾

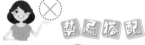
禁忌搭配

 板栗+牛肉　✗降低板栗营养价值

 板栗+羊肉　✗不易消化

板栗粥

● 缓解肾虚寒，保暖肾脏

● 原料：板栗肉90克，大米120克
● 调料：盐2克
● 做法：①将洗好的板栗切碎，装入碗中备用。②锅中注入适量清水，倒入板栗末，盖上盖，用大火煮沸。③揭盖，下入水发好的大米，搅拌匀，盖上盖，用小火煮30分钟至大米熟烂。④揭盖，加入适量盐，拌匀调味即可。

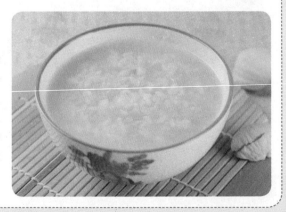

红薯板栗排骨汤

●补血益气，暖肾养肾

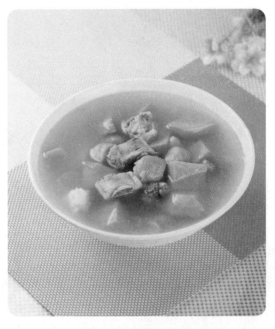

●原料：红薯块150克，排骨段350克，板栗肉60克，姜片少许

●调料：盐、鸡粉、料酒各适量

●做法：①洗净的板栗肉切块。②锅中注入适量清水烧开，放入洗净的排骨段，搅匀，汆煮一会儿，捞出煮好的排骨段，沥干水分，备用。③砂锅中注入适量清水烧开，倒入排骨段，放入切好的板栗肉，撒上姜片，淋入少许料酒。④盖上盖，煮沸后用小火煮约30分钟，至食材熟软。⑤揭开盖，倒入红薯块，搅拌几下，再盖上盖，用小火续煮约15分钟，至全部食材熟透。⑥取下盖子，加入盐、鸡粉，搅匀调味，再煮一小会儿，至食材入味即成。

莴笋烧板栗

●能补肾益气，起暖肾作用

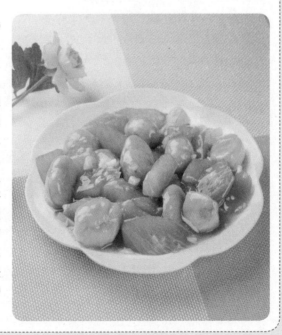

●原料：莴笋块200克，板栗肉100克，蒜末、葱段各少许

●调料：盐、鸡粉、蚝油、水淀粉、香油、食用油各适量

●做法：①锅中注入适量清水烧开，加入少许盐、食用油，倒入洗净的板栗肉，略煮一会儿，再放入莴笋块，煮约1分钟，至食材断生后捞出，备用。②往热油锅中放入蒜末、葱段爆香，倒入板栗和莴笋炒香。③放入蚝油、盐、鸡粉，搅匀调味，盖上盖，用小火焖煮约7分钟，至食材熟透。④倒入适量水淀粉，翻炒均匀，再淋入香油，快速翻炒一会儿，至食材入味。⑤关火后盛出即成。

松子

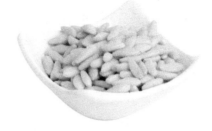

Song Zi

 养肾暖肾功效

松子内含有大量的不饱和脂肪酸,常食松子,有补肾益气、养血、滋补健身的作用,适用于女性畏寒怕冷、腰酸背痛、肾虚等症状。而且松子有很好的软化血管、延缓衰老的作用。

 食用注意

松子含丰富的油脂,腻性较大,易润滑肠道,所以咳嗽痰多、大便溏泻者不宜多食。此外,松子食用不可过量,过食易蓄发热毒。存放时间长了会产生"油哈喇"味,不宜食用。

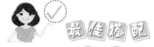 **最佳搭配**

松子+玉米	✓ 防脾肺气虚、干咳少痰
松子+鸡肉	✓ 促进吸收维生素E
松子+核桃	✓ 防止便秘
松子+芒果	✓ 抗衰老,防癌症

 禁忌搭配

松子+白酒	✗ 可能导致脂肪肝
松子+羊肉	✗ 引起腹胀、胸闷

松子炒丝瓜

● **滋补肾脏,养血暖肾**

●原料:胡萝卜片50克,丝瓜块90克,松子、姜末、蒜末各少许

●调料:盐、水淀粉、食用油各适量

●做法:①锅中注水烧开,淋入食用油,放入胡萝卜片、丝瓜块煮至断生,捞出。②往热油锅中放入姜末、蒜末爆香,倒入焯煮过的食材,拌炒均匀。③调入适量的盐,淋入水淀粉,炒匀入味。④将炒好的菜肴盛入盘中,再撒上松子即可。

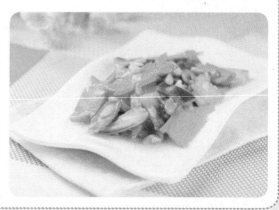

松子牛柳

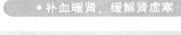
● 补血暖肾，缓解肾虚寒

- ●原料：牛肉130克，松子100克，鸡蛋1个
- ●调料：盐、食粉、生粉、水淀粉、食用油各适量
- ●做法：①将牛肉洗净，切成牛柳，加入食粉、盐、水淀粉，拌匀腌渍入味。②向碗中磕入鸡蛋，撒上生粉，搅打匀，裹上松子，制成牛柳条。③锅中注油烧热，放入牛柳条炸熟，捞出，沥干油即可。

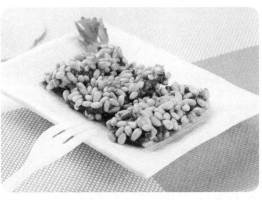

松子银耳稀饭

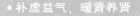
● 补虚益气，暖肾养肾

- ●原料：松子30克，水发银耳60克，软饭180克
- ●调料：盐、食用油各少许
- ●做法：①将松子放入油锅中炸香，捞出。②将油炸过的松子放入榨汁机中，磨成粉末。③银耳洗净，切成小块。④锅中注水烧开，倒入银耳、软饭，拌匀，大火煮沸后转小火煮至米粒软烂。⑤倒入松子粉、盐，拌匀即可。

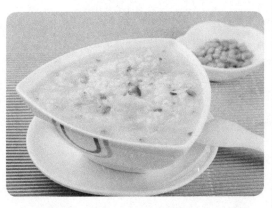

松子玉米粥

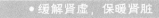
● 缓解肾虚，保暖肾脏

- ●原料：玉米碎100克，松子10克，红枣20克
- ●调料：盐2克
- ●做法：①砂锅中注水烧开，放入洗好的红枣、玉米碎，用锅勺搅拌匀。②盖上锅盖，烧开后用小火煮30分钟。③揭开锅盖，放入松子，再盖上盖，续煮10分钟至食材熟透。④揭开锅盖，放入适量盐，拌匀调味即成。

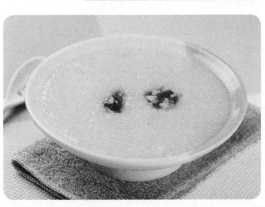

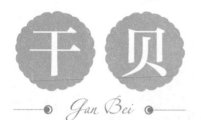

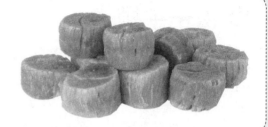

干贝

Gan Bei

 养肾暖肾功效

　　干贝能生津解渴、降脂降压，是不可多得的健脾补肾食品之一。干贝富含脂肪，能保持体温，保护肾脏，对寒症如腰酸、四肢发冷、畏寒以及水肿的肾阳虚具有很好的温补作用。

 食用注意

　　过量食用干贝会影响肠胃的运动消化功能，导致食物积滞，难以消化吸收。干贝蛋白质含量高，多食可能会引发皮疹。

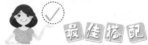 最佳搭配

干贝+鸡蛋	✓营养互补
干贝+瘦肉	✓营养互补，滋阴补肾
干贝+豆腐	✓软化血管
干贝+白菜	✓降低胆固醇
干贝+海参	✓降血压

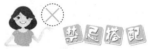 禁忌搭配

| 干贝+味精 | ✗鲜味流失 |
| 干贝+香肠 | ✗增加患癌概率 |

干贝芙蓉蛋

●补充营养，暖肾养肾

●原料：鸡蛋2个，南瓜片50克，彩椒丁75克，干贝20克

●调料：盐3克，鸡粉、胡椒粉、香油各少许

●做法：①鸡蛋磕开后取蛋清，装入碗中，加入调料和清水调匀。②往沸水锅中放入盐，倒入南瓜、彩椒，焯煮1分钟，捞出。③将装有蛋清的碗放入蒸锅中蒸8分钟。④撒上彩椒、南瓜、干贝，再蒸2分钟即成。

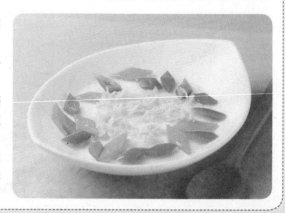

丝瓜炒干贝

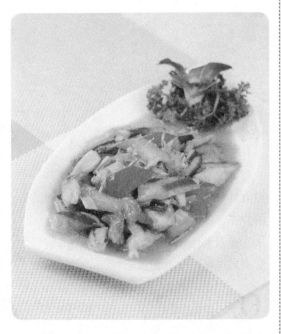

● 庇护肾脏，补虚暖肾

● 原料：丝瓜200克，彩椒50克，干贝30克，姜片、蒜末、葱段各少许

● 调料：盐2克，鸡粉2克，料酒、生抽、水淀粉、食用油各适量

● 做法：①将洗净去皮的丝瓜对半切开，再切成片；洗好的彩椒切成条，再将彩椒切成小块；用刀将泡好的干贝压烂。②将炒锅注油烧热，放入姜片、蒜末、葱段，爆香，倒入干贝，炒匀，淋入料酒，炒香，倒入切好的丝瓜、彩椒，拌炒匀。③淋入适量清水，炒至熟软。④加入适量盐、鸡粉、生抽，炒匀调味，倒入适量水淀粉。⑤快速翻炒均匀，再将炒好的食材盛出，装入盘中即成。

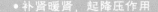

干贝烧海参

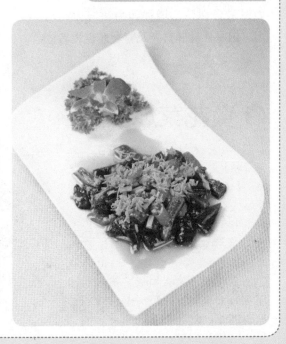

● 补肾暖肾，起降压作用

● 原料：水发海参块140克，干贝末15克，红椒圈、姜片、葱段、蒜末各少许

● 调料：豆瓣酱、盐、鸡粉、蚝油、料酒、水淀粉、食用油各适量

● 做法：①海参块放入沸水锅中，加入鸡粉、盐、料酒汆煮，捞出，沥干水分，备用。②将干贝末放入油锅中炸熟，捞出，沥干油，备用。③锅底留油，放入姜片、葱段、蒜末爆香，放入红椒圈、海参翻炒，加入豆瓣酱、蚝油、盐、鸡粉、料酒，翻炒片刻，至食材熟透。④倒入适量水淀粉。⑤用中火翻炒一会儿，至食材入味。⑥关火后盛出炒好的菜肴，撒上干贝末即可。

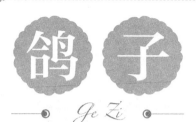

鸽 子

Ge Zi

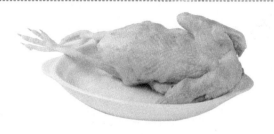

 养颜暖肾功效

鸽肉具有滋肾补气的功效，尤其对女性特别滋补，可缓解女性肾虚导致的畏寒、四肢冰凉等症状，使身体暖起来。并且鸽肉中含有延缓细胞代谢的特殊物质，可防止细胞衰老。

食用注意

一般人均可食用，对老年人、体虚病弱者、学生、孕妇及儿童有恢复体力、愈合伤口、增强脑力和视力的功用，但是性欲旺盛者及肾功能衰竭者应尽量少吃或不吃。

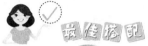 **最佳搭配**

鸽肉+枸杞　　✓ 补血养身

鸽肉+银耳　　✓ 滋补健身

鸽肉+玉米　　✓ 补益大脑

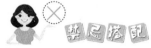 **禁忌搭配**

鸽肉+猪肉　　✗ 易导致消化不良

鸽肉+黑木耳　　✗ 引发面部生黑斑

鸽肉+黄花菜　　✗ 引发痔疮

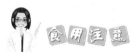 # 黄花菜炖乳鸽

● 滋肾补气，保暖肾脏

● 原料：乳鸽肉、水发黄花菜、红枣、枸杞、姜片、葱段各适量

● 调料：盐、鸡粉、料酒各适量

● 做法：①将乳鸽肉放入沸水锅中，淋入料酒，汆烫半分钟，捞出。②黄花菜切去根部。③锅中注水烧开，放入姜片、红枣、枸杞、乳鸽、黄花菜，淋入料酒，煮沸后用小火炖煮至熟。④调入盐、鸡粉，伴匀调味，撒上葱段即成。

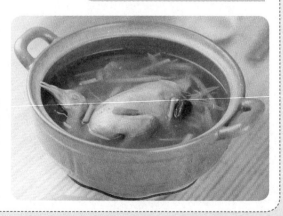

百合白果鸽子煲

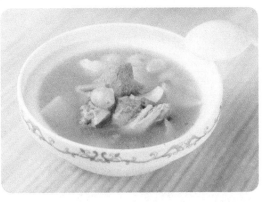

● 补气养血，补虚暖肾

● 原料：干百合30克，白果50克，鸽肉块300克，姜片、葱段各少许

● 调料：盐、鸡粉、料酒各适量

● 做法：①锅中注水烧开，倒入鸽肉块，煮至沸，捞出。②砂锅中注入水烧开，放入洗净的干百合、白果、姜片、鸽肉，淋入料酒，烧开后用小火炖1小时，至食材熟烂。③放入少许盐、鸡粉，搅拌片刻，至食材入味即可。

佛手郁金炖乳鸽

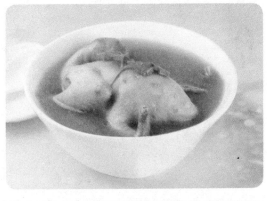

● 缓解肾虚寒，暖肾养肾

● 原料：佛手、郁金、枸杞、姜片、葱条各适量，乳鸽300克

● 调料：盐、鸡粉、料酒各适量

● 做法：①将处理干净的乳鸽放入沸水锅中，汆去血水，捞出，备用。②砂锅中注水烧开，放入佛手、郁金，加入姜片、葱条、乳鸽，淋入料酒，大火烧开后用小火炖至食材熟透。③加少许盐、鸡粉拌匀入味。④挑出汤中的葱条即可。

四宝炖乳鸽

● 滋补健肾，起暖肾作用

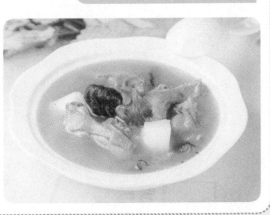

● 原料：乳鸽1只，山药块、姜片、水发香菇块、远志、枸杞各适量

● 调料：料酒、盐、鸡粉各适量

● 做法：①处理好的乳鸽斩成小块，放入沸水锅中，淋入料酒，汆去血水。②砂锅中注水烧开，放入洗净的远志、枸杞、姜片、香菇块、乳鸽肉、山药，淋入料酒，拌匀。③烧开后用小火至食材熟烂。④加入盐、鸡粉调味即可。

虾

Xia

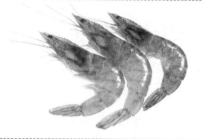

养肾暖肾功效

虾含有丰富的脂肪、氨基酸、磷、锌、钙、铁等营养素，有助于补肾。凡久病体虚、气短乏力，或由肾虚引起畏寒怕冷、腰酸背痛者，都可将其作为滋补食品。经常食虾，还可延年益寿。

食用注意

虾背上的沙线一定要剔除，不能食用。

虾为发物，凡有疮瘘宿疾者或在阴虚火旺时，不宜食虾。

虾肉虽鲜美，但多食易发风动疾。

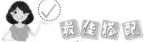

最佳搭配

虾+枸杞		✓ 补肾壮阳
虾+西兰花		✓ 补脾，补胃
虾+猪肝		✓ 促进钙吸收
虾+鸡蛋		✓ 补肾壮阳

禁忌搭配

虾+红枣		✗ 降低免疫力
虾+咖啡		✗ 导致钙流失
虾+柿子		✗ 容易引起腹痛

虾仁炒豆角

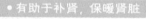
有助于补肾，保暖肾脏

- 原料：虾仁60克，豆角段、红椒条、姜片、蒜末、葱段各少许
- 调料：盐3克，鸡粉2克，料酒4克，水淀粉、食用油各适量
- 做法：①虾仁处理干净，加入盐、鸡粉、水淀粉、食用油腌渍入味。②豆角段下入沸水锅中焯烫，捞出。③油锅下姜葱蒜爆香，放入红椒、虾仁、豆角翻炒。④加入盐、鸡粉调味，用水淀粉勾芡即可。

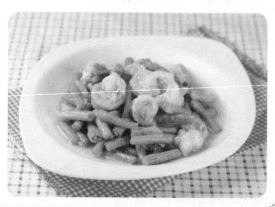

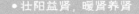

生汁炒虾球

● 原料：虾仁130克，沙拉酱、炼乳各40克，蛋黄1个，西红柿30克，蒜末各少许

● 调料：盐3克，鸡粉2克，生粉、食用油各适量

● 做法：①将洗好的西红柿切成粒。②洗净的虾仁去除虾线，加入少许盐、鸡粉、蛋黄、生粉拌匀，待用。③沙拉酱装入小碗中，加入炼乳，搅拌均匀，制成调味汁。④往热油锅中倒入虾肉，炸至其断生后捞出，沥干油。⑤锅留底油，倒入蒜末爆香，放入西红柿、虾仁、备好的调味汁，快速翻炒一会儿，至食材入味。⑥盛出炒好的菜肴，装入盘中即成。

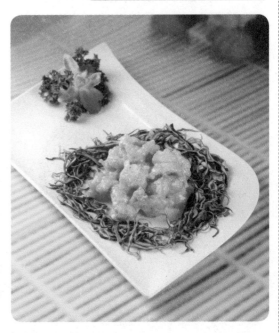

茼蒿香菇炒虾

● 原料：茼蒿180克，基围虾100克，水发香菇、蒜末、葱段各少许

● 调料：盐、鸡粉各2克，料酒5克，水淀粉、食用油各适量

● 做法：①将洗净的香菇切粗丝；洗好的茼蒿切段；洗净的基围虾去除头须，由背部切开，挑去虾线。②往热油锅中放入蒜末、葱段，爆香，倒入切好的基围虾，翻炒匀。放入香菇丝，翻炒几下，淋入少许料酒，炒香。③再倒入切好的茼蒿，炒至熟软。④加入少许盐、鸡粉，炒匀调味，倒入少许水淀粉，快速翻炒匀，至食材熟透、入味。⑤关火后盛出炒好的菜肴，装入盘中即成。

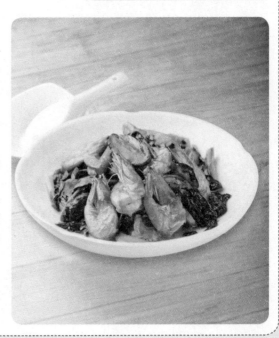

🙂 西蓝花腰果炒虾仁

• 促进营养吸收，补肾暖肾

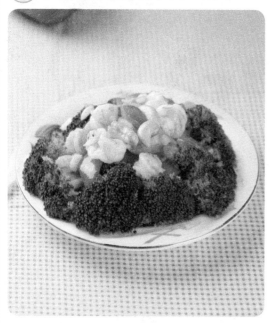

● 原料：西蓝花块300克，虾仁70克，彩椒块、腰果、姜片、蒜末、葱段各少许

● 调料：盐4克，鸡粉3克，水淀粉8克，料酒10克，食用油适量

● 做法：①虾仁处理干净，加入盐、鸡粉、水淀粉、食用油，腌渍10分钟。②锅中注水烧开，加入盐、食用油、西蓝花焯烫，捞出；倒入虾仁，氽烫片刻后捞出；将腰果放入油锅中炸至变色，捞出。③锅底留油，爆香姜片、蒜末、葱段，倒入彩椒、虾仁，淋入料酒，翻炒。④调入盐、鸡粉、水淀粉调味，撒入腰果炒匀。⑤将炒好的菜肴放在西蓝花上即可。

🙂 洋葱丝瓜炒虾球

• 能温补肾脏，起暖肾作用

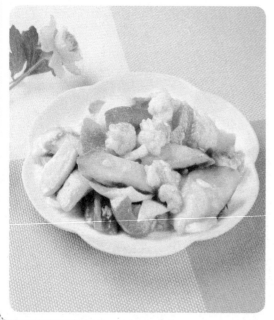

● 原料：洋葱块、丝瓜块、彩椒块、虾仁、姜片、蒜末各适量

● 调料：盐、鸡粉、生抽、料酒、水淀粉、食用油各适量

● 做法：①虾仁处理干净，加入盐、鸡粉、水淀粉腌渍入味。②将丝瓜、洋葱、彩椒放入沸水锅中，煮至断生，捞出，沥干水分，备用。③往热油锅中放入蒜末、姜片，爆香，倒入腌好的虾仁，淋入料酒，快速翻炒匀。倒入焯过水的洋葱、彩椒、丝瓜，翻炒均匀。④加入适量盐、鸡粉、生抽，炒匀调味，倒入少许水淀粉，快速翻炒均匀。⑤关火后盛出炒好的菜肴，装盘即可。

😊 猴头菇鲜虾烧豆腐

● 补充钙质，暖肾养肾

● 原料：水发猴头菇块70克，豆腐块200克，虾仁60克

● 调料：盐、蚝油、生抽、料酒、水淀粉、香油、食用油各适量

● 做法：①虾仁处理干净，加入盐、水淀粉、料酒、香油腌渍入味。②锅中注水烧开，倒入猴头菇、豆腐，煮1分钟，捞出，备用。③锅中注油烧热，倒入虾仁、猴头菇和豆腐，淋入料酒，快速翻炒匀。④倒入生抽，翻炒匀，加入适量清水煮沸；放入蚝油，翻炒片刻；加入少许盐，炒至食材入味；倒入适量水淀粉，快速翻炒均匀。⑤盛出炒好的菜肴即可。

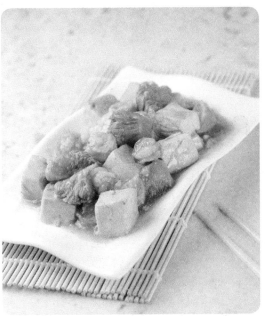

😊 海带虾米排骨汤

● 益肾补虚，保暖肾脏

● 原料：排骨350克，海带100克，虾米30克，姜片、葱花各少许

● 调料：盐3克，鸡粉2克，料酒16克，胡椒粉适量

● 做法：①泡发洗净的海带切小块。②锅中注入适量清水烧开，倒入洗净的排骨，淋入料酒，煮至沸，捞出，备用。③砂锅中注水烧开，倒入排骨、姜片、虾米，淋入料酒，盖上盖子，烧开后用小火煮30分钟，至食材熟软。④揭开盖，放入切好的海带，拌匀，盖上盖，用小火续煮20分钟，至食材熟透。⑤揭盖，放入适量盐、鸡粉、胡椒粉，拌匀调味。⑥盛出煮好的汤料，装入碗中即可。

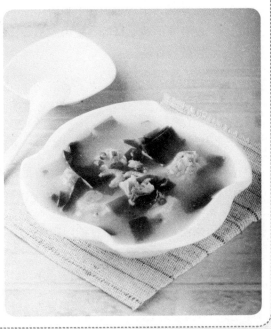

养肾暖肾药材

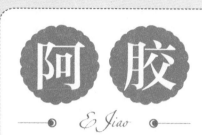

阿胶

E Jiao

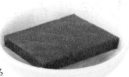

- 别名：驴皮胶
- 性味：性平，味甘
- 归经：归肺、肝、肾经

 养肾暖肾功效

阿胶具有滋阴润燥、补血止血、补肾的功效，尤其适合肾虚的女性。它含有多种氨基酸，可有效帮助女性补血，缓解肾虚导致的畏寒、四肢冰冷的症状，并且还能改善体内钙平衡，是女性美容养颜的佳品。

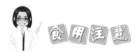 **食用注意**

阿胶性滋腻，脾胃虚弱者服用期间饮食不要太油腻、辛辣，少食不易消化的东西，吃开胃的蔬菜最好。服用后不要马上吃冷饮冷食。

 选购

通常情况下，消费者可以通过看、闻、掰的方法鉴别阿胶。首先观其色：优良的阿胶块形平整，边角齐整，表面为棕黑色或乌黑色，有光泽，边缘呈半透明。再来便是闻其味：优良的阿胶无皮臭味，夏日也不湿软。砸碎后放入杯中，加沸水适量，盖上杯盖放置1~2分钟，再打开后，胶香味浓。最后用手

掰：优良的阿胶质地脆硬，掰时不会弯曲，容易断裂，断面没有孔隙，用力拍击就会碎裂成数块，即"硬而脆"。

 保存

未开封的阿胶正常情况下只需放置于冰箱冷藏保存。而对于已开封的阿胶，可以用这种方法：取一个玻璃瓶或木盒，放入干燥剂，然后放入用纸包好的阿胶，盖紧瓶盖，置于阴凉干燥处或者冰箱即可。

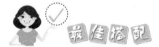 **最佳搭配** ✓

阿胶+鸡肉	✓	滋阴补血，增强体质
阿胶+枸杞	✓	养胎，安胎
阿胶+糯米	✓	滋阴补虚，养血补血

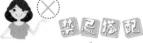 **禁忌搭配** ✗

阿胶+白萝卜	✗	降低阿胶功效
阿胶+浓茶	✗	降低阿胶功效
阿胶+大黄	✗	药性相克

阿胶乌鸡汤

• 滋补气血，暖肾养肾

● 原料：乌鸡肉500克，阿胶15克，当归、甘草各12克，姜片20克
● 调料：盐、鸡粉、料酒各适量
● 做法：①乌鸡肉洗净，放入沸水锅中汆去血水，捞出。②砂锅中注入清水，倒入乌鸡肉、姜片。③加入洗净的当归、甘草，淋入适量料酒，大火烧开后用小火煮40分钟。④放入阿胶，用小火续煮约5分钟至溶化。⑤放入盐、鸡粉调味即可。

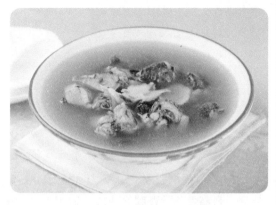

黄连阿胶鸡蛋黄汤

• 能缓解肾虚寒，起暖肾作用

● 原料：黄连10克，阿胶9克，黄芩、白芍各3克，鸡蛋2个
● 调料：白糖15克
● 做法：①鸡蛋打开，取蛋黄，备用。②砂锅中注水烧开，放入洗净的黄连、黄芩、白芍，用小火煮20分钟，至其析出有效成分。③把药材捞出，放入阿胶，倒入蛋黄，用小火煮10分钟，至其熟透。④放入白糖，略煮至白糖溶化即可。

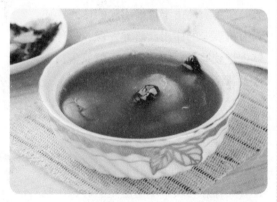

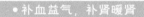

阿胶牛肉汤

• 补血益气，补肾暖肾

● 原料：阿胶8克，姜片25克，牛肉150克
● 调料：米酒15克，盐2克
● 做法：①牛肉洗净切成片，倒入沸水锅中，汆去血水，捞出。②砂锅中注入适量清水烧开，倒入牛肉片、姜片，淋入适量米酒。③大火烧开后用小火煮40分钟，至食材熟透。④放入阿胶，搅拌匀，煮至溶化。⑤放入少许盐，拌匀调味即可。

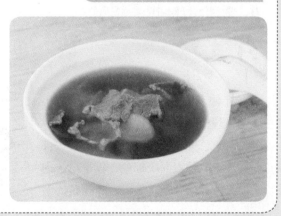

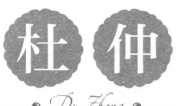

杜仲

Du Zhong

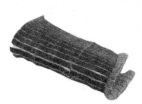

- 别名：丝楝树皮、丝棉皮、棉树皮、胶树
- 性味：性温，味甘
- 归经：归肝、肾、胃经

养肾腰肾功效

据《本草纲目》记载，杜仲具有补肾、强筋骨、益腰膝之功效，适用于肝肾亏虚、腰膝酸痛、慢性肾脏疾病等病症。对女性而言，杜仲不但能滋补肾脏，缓解女性由于肾虚引起的体寒，还具有抗衰老的作用。研究发现，杜仲能够促进胶原蛋白活化，增强胶原蛋白合成，从而具有抗衰老的作用。

食用注意

在服用杜仲的期间，要注意保持良好的作息习惯，尽量避免熬夜；少吃辛辣或者刺激性食物；积极参加户外运动，放松心情；不要给自己太大的压力，要学会合理减压。

选购

杜仲表面呈灰棕色，粗糙，有不规则纵裂槽纹及斜方形横裂皮孔，有时可见淡灰色地衣斑。但商品多已削去部分糙皮，故外表面淡棕色，较平滑；内表面光滑，暗紫色，气微，味稍苦，嚼之有胶状残余物。选购时以皮厚而大，糙皮刮净，外面黄棕色，内面黑褐色而光，折断时白丝多的杜仲为佳。皮薄、断面丝少，或皮厚、带粗皮的杜仲质量次之。

保存

如果储存不当，杜仲会发生变味、虫蛀、发霉等情况。它适宜储存在阴凉地方，或放入冰箱冷藏，适宜的温度是 $2 \sim 8℃$。

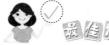

最佳搭配

杜仲+兔肉 ✓ 补肾益精，养血乌发

杜仲+乌鸡 ✓ 补虚损，调经止带

杜仲+牛肉 ✓ 补肾阳，强筋骨

杜仲+羊肉 ✓ 温经散寒，补虚助阳

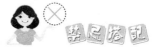

禁忌搭配

杜仲+白萝卜 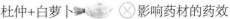 ✗ 影响药材的药效

杜仲猪腰

● 缓解肾亏虚，暖肾养肾

●原料：杜仲10克，猪腰花片200克，姜片、葱段各少许

●调料：料酒16克，盐2克，鸡粉3克，生抽4克，水淀粉5克，食用油适量

●做法：①砂锅中注水，加入洗净的杜仲，大火加盖煮至沸腾，揭开盖，滤出药汁，备用。②锅中注水烧开，倒入猪腰花片，淋入料酒，汆去血水，捞出，沥干水分，备用。③锅中注油烧热，放入姜片，爆香，倒入猪腰花片，淋入料酒，略炒片刻，倒入煮好的药汁，混合均匀。④放入适量盐、鸡粉，淋入少许生抽，炒匀，加入适量水淀粉，搅拌片刻。⑤关火后盛出，撒上葱段即可。

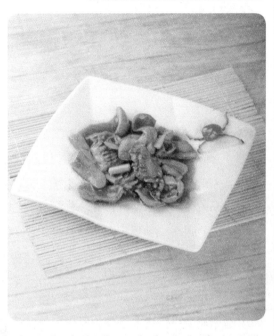

杜仲枸杞炖鸡

● 能补虚损，益气养血暖肾

●原料：鸡块400克，杜仲12克，枸杞8克，姜片少许

●调料：料酒、盐、鸡粉各适量

●做法：①锅中注入适量的清水，用大火烧开，倒入洗净的鸡块，煮沸，汆去血水，捞出，备用。②砂锅中注入适量清水烧开，放入姜片，加入洗净的杜仲，倒入汆过水的鸡块，放入洗净的枸杞。③淋入适量料酒，搅拌匀，盖上盖，大火煮沸后转用小火炖30分钟，至全部食材熟透。④揭开盖，放入少许盐、鸡粉，搅拌均匀调味。⑤关火后将煮好的汤料盛出，装入汤碗中即可。

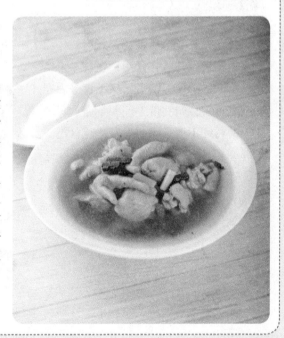

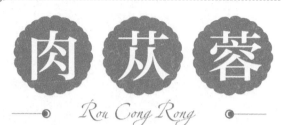

肉苁蓉

Rou Cong Rong

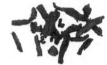

●别名：大芸、寸芸、苁蓉、地精
●性味：性温，味甘、咸
●归经：归肾、大肠经

 养肾暖肾功效

肉苁蓉素有"沙漠人参"之美誉，具有极高的药用价值，有补肾、益精、润燥、滑肠功效。补肾是肉苁蓉最重要的作用，它补肾而不伤阴，长期服用可缓解肾虚腰膝酸软、畏寒怕冷等症状，温补肾脏。同时，肉苁蓉中含有的多糖和甘露醇可以延缓皮肤衰老，有助于女性美容养颜。

 食用注意

体虚便秘、产后便秘、病后便秘及老年便秘者尤其适宜食用；患有男子遗精、早泄、阳痿、精子稀少不育等病症者适宜食用；妇女带下、不孕症、四肢不温、月经不调等病症患者适宜食用。但是，经常大便溏薄者不宜食用。此外，性功能亢进者更不宜食用。

在烹饪肉苁蓉时，不宜用铜、铁器。

 选购

正品肉苁蓉肉质茎呈长扁圆柱形。

长3～15厘米，直径2～8厘米，下粗上细。表面棕褐色或灰棕色，鳞叶呈菱形或三角形。体重，质硬难折断。断面棕褐色，有淡棕色点状维管束，排列成波状环纹，有时中空。本品的选购，以个大身肥、鳞细、颜色灰褐色至黑褐色、油性大、茎肉质而软者为佳。

 保存

因肉苁蓉易受潮，易霉蛀，须置干燥、通风处保存，或放入冰箱冷藏，适宜的温度是2～8℃。

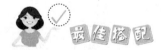 最佳搭配

肉苁蓉+羊肉 ✓ 补肾壮阳，益气补虚

肉苁蓉+猪腰 ✓ 补肾益精，延年益寿

肉苁蓉+鹿茸 ✓ 缓解肾虚

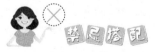 禁忌搭配

肉苁蓉+白萝卜 ✗ 影响吸收药材营养

肉苁蓉茶

• 缓解肾虚畏寒，保暖肾脏

● 原料：肉苁蓉10克

● 做法：①砂锅中注水烧开，放入洗净的肉苁蓉，用小火炖15分钟，至其析出有效成分。②把肉苁蓉药汁倒入碗中，备用。③将肉苁蓉留在砂锅内，再加入清水，用小火续炖10分钟，至其完全析出有效成分。④把煮好的肉苁蓉药汁倒入杯中。⑤再将第一次煮好的药汁倒入杯中混合均匀即可。

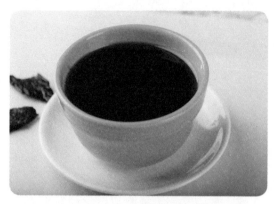

肉苁蓉黄精骨头汤

• 能温补肾脏，起暖肾作用

● 原料：猪骨500克，白果、肉苁蓉、黄精、胡萝卜块、姜片各适量

● 调料：料酒、盐、鸡粉各适量

● 做法：①将猪骨洗净，放入沸水锅中，汆去血水，捞出。②砂锅中注水烧开，放入猪骨、肉苁蓉、黄精、姜片，淋入料酒。③大火烧开后用小火炖至食材熟透。④放入胡萝卜块、白果再炖20分钟，至胡萝卜熟软。⑤调入盐、鸡粉，拌匀入味即成。

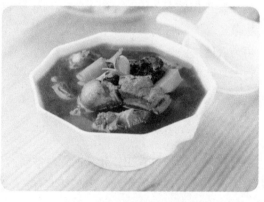

肉苁蓉莲子羊骨汤

• 能益气补虚，养血暖肾

● 原料：肉苁蓉5克，芡实40克，羊骨500克，莲子35克，姜片少许

● 调料：盐、鸡粉、料酒各适量

● 做法：①锅中注水烧开，放入羊骨，淋入料酒，汆去血水，捞出。②砂锅中注水烧开，倒入莲子、姜片、肉苁蓉、芡实、羊骨，淋入料酒，炖煮至食材熟透。③加入少许鸡粉、盐，拌匀入味。④关火后盛出炖好的汤料，装入碗中即可。

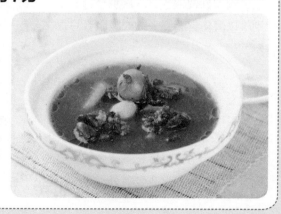

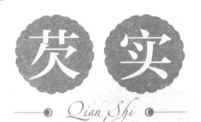

●别名：鸡头苞、鸡头莲
●性味：性平，味甘
●归经：归脾、肾经

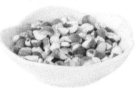

Qian Shi

 养护脾胃功效

中医认为，芡实性味甘、涩、平，入脾、肾二经，主要的功用是补脾止泻、固肾涩精。由于味甘，方能补脾；由于味涩，才能固肾。古药书中说芡实是"婴儿食之不老，老人食之延年"的粮菜佳品。同时芡实含有丰富的淀粉，可为人体提供热能，对症状为"寒"的肾虚具有很好的温补作用。

 食用注意

一般人群均可食用，尤其适宜白带多、肾亏腰脊背酸的妇女。但是芡实有较强的收涩作用，便秘、尿赤者及妇女产后皆不宜食。

芡实性涩滞气，一次忌食过多，否则难以消化。大便干结或腹胀者忌食。

 选购

一般情况下，可以通过色泽、形状、气味等方面来挑选到优质的芡实。芡实质地的好坏首先要看外观色泽，色泽白亮，形状圆整无破损，附着粉状细粒的，一般质地比较糯；外观虽白但光泽不足，色萎的质地梗性；色带黄则可能是陈货，其质地也是梗性。其次是通过形状来判断，颗粒圆整且大小均匀的芡实比较好。最后应闻闻药材有无异味，如有硫磺味，可能是虫蛀后再加工的，不建议购买。

 保存

从市场上购买的芡实，晒干、密封后放置通风干燥处，防霉、防蛀即可。

 最佳搭配

芡实+山药 ✓ 气血双补

芡实+甲鱼 ✓ 健脾补肾，养阴生血

芡实+鸭肉 ✓ 益脾养胃，健脾利水

芡实+银耳 ✓ 固肾涩精，补脾止泻

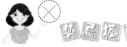 **禁忌搭配**

芡实+白萝卜 ✗ 影响药材的药效

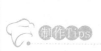

金樱子芡实粥

● 补虚固肾，养血暖肾

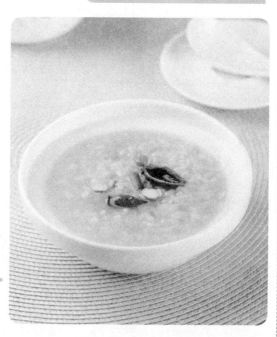

● 原料：金樱子8克，芡实20克，水发大米180克

● 调料：盐2克

● 做法：①砂锅中注入适量清水，用大火烧开，倒入洗净的金樱子、芡实，搅拌均匀；放入洗好的大米，搅拌匀。②盖上盖，大火煮沸后转用小火煮约1小时，至食材熟透。③揭开盖，加入少许盐，搅拌均匀。④关火后将煮好的粥盛出，装入碗中即可。

制作Tips

芡实比较难熟，在熬煮前可用水泡一晚再熬煮。

山药芡实鸽子汤

● 气血双补，起暖肾作用

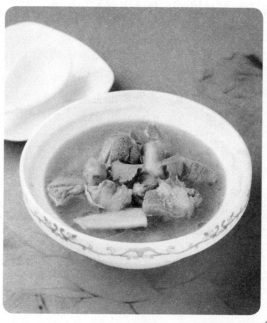

● 原料：鸽子200克，山药45克，芡实、桂圆肉、枸杞、姜片各适量

● 调料：盐、鸡粉各2克，料酒10克，胡椒粉适量

● 做法：①鸽子处理干净，斩成小块，放入沸水锅中汆去血水，捞出，沥干水分，备用。②砂锅中注入适量清水，用大火烧开，倒入姜片，放入备好的山药、芡实、桂圆肉、枸杞，倒入汆过水的鸽肉，淋入少许料酒，盖上盖，烧开后用小火炖1小时，至食材熟烂。③揭开盖，放入少许盐、鸡粉、胡椒粉，略煮片刻，搅拌匀，至食材入味。④盛出炖好的鸽子汤，装入碗中即可。

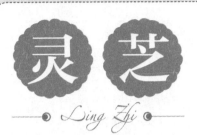

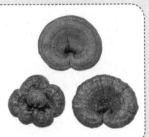

灵芝 *Ling Zhi*

● 别名：灵芝草、神芝、芝草、仙草、瑞草
● 性味：性平、温，味甘
● 归经：归心、肝、脾经

养肾暖肾功效

灵芝营养丰富，内含糖类、有机酸、甘露醇、麦角甾醇、树脂、蛋白质等营养元素，对肾脏有调节作用，可补肾益肾。肾脏是健康之源，肾脏不好，人极易衰老，而食用灵芝能改善和滋养肾脏，则肾脏的热量和能量都能够滋养、温暖五脏六腑，延缓衰老。

食用注意

有极少数人对灵芝过敏，这类人就不宜吃灵芝；病人手术前、后一周内不宜食用灵芝，正在大出血的病人最好也不食用。灵芝对多种慢性病均有良好的功效，最好跟维生素C一起长期服用，效果更佳。

选购

通常情况下，我们在选择灵芝时可以从其体形、色泽、厚薄比重上来判别其好坏。品质好的灵芝一般柄短，肉厚。用放大镜观察菌盖的背部或者底部，可以看到管孔部位，呈淡黄或者金黄色者为最佳，呈白色者往往次之，呈灰白色而且管孔较大者则质量最次。总而言之，菌盖完整、厚实，新鲜干净无霉变才是最好的。

保存

需长期保存的灵芝，可先将其晒干，放在一个干净的玻璃瓶内，然后投入适量用文火炒至暗黄的糯米，待晾凉后放入，将瓶盖封严，搁置在阴凉通风处保存。

最佳搭配

灵芝+红枣 ✓健脾开胃，补虚养身

灵芝+银耳 ✓清润提神，活血化瘀

灵芝+猪蹄 ✓健脾安神，益肾养肝

灵芝+乌龟 ✓滋补健身，补精髓

禁忌搭配

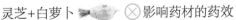

灵芝+白萝卜 ✗影响药材的药效

灵芝+皮蛋 ✗影响药材的药效

灵芝茶

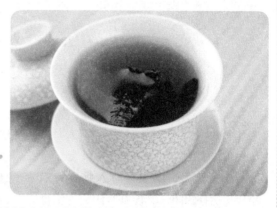

• 滋养肾脏，补肾暖肾

- ●原料：灵芝7克
- ●做法：①砂锅中注入适量清水烧开，放入洗好的灵芝。②盖上盖，用小火煮20分钟，至其析出有效成分。③揭盖，略搅片刻。④把煮好的灵芝茶盛出，装入茶杯中即可。

制作Tips

灵芝先用冷水泡一会儿再熬煮，能更好地析出其药性。

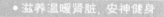

灵芝茯苓炖乌龟

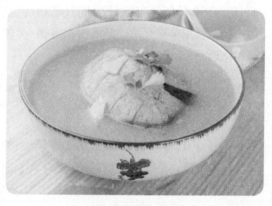

• 滋养温暖肾脏，安神健身

- ●原料：灵芝20克，山药30克，茯苓15克，姜片20克，乌龟1只
- ●调料：料酒、盐、鸡粉各适量
- ●做法：①锅中注水烧开，倒入处理干净的乌龟，汆去血水，捞出，备用。②砂锅中注水烧开，放入乌龟、灵芝、山药、茯苓、姜片，淋入适量料酒。③烧开后用小火炖1小时，至食材熟透。④放入少许盐、鸡粉略煮片刻，至食材入味即可。

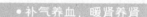

灵芝红枣瘦肉汤

• 补气养血，暖肾养肾

- ●原料：猪瘦肉300克，红枣15克，玉竹10克，灵芝20克
- ●调料：盐2克
- ●做法：①将洗净的猪瘦肉切成丁。②砂锅中注水烧开，放入瘦肉丁，倒入洗净的红枣、玉竹、灵芝，拌匀，盖上盖，烧开后用小火煮40分钟，至食材熟透。③揭盖，加入少许盐调味。④搅拌匀，略煮片刻，至食材入味即可。

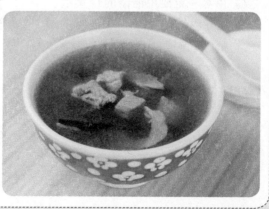

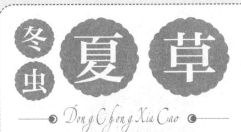

冬虫夏草

Dong Chong Xia Cao

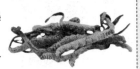

● 别名：虫草、中华虫草
● 性味：性温，味甘
● 归经：归肾、肺经

养肾暖肾功效

中医认为，冬虫夏草入肺、肾二经，既能补肺阴，又能补肾阳，主治肾虚、腰膝酸痛等，缓解女性由肾虚引起的畏寒怕冷、腰酸背痛等症状。对女性而言，冬虫夏草具有很好的抗衰老功效。经常服用冬虫夏草，能改善血液循环，调理内分泌混乱。

食用注意

为了不让虫草的有效成分流失，最好用冻水清洗，不能用沸水。

在炖、煲、煮时，最好用砂煲、砂锅，也可用搪瓷或铝锅、陶瓷器具，不能用铜、铁、锡等器具，以免影响功效。用水一定要用清洁的自来水、井水，最好是泉水。

最好早晚或早中晚服用，中老年人最好是在饭前服用，特别是早晨空腹时服用，有利于滋补成分的吸收。

选购

选购时，可以通过颜色、形态、气味等方面辨别冬虫夏草。首先通过颜色去判断，优良的虫草其断面呈白色，虫体为黄色或者黄棕色，十分好看。再来通过形态去挑选，优良的冬虫夏草虫长度通常为3~5厘米，有8对足，中间4对足很明显。最后通过气味来判断，将虫草靠近鼻子，可以闻到一股天然的腥味，如果有其他异味则不宜购买。

保存

如果量很少，而且储藏时间很短的话，只需将其与花椒放在密闭的玻璃瓶中，置于冰箱中冷藏。也可喷洒少量95%药用酒精或50°左右的白酒，密封贮存。冬虫夏草保存不宜过久，否则药效会降低。

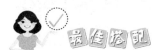
最佳搭配

冬虫夏草+胡萝卜 ✓ 补虚润脏

冬虫夏草+猪肉 ✓ 补肾益肺

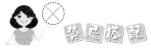
禁忌搭配

冬虫夏草+白萝卜 ✗ 影响药材的药效

👩 枸杞虫草粥

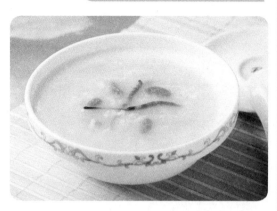

● 缓解肾虚畏寒，起暖肾作用

● 原料：枸杞8克，虫草2根，水发大米180克
● 调料：冰糖20克
● 做法：①砂锅注入适量清水烧开，倒入发好的大米。②放入枸杞和虫草，加盖，烧开后小火煮30分钟至熟。③揭开盖子，放入冰糖，拌匀，煮至冰糖融化。④把煮好的粥盛出，装入碗中即可。

👩 虫草沙参鸽子汤

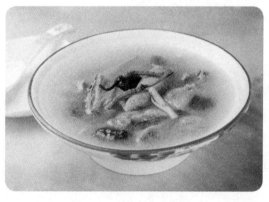

● 能补虚益气，养肾暖肾

● 原料：虫草2根，红枣、当归、枸杞、沙参、薏米、鸽肉、姜片各适量
● 调料：料酒、盐、鸡粉各适量
● 做法：①将处理好的鸽肉放入沸水锅中，淋入料酒，汆去血水，捞出。②砂锅中注水烧开，倒入鸽肉，加入准备好的其他材料，淋入少许料酒，用小火炖1小时，至食材熟透。③放入少许盐、鸡粉，搅拌至入味即可。

👩 虫草山药排骨汤

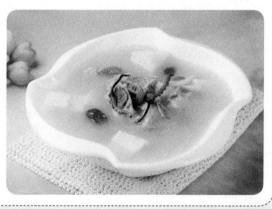

● 滋补温暖肾脏，抗衰老

● 原料：排骨400克，虫草3根，红枣、枸杞、姜片、山药丁各适量
● 调料：盐、鸡粉、料酒各适量
● 做法：①排骨洗净，放入沸水锅中，加入料酒，汆去血水，捞出，备用。②砂锅中注入适量清水烧开，放入洗净的红枣、枸杞、虫草，撒入姜片。③加入汆过水的排骨，倒入山药丁，煮沸。④加入少许料酒、盐、鸡粉调味即可。

养肾暖肾中医疗法

按摩疗法 按摩肾腧穴

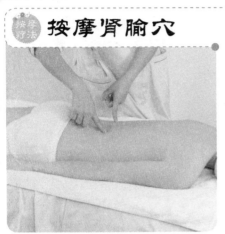

◎取穴方法：肾腧穴与命门穴的位置持平，就是在腰部第二腰椎棘突下，旁开1.5寸处，左右各一个。

◎按摩方法：将双手拇指指端放在肾腧穴，用一定的力量点按，并持续数秒钟。

◎按摩功效：肾腧穴是肾经的主要穴位，经常按压可以强壮肾气，暖肾强肾，尤其对月经不调、性冷淡的女性有帮助。

◎注意事项：按摩可自己或请他人进行，但按摩前需将手洗干净。

按摩疗法 按摩气海穴

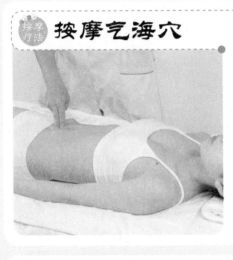

◎取穴方法：气海穴在下腹部，前正中线上，当脐中下1.5寸。

◎按摩方法：采用单指按压法按压气海穴，1～2分钟。先以一只手的中指按压另一只手的阳池穴，再换过来用另一只手的中指按压这只手上的气海穴，以出现酸痛感为宜。

◎按摩功效：按压气海穴有养阴填精、培元固肾、暖肾益气的作用，主治夜尿症、腰痛、妇科病、食欲不振、儿童发育不良等病症。

◎注意事项：由于气海穴特殊的生理位置，因此，对孕妇进行按摩治疗应当慎重为好。

按摩疗法 按摩命门穴

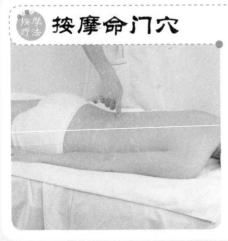

◎取穴方法：命门穴位于腰部，后正中线上，第二腰椎棘突下凹陷中，约与肚脐在同一水平处。用手指按压时有强烈的压痛感。

◎按摩方法：采用指揉法按揉命门穴1～2分钟，以出现酸痛感为宜。

◎按摩功效：经常按摩命门穴，可强肾固本、温肾壮阳、强壮腰膝、延缓衰老，主治阳痿、遗精、腰痛、行走无力、四肢困乏、腿部浮肿等病症。

◎注意事项：皮肤有感染、痤疮时，不要进行按摩，以防感染扩散，得不偿失。

◎取穴方法：天柱穴就在我们的后颈部正下方凹处，也就是后发际正中线上半寸处约2厘米左右，往两旁各1.3寸各有1个穴位。

◎按摩方法：按揉时用拇指指腹，每次按要一按一放，按下去持续30秒钟，然后松开，再重复。

◎按摩功效：按摩此穴，可以起到提神醒脑、去疲劳的功效。女性常按此穴，可养阴温肾，对于腰痛、腰酸有益。

◎注意事项：切忌急于求成，避免因手法不当而使关节受损或发生病理性骨折。

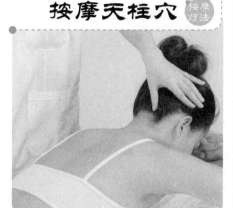

按摩天柱穴

◎取穴方法：背过手，可以摸到在肩胛骨和脊椎骨之间有一凹陷，这个地方就是膈腧穴。而且左右各有一个。

◎按摩方法：采用拇指端点法，点压膈腧穴1～2分钟，以出现酸痛感为宜。

◎按摩功效：该穴具有理气、宽中、和胃、强肾暖肾、降血压、调节血糖浓度的功效。按摩膈腧穴，可以促使血液流通，同时具有养血活血的作用。

◎注意事项：空腹或是饭后一小时内，不宜进行按摩治疗。

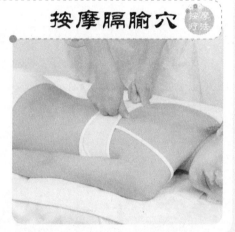

按摩膈腧穴

◎取穴方法：抬起手，食指靠拇指的那一侧，在指甲角正后方2毫米的地方就是商阳穴。

◎按摩方法：在该穴位上绕圈揉按，每个穴位按摩3～5分钟，重复5次。

◎按摩功效：商阳穴是一个调理内息与肠胃的穴道，位于大肠经脉上。经常掐一掐此穴，能调节消化道功能，加快人体新陈代谢，有强壮身体、养阴益肾的作用。

◎注意事项：按摩的手法要轻，按摩至皮肤微微发热或有红晕即可。

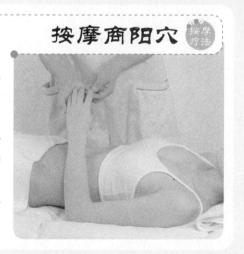

按摩商阳穴

按摩涌泉穴

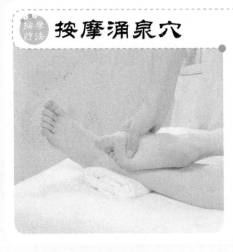

◎取穴方法：涌泉穴位于脚底中线前1/3交点处，即当脚屈趾时，脚底前凹陷处即是。

◎按摩方法：用双拇指从足跟向足尖方向涌泉穴处，作前后反复的推搓，或用双手掌自然轻缓地拍打涌泉穴，以足底有热感为宜。

◎按摩功效：经常按摩涌泉穴，可以使人肾精充足、耳聪目明、精神充沛、暖身益肾、腰膝壮实不软、行走有力。

◎注意事项：按摩时患者应先用热水洗脚，然后全身放松再操作。

按摩太溪穴

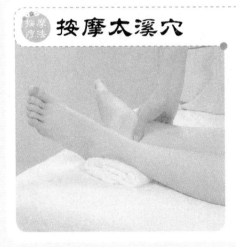

◎取穴方法：太溪穴位于足内侧，内踝后方与脚跟骨筋腱之间的凹陷处。也就是说，在脚的内踝与跟腱之间的凹陷处。

◎按摩方法：按揉时可用拇指按揉，每次按揉5分钟左右即可。

◎按摩功效：刺激太溪穴具有明显提高肾功能、益肾暖肾的作用，主治肾脏病、牙痛、喉咙肿痛、手脚冰凉、女性生理不顺、关节炎、精力不济、手脚无力、风湿痛等病症。

◎注意事项：在按摩过程中如果呈现青紫瘀斑等症状，应立即停止按摩，休息几天。

按摩关元穴

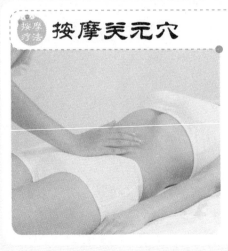

◎取穴方法：关元穴位于下腹部，从肚脐到耻骨上方画一线，将此线五等分，从肚脐往下3/5处，即是此穴。

◎按摩方法：按摩关元穴时，可用手掌施行旋转推揉，推揉2~4分钟即可。

◎按摩功效：关元穴是人身上元阴、元阳的交会之处，也是元气的关隘。常按关元穴，可起到补肾暖肾、理气和血、治痛经妇科病等的祛病养生功效。

◎注意事项：空腹或是饭后一小时内不宜进行按摩治疗。

艾灸神阙穴

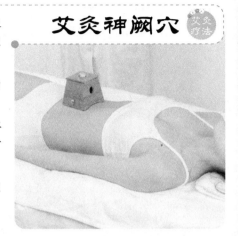

◎取穴方法：神阙穴即肚脐，又名脐中，是人体任脉上的要穴，它位于命门穴平行对应的肚脐中。

◎艾灸方法：用艾灸盒，在该穴位上灸治10～15分钟。

◎艾灸功效：灸此穴有温补元阳、健运脾胃、复苏固脱之养生功效。常灸神阙穴，可起到强壮体质、延年益寿、暖肾利体作用。

◎注意事项：术者在施灸时要集中精神，以免烧烫伤患者的皮肤或损坏病人的衣物。

艾灸气海穴

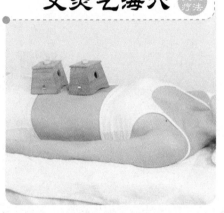

◎取穴方法：气海穴位于人体的下腹部，在肚脐下1.5寸。

◎艾灸方法：用艾灸盒，在该穴位上灸治10～15分钟。

◎艾灸功效：古人说"气海一穴暖全身"，强调该穴的保健养生作用。艾灸此穴能让全身温暖，对于肾脏的保暖效果更是显著，还可在肚脐上方也摆上艾灸盒，效果更好。

◎注意事项：患者在艾灸前最好喝一杯温水，水的温度应宜略高于体温为宜，在每次灸治结束后再补充一杯60℃左右的热水。

艾灸足三里穴

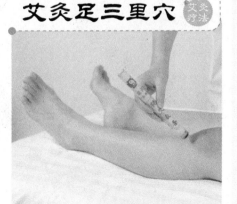

◎取穴方法：足三里穴位于外膝眼下四横指，胫骨边缘。

◎艾灸方法：用艾条悬灸法灸治足三里穴，10～15分钟为宜。两侧以同样的方法操作。

◎艾灸功效：具有气血双补作用，能增强人体免疫力，增强体质。足三里被认为是男性养生第一大穴，能够调理脾胃、补中益肾、补肾壮阳，对治疗肾脏虚弱、寒冷等病症有帮助。

◎注意事项：总的来说，艾灸施治的时间长短应该是循序渐进的，施灸穴位的数量也应该由少至多，热度也是逐渐增加的。

其他养肾暖肾方法

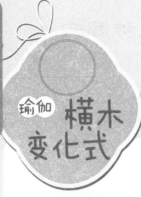

瑜伽 横木变化式

功效 能刺激肾脏，达到活化肾脏器官的目的，改善肾脏的血液循环，使肾脏暖起来，起到驱寒祛虚的作用。

技巧 左脚和右膝之间的距离稍拉大，臀部尽量下沉。

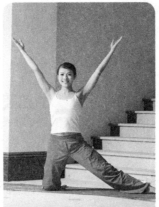

1 吸气，打开手臂放到两侧，手臂向上伸展，掌心向上。

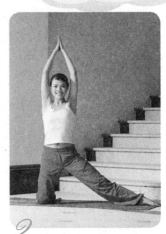

2 呼气，双手在头顶相合。

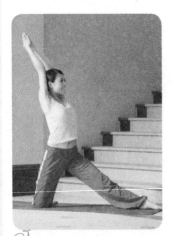

3 吸气，脊椎挺直，上体转向左侧，下体不变。

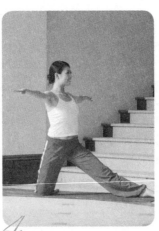

4 呼气，双手打开到两侧，上体转回中间。保持2~3次的深呼吸。

注意事项 （1）呼吸：尽量做2~3次的深呼吸。

（2）眼睛：看着身体的左方。

（3）意识集中点：转动腰部时，腰部尽量拉长。

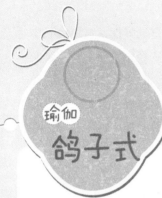

 这一姿势挤压肾脏和肾上腺，活化肾脏器官，促进肾脏血流循环，保暖肾脏，还对减轻泌尿功能失调有益。

瑜伽
鸽子式

技巧 （1）弯曲右膝时，可能会出现脚抽筋的现象。不要担心，可以还原身体，成勾脚状。臀部尽量接触地面，腰部尽量挺直。
（2）这个姿势较困难，可以在弓式完成得较好的情况下完成这组动作。

注意事项 （1）呼吸：尽量顺畅和均匀。
（2）眼睛：随着身体转动而移动。
（3）意识集中点：注意力尽量集中，放在调整身体的呼吸上。

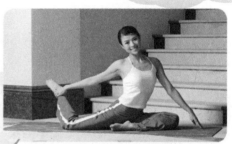

1 吸气，手臂放于身体的两侧，身体坐直，右膝弯曲。

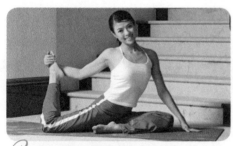

2 右手弯曲，抬起左脚。

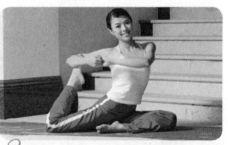

3 呼气，弯曲右膝，右脚放于右手臂的折叠处。

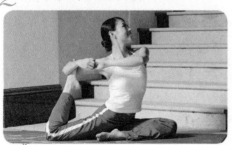

4 吸气，双手相扣，上体左转。

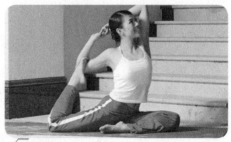

5 呼气，手臂放于头部后侧，尽量挺直背部，头部尽量转向左方，胸腔打开。

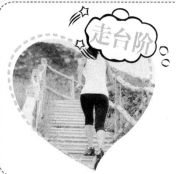

走台阶能改善下肢大血管壁的弹性，对防治下肢静脉曲张有良好作用。并且女人经常活动下肢，如步行、蹬楼梯等，能够使浑身血液通畅，防治肾气衰弱，所以走台阶有利于保养肾脏，温暖肾脏。中医认为，脚主要为肾所主，多加锻炼有助于延年益寿，使女人远离衰老。

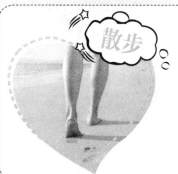

散步第一个好处就是锻炼腰腿，将全身大多数的肌肉、骨骼"动员"起来，增强代谢活动，使血流通畅，促进下肢的灵活。中医认为，"腰为肾之府"，腰好自然肾就受益。所以，散步能改善女人肾脏的血液循环，增加肾脏血液流量，使肾脏温暖，驱寒祛虚，从而增强肾功能。

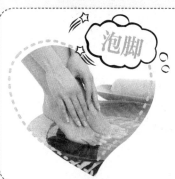

中医学认为，经过人体五脏的足六经脉（足太阴脾经、足厥阴肝经、足少阴肾经、足阳明胃经、足太阳膀胱经、足少阳胆经）都发源于脚部。经常泡脚，就可刺激脚部的各穴位，激发五脏六腑的活力，起到壮腰强筋、调理脏腑、疏通经络，促进新陈代谢以及延缓衰老的功效。所以泡脚有利于女人养肾暖肾。

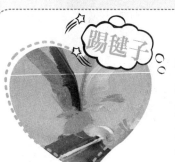

踢毽子有益锻炼身体，对健康很有好处。从运动学角度分析，踢毽子的技术动作需要四肢通力配合，是一项全身运动，有利于运动膝盖、腿部、腰部。对女人而言，踢毽子还有利于改善肾脏的血液循环，增加肾脏血液流量，保暖肾脏，从而健全肾脏功能，对肾脏起到极佳的保养作用。

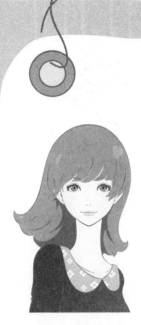

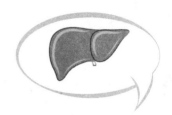

Part 6 肝脏保暖，拥有清透白皙肌肤

　　肝就像一个中央银行，负责管理身体三大货币（气、血、水）的流通。并且肝对来自体内和体外的许多非营养性物质，如各种药物、毒物以及体内某些代谢产物，具有生物转化作用。女人一生以血为重，肝有"造血"的功能。如果肝脏长期超负荷工作，反映在女人的皮肤上就是脸色暗哑，色素沉淀。所以女人应该经常对肝脏进行保养和保暖，改善肝脏供血，使皮肤变得白里透红。

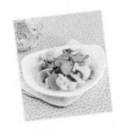 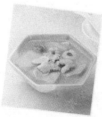 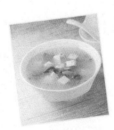 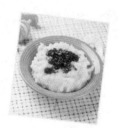

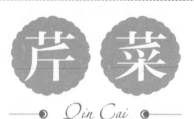

芹菜

QinCai

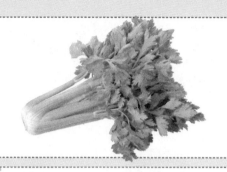

 养肝暖肝功效

　　芹菜具有平肝安神、清热解毒的功效。它含铁量较高，能补充妇女经血的损失，养血补虚，具有滋养肝脏、保暖肝脏的功效，女性食之能避免皮肤苍白、干燥、面色无华，而且可使目光有神，头发黑亮。

 食用注意

　　体内热盛、食欲不佳、疲倦无力的湿热体质者可常食用。芹菜有降血压作用，故血压偏低者少食。它性凉质滑，故脾胃虚寒，肠滑不固者食之宜慎。

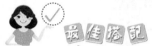 **最佳搭配**

芹菜+豆干	✓ 排毒清肠
芹菜+红薯	✓ 降脂降压
芹菜+牛肉	✓ 营养瘦身
芹菜+红枣	✓ 抗衰老，养精血

禁忌搭配

芹菜+黄瓜	✗ 破坏维生素C
芹菜+螃蟹	✗ 蛋白质吸收率下降
芹菜+鸡肉	✗ 伤阳气

芹菜叶蛋饼

● 平肝安神，养肝暖肝

● 原料：芹菜叶50克，鸡蛋2个

● 调料：盐2克，水淀粉、食用油各适量

● 做法：①将洗净的芹菜叶煮至断生后捞出，沥干水分。②将放凉的芹菜叶切碎。③鸡蛋打入碗中，加入盐、水淀粉、芹菜末，快速搅拌制成蛋液。④煎锅注油烧热，将蛋液用中火煎成蛋饼，至其呈焦黄色。⑤关火后盛出煎好的蛋饼即成。

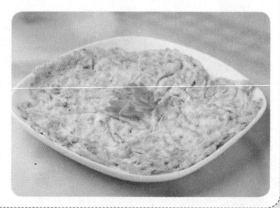

芹菜苹果汁

● 能暖肝养肝，降低胆固醇

● 原料：苹果100克，芹菜90克
● 调料：白糖7克，矿泉水少许
● 做法：①将洗净的芹菜切粒；洗净的苹果切开，去除果核，将果肉切小块。②取榨汁机，选择搅拌刀座组合，倒入切好的食材，注入少许矿泉水，盖上盖。③通电后选择"榨汁"功能，榨一会儿，使食材榨出果汁。④揭开盖，加入少许白糖，盖好盖，再次选择"榨汁"功能，搅拌一会儿，至糖分溶化即可。

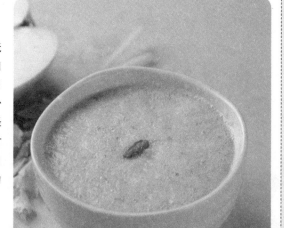

 制作Tips

芹菜含有大量粗纤维，切得小一些，饮用时口感会更好。

西红柿芹菜汁

● 温暖肝脏，降压降脂

● 原料：西红柿、芹菜各200克，矿泉水少许
● 做法：①将芹菜清洗干净，切成粒状；西红柿清洗干净，切开，再切成小块。②取榨汁机，选择搅拌刀座组合，往榨汁机中倒入切好的芹菜粒和西红柿块，注入少许矿泉水，盖上盖，通电后选择"榨汁"功能，榨一会儿，使食材榨出汁。③断电后，将榨好的西红柿芹菜汁倒入小碗中即成。

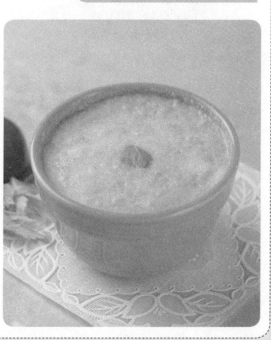

制作Tips

芹菜的汁水涩口，饮用时可以加入少许白糖拌匀，这样果汁的口感才好。

芹菜拌海带丝

• 能养血补虚，暖肝护肝

● 原料：水发海带100克，芹菜梗85克，胡萝卜35克

● 调料：盐3克，香油5克，凉拌醋10克

● 做法：①芹菜梗洗净切段；胡萝卜洗净切丝；海带洗净，切粗丝。②将海带丝、胡萝卜丝、芹菜煮至断生后捞出，沥干水分。③把焯煮过的食材装入碗中，加入盐、凉拌醋、香油，搅拌至入味即可。

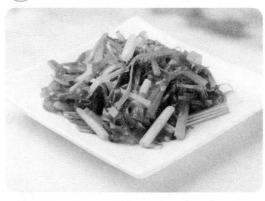

杏仁芹菜拌茼蒿

• 补气祛虚，保暖肝脏

● 原料：茼蒿300克，芹菜50克，彩椒40克，香菜、杏仁、蒜末各少许

● 调料：盐3克，生抽4克，陈醋8克，香油、食用油各适量

● 做法：①芹菜洗净切段；彩椒洗净切丝；香菜洗净切段；茼蒿洗净切段。②将切好的材料焯煮，沥干水分，装入碗中。③加蒜末、盐、生抽、陈醋、香油、香菜，搅拌至入味，撒上杏仁即可。

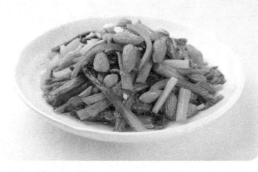

杏鲍菇炒芹菜

• 有温暖肝脏、养肝护肝之功

● 原料：杏鲍菇130克，芹菜70克，彩椒50克，蒜末少许

● 调料：盐、水淀粉、食用油适量

● 做法：①芹菜洗净切段；杏鲍菇洗净切条；彩椒洗净切条。②将杏鲍菇、芹菜段、彩椒焯煮，沥干水分。③锅中注油烧热，放入蒜末，爆香，倒入焯水食材，翻炒匀。④加盐调味，淋入水淀粉，快速翻炒匀，关火后将菜盛出即可。

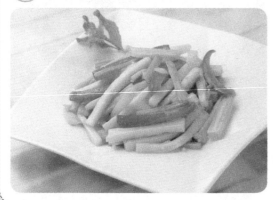

芹菜炒猪皮

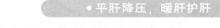

● 缓解肝脏虚乏，暖肝养肝

●原料：芹菜70克，红椒30克，猪皮110克，姜片、蒜末、葱段各少许

●调料：豆瓣酱6克，盐4克，白糖3克，老抽、生抽、料酒、水淀粉、食用油各适量

●做法：①猪皮洗净切丝，加盐氽煮至熟透，沥干水分；芹菜洗净切段；红椒洗净切丝。②锅中注油烧热，放入所有原料，翻炒匀。③再加入所有调料，翻炒至入味即可。

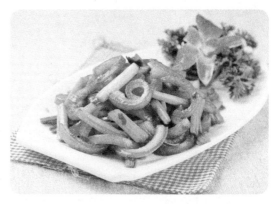

芹菜烧豆腐

● 平肝降压，暖肝护肝

●原料：芹菜40克，豆腐220克，蒜末少许

●调料：盐3克，生抽2克，老抽、水淀粉、食用油各适量

●做法：①芹菜洗净切段；豆腐洗净切块，加盐焯煮，沥干水分。②锅中注油烧热，将蒜末爆香，放入芹菜翻炒，加清水、生抽、盐，拌匀。③倒入豆腐，煮沸，加老抽、水淀粉，煮2分钟至豆腐入味即可。

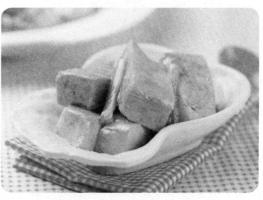

清炒虾米芹菜丝

● 滋养肝脏，保暖肝脏

●原料：虾米20克，芹菜150克，红椒20克

●调料：盐2克，料酒8克，水淀粉、食用油各适量

●做法：①芹菜洗净切段；红椒洗净切丝。②将虾米氽水，捞出。③锅注油烧热，将虾米爆香，淋入料酒，倒入芹菜、红椒，拌炒匀。④加入盐、水淀粉，快速翻炒均匀。⑤将炒好的食材盛出即可。

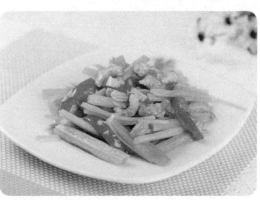

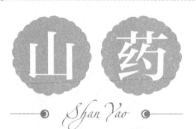
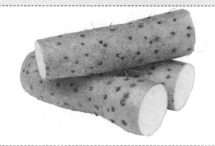

山药

Shan Yao

养肝暖肝功效

山药含有皂苷，具有健脾养肝的功效。它还能够供给人体大量的黏液蛋白，保持血管的弹性，防止动脉粥样硬化，使人体血液循环通畅，起到暖脾暖肝的作用。很多女性都有气虚和血虚的症状，冬季手脚容易冰冷，而山药性温，是冬季很好的温补食物。

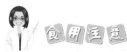
食用注意

山药有收涩作用，故大便燥结者不宜食用。糖尿病患者食之不可过量。

山药宜去皮食用，以免产生麻、刺等异常口感。

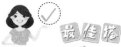
最佳搭配 ✓

山药+羊肉	✓	治虚寒症
山药+扁豆	✓	增强免疫力
山药+红枣	✓	养胃，补血
山药+银耳	✓	滋阴润肺

 ✕
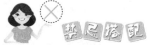
禁忌搭配

山药+菠菜	✕	降低营养价值
山药+南瓜	✕	造成营养流失
山药+鲫鱼	✕	阻碍营养物质吸收

🙂 蓝莓山药泥

● 促进血液循环，暖肝养肝

● **原料：** 山药180克，蓝莓酱15克
● **调料：** 白醋适量
● **做法：** ①山药洗净去皮，切块，浸入清水中，加白醋搅拌，去除黏液。②把山药放入烧开的蒸锅中，用中火蒸15分钟至熟。③把蒸熟的山药取出。④把山药倒入大碗中，先用勺子压烂，再用木锤捣成泥。⑤取一个干净的碗，放入山药泥。⑥再放上适量蓝莓酱即可。

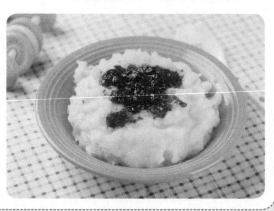

🧑 山药南瓜羹

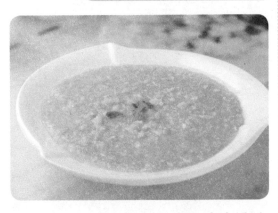

● 温补肝脏，起暖肝作用

● 原料：南瓜300克，山药120克

● 调料：盐2克，食用油适量

● 做法：①南瓜洗净去皮，切片；山药洗净去皮，切片。②将南瓜、山药放入蒸锅中用大火蒸10分钟，至食材熟透，取出，晾凉。③将山药、南瓜压烂，剁成泥状。④锅中注入适量清水烧开，放入食用油、盐，倒入南瓜泥和山药泥，搅匀，煮沸。⑤盛出煮好的食材即可。

🧑 山药木耳炒核桃仁

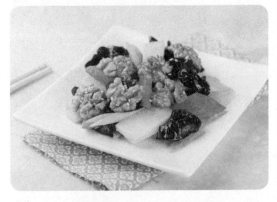

● 保暖肝脏，美容养颜

● 原料：山药90克，水发木耳40克，西芹50克，彩椒60克，核桃仁30克

● 调料：盐3克，白糖10克，生抽3克，食用油适量

● 做法：①山药、彩椒、西芹均洗净切块，焯水。②锅中注油烧热，倒入焯水食材，翻炒，加盐、生抽、白糖，炒匀调味。③将菜肴装盘，放上炸香的核桃仁即可。

🧑 丝瓜炒山药

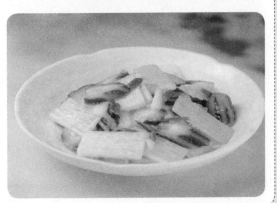

● 健脾养肝，保暖肝脏

● 原料：丝瓜120克，山药100克，枸杞10克，蒜末、葱段各少许

● 调料：盐3克，食用油适量

● 做法：①丝瓜洗净切块；山药洗净去皮，切片。②将山药片、枸杞、丝瓜焯水，煮约至断生，捞起，沥干水分。③锅中注油烧热，将蒜末、葱段爆香，倒入焯过水的食材，翻炒匀。④加入盐炒匀调味。⑤关火后盛出炒好的食材即可。

山药莴笋炒鸡胗

● 能滋补肝脏，暖肝养肝

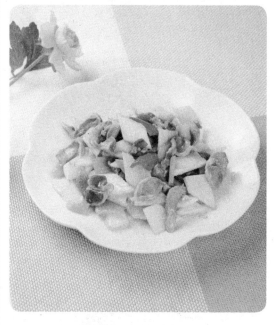

● 原料：山药150克，莴笋100克，胡萝卜30克，鸡胗200克，姜片、蒜末、葱段各少许

● 调料：盐3克，生粉、生抽各4克，料酒7克，食用油适量

● 做法：①莴笋、胡萝卜、山药洗净去皮，切片；鸡胗洗净切片，将鸡胗用盐、料酒、生粉约腌渍10分钟。②将胡萝卜片、莴笋片、山药片焯水，煮至断生后捞出，沥干水分。③将鸡胗氽烫一下，沥干水分。④锅中注油烧热，将姜片、蒜末、葱段爆香，倒入鸡胗、料酒、生抽，翻炒匀。⑤放入焯煮好的食材，加盐炒匀调味。⑥关火后盛出菜肴，装在盘中即成。

山药炖猪小肚

● 促进营养吸收，暖肝护肝

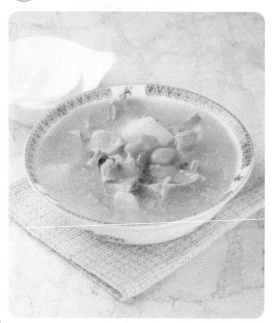

● 原料：山药160克，猪小肚270克，白果50克，枸杞15克，姜片、葱花各少许

● 调料：盐、胡椒粉、料酒少许

● 做法：①山药洗净去皮，切块；猪小肚洗净切块，氽去血水，沥干水分。②砂锅中注入适量清水烧开，倒入猪小肚、枸杞、白果，加入姜片、料酒，大火烧开后用小火炖40分钟，至食材熟软。③揭开盖，倒入山药，盖上盖，大火烧开后用小火再炖15分钟，至全部食材熟透。④揭开盖，加入适量盐、胡椒粉，搅匀调味。⑤将炖煮好的食材装入汤碗中，撒上葱花即可。

山药甲鱼汤

● 补虚益气，保暖肝脏

●原料：甲鱼块700克，山药130克，姜片45克，枸杞20克

●调料：料酒20克，盐2克

●做法：①山药洗净去皮，切片。②锅中注入适量清水烧开，倒入甲鱼块、料酒，搅拌匀，氽去血水，捞出，沥干水分，备用。③砂锅中注入适量清水烧开，放入枸杞、姜片，倒入氽过水的甲鱼块，加入料酒，拌匀，盖上盖，烧开后用小火炖20分钟。④揭开盖，放入山药，搅拌几下，再盖上盖，用小火再炖10分钟，至全部食材熟透。⑤揭开盖，加盐调味。⑥将炖好的甲鱼汤盛出，装入汤碗中即可。

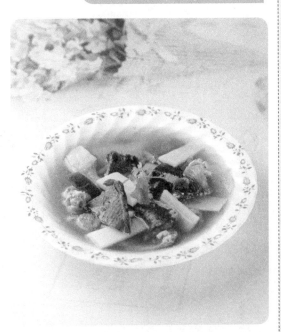

山药肚片

● 能补血暖肝，降低血糖

●原料：山药300克，熟猪肚200克，青椒、红椒各40克，姜片、蒜末、葱段各少许

●调料：盐、鸡粉各2克，料酒4克，生抽、水淀粉、食用油各适量

●做法：①山药洗净去皮切成片；青椒、红椒均洗净去籽，切成小块；把熟猪肚切成片。②锅中注水烧开，放入山药、青椒块、红椒块，煮至食材八成熟后捞出。③锅中注油烧热，爆香姜片、蒜末、葱段，倒入焯水食材炒匀，放入切好的猪肚，淋入料酒，炒香。④加入生抽、盐、鸡粉，炒匀调味，倒入少许水淀粉，用大火快速翻炒至食材熟软、入味即可。

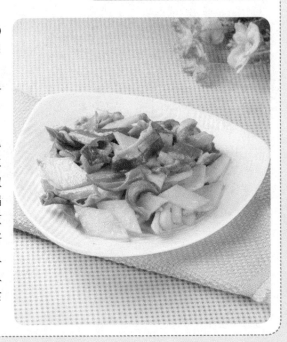

葡萄
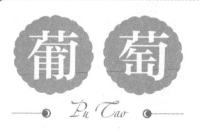

Pu Tao

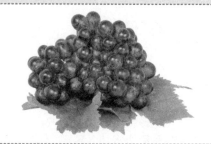

养肝暖肝功效

葡萄中的多酚类物质具有很强的抗氧化活性，可以有效地调整肝脏细胞的功能，从而起到保肝功能。并且葡萄能补血气，暖肝健脾。良好的肝脏能促进女性身体排毒养颜。

食用注意

吃葡萄后不能立刻喝水，否则很快就会腹泻。在食用海鲜后不要马上吃葡萄，否则易出现腹胀、腹泻、呕吐等症状。葡萄表面不易清洗，可以在洗葡萄时加入适量面粉或淀粉。

最佳搭配
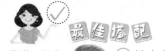

葡萄+枸杞	✔	补血养气
葡萄+山药	✔	补虚养身
葡萄+薏米	✔	健脾利湿
葡萄+蜂蜜	✔	可缓解感冒、哮喘

禁忌搭配
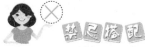

葡萄+海蜇	✘	引起呕吐、腹胀
葡萄+海参	✘	阻碍海参中钙吸收

葡萄干炒饭

● 补血气，暖肝养肝

●原料：火腿40克，洋葱20克，虾仁30克，米饭150克，葡萄干25克，鸡蛋1个，葱末少许

●调料：盐2克，食用油适量

●做法：①鸡蛋打散。②洋葱、火腿洗净切粒；虾仁洗净去虾线，切成肉丁。③锅中注油烧热，将鸡蛋炒熟后盛出；锅底留油，倒入其余原料，翻炒，再加入鸡蛋、盐炒匀。④关火后盛出菜肴即可。

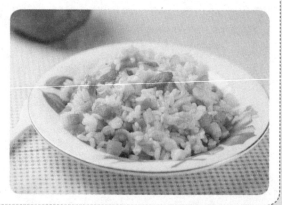

葡萄苹果汁

● 有抗氧化作用，保肝暖肝

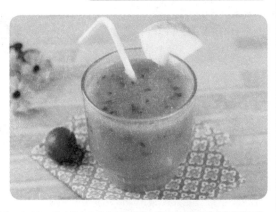

●原料：葡萄、苹果各100克，柠檬70克，蜂蜜20克，矿泉水适量

●做法：①苹果洗净，切小块。②取榨汁机，选搅拌刀座组合，倒入苹果、洗净的葡萄、矿泉水。③盖上盖，选择"榨汁"功能榨取葡萄苹果汁。④揭盖，倒入蜂蜜，再加上盖，继续榨汁、搅拌一会儿。⑤揭盖，把榨好的果汁倒入杯中，挤入几滴柠檬汁即可。

香蕉葡萄汁

● 能保暖肝脏，预防高血压

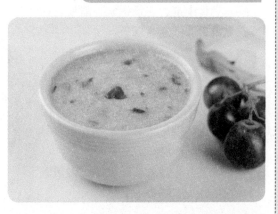

●原料：香蕉150克，葡萄120克，矿泉水适量

●做法：①香蕉去皮，将果肉切成小块，备用。②取榨汁机，选择"搅拌"刀座组合，将洗好的葡萄倒入搅拌杯中，再加入切好的香蕉，倒入适量矿泉水。③盖上盖，选择"榨汁"功能，榨取果汁。④揭开盖，将果汁倒入杯中即可。

百合葡萄糖水

● 补虚养身，暖肝养肝

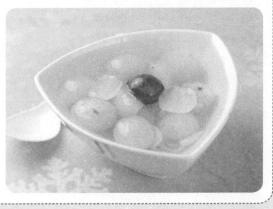

●原料：葡萄100克，鲜百合80克
●调料：冰糖20克
●做法：①葡萄洗净，去皮，把果肉装入小碗中。②砂锅中注入适量清水烧开，倒入洗净的百合、葡萄。③盖上盖，煮沸，转小火煮约10分钟。④取下盖子，倒入冰糖，搅拌匀。⑤用大火续煮一会儿，至糖分完全溶化。⑥关火后盛出煮好的葡萄糖水，装入汤碗中即成。

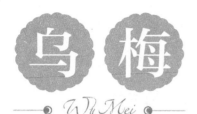

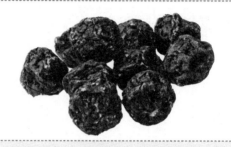

 养肝暖肝功效

乌梅具有补肝功效，能起到强化肝脏的作用，加强肝脏的解毒作用，减轻肝脏的负担。肝脏对于女性非常重要，食用乌梅可以养肝暖肝，预防多种妇科疾病。乌梅中富含的维生素，能使女性皮肤光滑，并可延缓衰老。

 食用注意

感冒发热、咳嗽多痰者忌食；菌痢、肠炎病初期患者忌食；妇女正常月经期以及孕妇产前产后忌食之。

乌梅适宜夏季与砂糖煎水，做成酸梅汤饮料，清凉解暑，生津止渴。

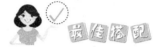 **最佳搭配**

乌梅+蒜 ✓ 缓解细菌性痢疾

乌梅+白糖 ✓ 缓解口渴、咳嗽

乌梅+干姜 ✓ 温脏驱蛔

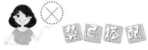 **禁忌搭配**

乌梅+猪肉 ✗ 易引起咳嗽、腹泻

乌梅+红糖 ✗ 易引起恶心、呕吐

乌梅+白酒 ✗ 易引起恶心、呕吐

乌梅茶树菇炖鸭

● 能强化肝脏功能，保肝暖肝

● 原料：鸭肉400克，水发茶树菇150克，乌梅15克，八角、姜片、葱花各少许

● 调料：料酒、盐、胡椒粉各适量

● 做法：①茶树菇洗净，去老茎。②将鸭肉汆水，沥干水分。③砂锅中注入清水烧开，加入所有原料、料酒，大火烧开后用小火炖煮1小时，放入盐、胡椒粉调味。④关火后将汤盛出，撒入葱花即成。

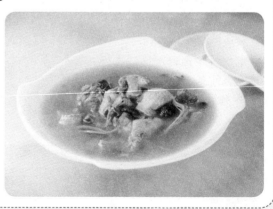

陈皮乌梅枸杞茶

● 养肝血，保暖肝脏

● 原料：陈皮8克，枸杞9克，乌梅40克

● 调料：冰糖20克

● 做法：①将陈皮、枸杞、乌梅清洗净。②砂锅中注入适量清水烧开，放入陈皮、枸杞、乌梅，搅拌均匀，盖上砂锅盖，用小火煮20分钟，至药材析出有效成分。③揭开砂锅盖，加入冰糖后搅拌均匀，煮至冰糖溶化。④关火后盛出煮好的茶水，装入碗中即可。

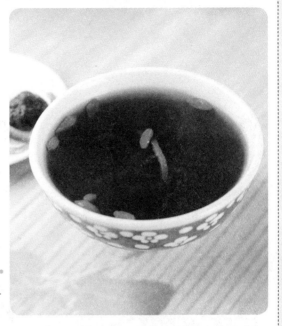

 制作Tips

乌梅可以用刀将皮划开，能更好地析出成分。

乌梅无花果糖水

● 能暖肝养肝，开胃消食

● 原料：乌梅7克，无花果5克

● 调料：冰糖20克

● 做法：①乌梅洗净，沥干水分，备用；无花果洗净，沥干水分，备用。②锅中注入800毫升清水，用大火烧开，将洗净的无花果、乌梅倒入锅中，搅拌均匀，转小火煮约20分钟至材料熟软。③倒入冰糖，轻搅片刻，煮至冰糖完全溶化。④将锅中材料搅拌均匀，煮沸，把煮好的糖水盛出即可。

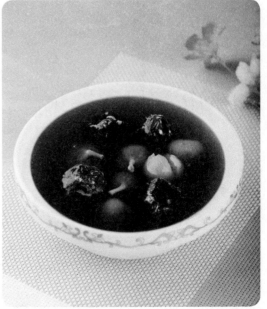

制作Tips

此糖水中药材的药性均较厚实，煲煮的时间可适当长一些。

猪肝

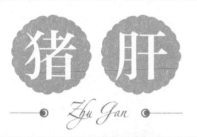

Zhu Gan

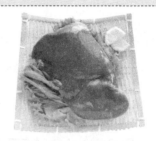

养肝暖肝功效

　　猪肝性温，入肝经，有补血健脾、养肝明目的功效，对肝脏具有很好的温补作用。猪肝中铁含量极高，是天然的补血妙品，特别适用于手脚冰凉的女性食用。另外，猪肝还含有大量维生素，缓解皮肤干燥，使皮肤滋润富有光泽。

食用注意

　　要将猪肝的筋膜除去，否则不易嚼烂、消化。在烹炒时要用旺火，使其熟透，不可吃半生不熟的猪肝。

　　凡患有冠心病、脑梗塞、脑中风后遗症等患者，均不宜食用猪肝。

最佳搭配

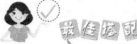

猪肝+葱		✓ 促进营养吸收
猪肝+苦瓜		✓ 有利于防癌
猪肝+苦菜		✓ 清热解毒
猪肝+菠菜		✓ 改善贫血

禁忌搭配

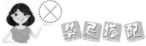

猪肝+芥菜		✗ 令人上火
猪肝+鲫鱼		✗ 易产生痈疽
猪肝+鹌鹑		✗ 导致色素沉着

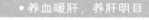

枸杞猪肝茼蒿粥

● 养血暖肝，养肝明目

●原料：猪肝、茼蒿各90克，大米150克，枸杞、姜丝、葱花各少许

●调料：料酒8克，盐、生粉、胡椒粉、香油、食用油各适量

●做法：①茼蒿洗净切段；猪肝洗净切片，加姜丝、料酒、盐、生粉、食用油腌渍10分钟。②砂锅中注入适量清水烧开，放入大米，用小火煮30分钟。③加入所有原料，煮至熟软。④最后加入调料即可。

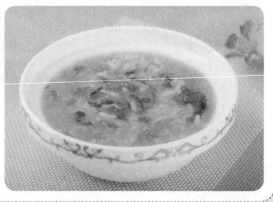

菠菜炒猪肝

● 能提供铁元素，补血暖肝

● 原料：菠菜200克，猪肝180克，红椒、姜片、蒜末、葱段各少许

● 调料：盐、料酒、食用油各适量

● 做法：①菠菜洗净切段；红椒洗净切块；猪肝洗净切片，用盐、料酒、食用油腌渍10分钟至入味。②锅中注油烧热，将姜片、蒜末、葱段爆香，放入红椒、猪肝、料酒，炒匀。③放入菠菜，炒至熟软，加盐调味。④将炒好的菜盛出即可。

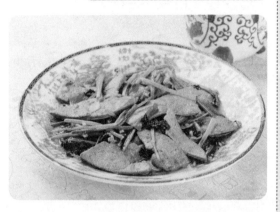

猪肝炒花菜

● 补血益气，保暖肝脏

● 原料：猪肝160克，花菜200克，胡萝卜片、蒜末、葱段各少许

● 调料：盐、生抽各3克，料酒6克，食用油适量

● 做法：①花菜洗净切小朵；猪肝洗净切片，用盐、料酒、食用油腌渍。②将花菜焯煮至断生，沥干水分。③锅中注油烧热，将胡萝卜片、蒜末、葱段爆香，放入猪肝、花菜、料酒、盐、生抽，炒匀即可。

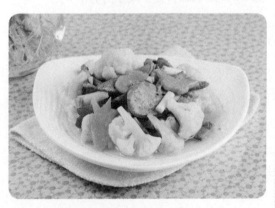

猪肝炒木耳

● 滋补肝脏，起养血暖肝作用

● 原料：猪肝180克，水发木耳50克，姜片、蒜末、葱段各少许

● 调料：盐4克，料酒、生抽、食用油各适量

● 做法：①木耳洗净切块；猪肝洗净切片，用盐、料酒腌渍。②将木耳焯水后捞出。③锅中注油烧热，将姜片、蒜末、葱段爆香。④倒入猪肝、料酒、木耳、盐、生抽，炒匀。⑤将炒好的菜盛出即可。

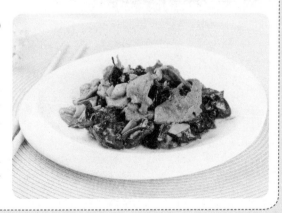

猪肝熘丝瓜

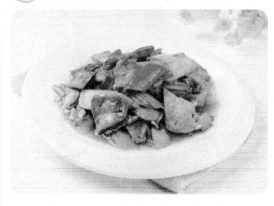

● 补充营养，暖肝养肝

● 原料：丝瓜100克，猪肝150克，红椒25克，姜片少许

● 调料：盐、生抽各3克，料酒6克，水淀粉、食用油各适量

● 做法：①丝瓜洗净切块；红椒、猪肝均洗净切片。②用盐、料酒、水淀粉腌渍猪肝。③将猪肝片汆水。④锅中注油烧热，放入所有原料，翻炒，加入料酒、生抽、盐调味。⑤关火后将菜盛出即成。

双仁菠菜猪肝汤

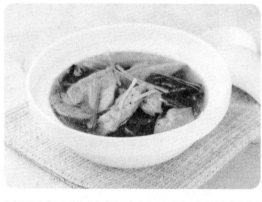

● 补血养肝，温暖肝脏

● 原料：猪肝200克，柏子仁、酸枣仁各10克，菠菜100克，姜丝少许

● 调料：盐2克，食用油适量

● 做法：①把柏子仁、酸枣仁装入隔渣袋中。②菠菜洗净切段；猪肝洗净切片。③砂锅中注入清水烧开，放入隔渣袋，小火煮15分钟，取出隔渣袋，放入姜丝、食用油、猪肝片、菠菜段，煮沸。④加盐调味，关火后将汤盛出即可。

丝瓜虾皮猪肝汤

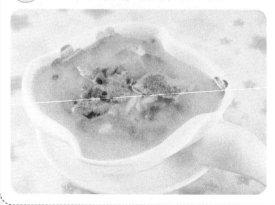

● 滋补肝脏，暖肝护肝

● 原料：丝瓜90克，猪肝85克，虾皮12克，姜丝、葱花各少许

● 调料：盐、水淀粉、食用油适量

● 做法：①丝瓜、猪肝均洗净，切片。②用盐、水淀粉、食用油将猪肝腌渍10分钟。③锅中注油烧热，将姜丝爆香，放入虾皮翻炒出香味。④倒入清水、丝瓜、猪肝片，大火煮沸，再加盐调味。⑤关火，将汤装入碗中，再将葱花撒入汤中即可。

五味子炖猪肝

● 起温补肝脏作用

● 原料：猪肝200克，红枣20克，五味子10克，姜片20克
● 调料：盐、生抽、料酒各少许
● 做法：①将洗净的猪肝切片，汆去血水，沥干水分。②把猪肝片装入炖盅里。③锅中倒入适量清水烧开，放入姜片、五味子、红枣、料酒、盐、生抽，煮沸。④将煮好的汤料盛入炖盅里，把炖盅放在蒸锅中，用中火炖1小时即可。

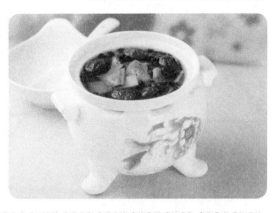

红枣猪肝香菇汤

● 补气养血，暖肝养肝

● 原料：猪肝200克，水发香菇60克，红枣20克，枸杞8克，姜片少许
● 调料：鸡汁、料酒、盐各适量
● 做法：①香菇洗净切块；猪肝洗净切片，汆去血水，捞出，沥干水分，装碗。②锅中注入适量清水烧开，放入香菇块、红枣、枸杞、姜片，加料酒、鸡汁、盐，拌匀，装入盛有猪肝的碗中。③放入蒸锅，用小火蒸1小时即可。

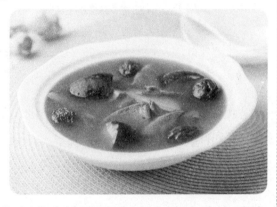

石斛枸杞猪肝汤

● 补血暖肝，养肝明目

● 原料：石斛20克，菊花、枸杞各10克，猪肝200克，姜片少许
● 调料：盐3克，鸡粉2克
● 做法：①猪肝洗净切片，汆去血水，沥干水分。②把洗净的石斛、菊花装入隔渣袋中。③砂锅中注入适量清水烧开，放入装有药材的隔渣袋、猪肝、姜片、枸杞，大火烧开后用小火煮20分钟。④放入盐、鸡粉调味。⑤将煮好的汤盛出即可。

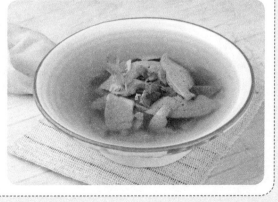

猪血

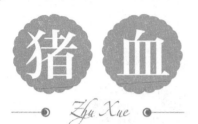

Zhu Xue

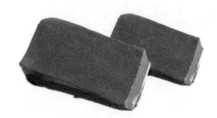

 养肝暖肝功效

猪血含有人体所需的多种微量元素，对营养不良、肝脏疾患的病后调养都有益处。并且经常喝猪血汤，能维持肝脏机能，改善肝脏供血，具有养肝暖肝的功效。另外，猪血含铁量较高且吸收率较高，女性常吃猪血，可有效地补血，改善气色。

 食用注意

因猪血腥味较重，烹调时应配葱、姜、蒜和料酒等加入调味。

贫血患者以及从事粉尘、纺织、环卫、采掘等工作的人特别适合食用。

 最佳搭配 ✓

猪血+菠菜		✓ 补血，明目
猪血+豆腐		✓ 补血美容
猪血+葱		✓ 生血，止血
猪血+韭菜		✓ 清肺健胃

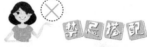 **禁忌搭配** ✕

猪血+何首乌		✕ 降低营养价值
猪血+黄豆		✕ 降低营养价值
猪血+海带		✕ 易导致便秘

🧑 猪血参芪附枣粥

● 改善肝脏供血，温暖肝脏

● 原料：猪血400克，水发大米180克，红枣20克，党参、黄芪各10克，附子5克

● 调料：盐3克，胡椒粉少许

● 做法：①猪血洗净切块。②砂锅中放入清水、党参、黄芪、附子、红枣，大火煮沸后转小火煮15分钟。③捞出党参、黄芪、附子，倒入大米小火煲煮30分钟，加猪血块续煮片刻，加盐、胡椒粉调味即可。

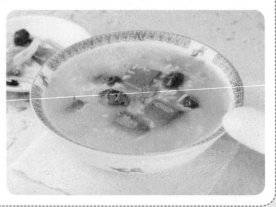

👩 韭菜炒猪血

● 维持肝脏机能，暖肝养肝

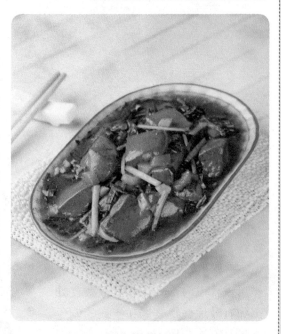

● 原料：韭菜150克，猪血200克，彩椒70克，姜片、蒜末各少许

● 调料：盐4克，沙茶酱15克，水淀粉8克，食用油适量

● 做法：①韭菜洗净，切段；彩椒洗净，切粒；猪血洗净，切块。②锅中注入适量清水烧开，加少许盐，倒入猪血块，煮1分钟，捞出，沥干，备用。③锅中注油烧热，放入姜片、蒜末，加入彩椒，炒香，放入韭菜段，略炒片刻，加入适量沙茶酱，炒匀。④倒入氽过水的猪血，加入适量清水，翻炒匀，加盐调味，再淋入适量水淀粉，快速翻炒均匀。⑤盛出炒好的菜肴，装入盘中即可。

👩 莴笋猪血豆腐汤

● 补血美容，保暖肝脏

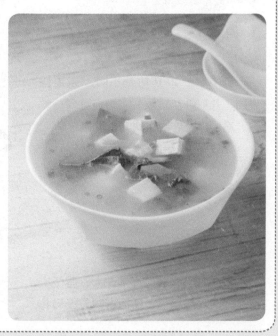

● 原料：莴笋100克，胡萝卜90克，猪血150克，豆腐200克，姜片、葱花各少许

● 调料：盐、香油各2克，胡椒粉少许，食用油适量

● 做法：①胡萝卜、莴笋洗净，切成片；豆腐、猪血洗净，切成小块。②锅中注油烧热，将姜片爆香，倒入适量清水烧开，加入盐，放入莴笋、胡萝卜，拌匀，加入豆腐块、猪血，盖上盖，用中火煮2分钟，至食材熟透。③揭开盖，加入胡椒粉，淋入适量香油，用勺拌匀，略煮片刻，至食材入味。④关火后盛出煮好的汤料，装入汤碗中，撒上葱花即可。

养肝暖肝药材

何首乌

He Shou Wu

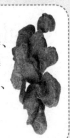

● 别名：多花蓼、紫乌藤、野苗、交茎、交藤、夜合、桃柳藤、九真藤
● 性味：性微温，味苦、甘、涩
● 归经：归肝、肾经

养肝暖肝功效

何首乌是很好的保肝暖肝的药材，具有养血、补益肝脏的功效。因为它含有丰富的卵磷脂，能软化肝脏血管，防治脂肪肝，减少胆固醇的沉积，缓解肝细胞受损，具有良好保肝作用。食用何首乌还具有很多益处，比如有效地延缓衰老和疾病的发生，增强人体免疫力等作用。

食用注意

大便溏泄及湿痰较重者不宜食用何首乌。

何首乌，取其功效不同，则用法不同。凡取补益功效时宜用何首乌；解毒、通便以及外用，均宜用生何首乌。

不论是煮、炖、蒸、泡水等制作何首乌，切记不能用铁器，最好是陶瓷，否则会令药性减弱。

选购

选购何首乌时，应选个大，质坚实而重，表面红褐色，断面有明显云彩花纹，粉性足者为佳。其中，断面有明显云彩花纹是其主要特征。

保存

贮存新鲜的何首乌时，可以将其晒干，并且密封包装好，放置于阴凉、干燥处。

最佳搭配

何首乌+鸡蛋	✓	补肝肾，益精血
何首乌+黑芝麻	✓	健脾补肾，养血
何首乌+猪肝	✓	补肝益肾，乌须
何首乌+鸡肉	✓	补肝养血

禁忌搭配

何首乌+大蒜	✗	导致腹泻
何首乌+猪血	✗	对健康不利
何首乌+白萝卜	✗	易导致腹泻
何首乌+葱	✗	降低药效

枸杞首乌鸡蛋汤

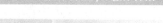
● 补肝养血，暖肝养肝

● 原料：枸杞8克，红枣15克，何首乌10克，鸡蛋2个
● 调料：盐、香油各2克
● 做法：①将鸡蛋打散调匀。②锅中注入清水烧开，放入洗净的何首乌，用小火煮20分钟，将何首乌捞出。③加入洗好的红枣、枸杞，用小火再煮10分钟。④放入少许盐调味，倒入蛋液，淋入香油，拌匀。⑤关火后将汤盛出即可。

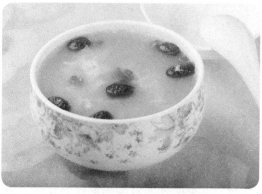

何首乌黑豆煲鸡爪

● 养血暖肝，补益肝脏

● 原料：何首乌、红枣各10克，水发黑豆80克，鸡爪200克，猪瘦肉100克
● 调料：料酒20克，盐2克
● 做法：①猪瘦肉洗净切片；鸡爪洗净，切去爪尖。②将猪瘦肉、鸡爪余水，捞出，沥干水分。③砂锅中注入清水烧开，倒入所有原料、料酒，大火烧开后用小火炖40分钟。④加盐调味，关火后盛出即可。

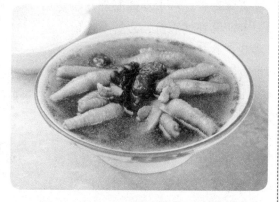

首乌枸杞炖鹌鹑

● 补血益气，保暖肝脏

● 原料：首乌20克，枸杞10克，姜片少许，鹌鹑肉300克
● 调料：料酒8克，盐2克
● 做法：①将处理干净的鹌鹑斩块，余水，捞出，沥干水分。②锅中注入清水烧开，放入所有原料，大火烧开后用小火煮30分钟，至食材熟透。③揭盖，放入少许盐调味。④关火后盛出煮好的汤料，装入汤碗中即可。

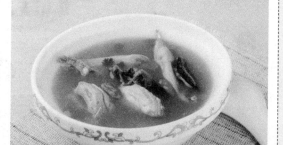

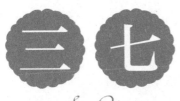

● **别名**：田七、金不换、山漆、人参三七、盘龙七
● **性味**：性温，味甘、苦
● **归经**：归肝、胃、心、肺、大肠经

San Qi

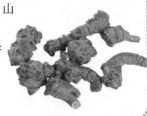

养肝暖肝功效

三七具有补血活血、滋养肝脏的功效。三七能改善肝脏微循环，保暖肝脏，减轻肝损伤，保肝护肝，促进肝脏组织修复和再生，完全解除和排除人体毒素。对于女性而言，常使用三七能够补气活血，缓解女性体寒的症状，并且促进女人自身排毒养颜，拥有靓丽肌肤。

食用注意

每人每天食用三七不要超过10克，一次不要超过5克，外用止血除外。气血亏虚所致的痛经、月经失调的女性和孕妇不宜食用三七。三七粉生吃和熟吃效果和功效侧重点不一样，一般而言，是生降熟补。

选购

在选购三七时，一般以个头大、质量重、体表光滑、棕黑色、质坚硬、断面色灰绿或黄绿的三七最好。三七是年生植物，要三年以上才能收，种植的年头越长，头越大，质量越好。三七头分为春三七、冬三七，以春三七为最佳，春三七的特点是颗粒大而且圆。

保存

贮藏三七要注意防虫蛀，有三法：一是可与白茅根饮片同贮于瓷缸内；二是将三七包好，与细辛共放一处；三七粉保存时，应放在通风、干燥、阴凉之处，避免发霉。

最佳搭配

三七+鸽肉	✓	补气，活血，化瘀
三七+鸡肉	✓	补气，活血，散瘀
三七+丹参	✓	活血降脂
三七+鸡蛋	✓	可缓解吐血

禁忌搭配

三七+猪血	✗	影响药效吸收
三七+菠菜	✗	降低田七药效

丹参三七炖乌鸡

● **软化血管，活血暖肝**

● 原料：乌鸡块400克，姜片25克，丹参10克，三七8克

● 调料：盐2克，料酒、鸡粉各适量

● 做法：①将乌鸡块汆去血水，捞出备用。②砂锅中注入适量清水烧开，倒入汆过水的乌鸡块，放入备好的丹参和三七，撒入姜片，拌匀。③淋入适量料酒，盖上盖，大火烧开后用小火炖1小时。④揭开盖，加入少许鸡粉、盐，拌匀调味。⑤关火后盛出炖好的汤料，装入碗中即可。

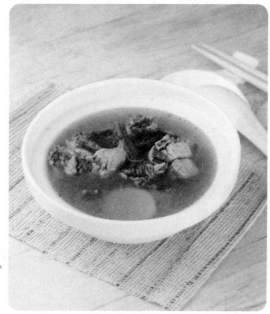

制作Tips

煲煮此汤时忌放葱等调料，以免影响汤汁本身的味道。

当归三七炖乌鸡

● **补中益气，活血暖肝**

● 原料：乌鸡块500克，姜片20克，当归10克，三七8克

● 调料：盐3克，料酒、鸡粉适量

● 做法：①锅中注入清水烧开，倒入洗净的乌鸡块，淋上料酒，用大火煮半分钟，去除血渍，捞出汆煮好的乌鸡块，沥干水分备用。②砂锅中注入清水烧开，倒入汆过水的乌鸡块，放入洗净的姜片、当归、三七，轻轻搅拌匀，再淋入适量料酒提味，大火煮沸后用小火煮约30分钟，至食材熟透。③加入鸡粉、盐调味，掠去浮沫，转为中火煮至汤汁入味。④关火后盛出煮好的乌鸡汤，装入汤碗中即成。

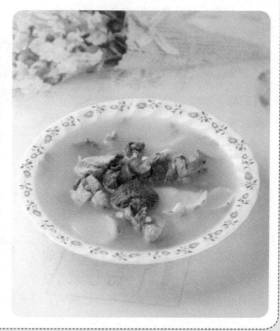

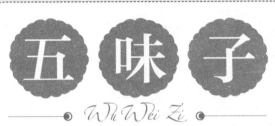

五味子

Wu Wei Zi

- 别名：玄及、会及、五梅子、山花椒、壮味、五味、吊榴
- 性味：性温，味酸、甘
- 归经：归肺、心、肾经

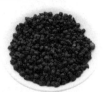

养肝暖肝功效

五味子中富含活性成分——木脂素，具有保护肝细胞膜、抗脂质过氧化、促进蛋白质生物合成和肝糖原生成等作用，能促进损伤的肝细胞的修复、增长，抑制肝细胞病变，起到保护肝脏的作用。五味子还具有补血益气的功效，有助于温补肝脏，养肝暖肝。

食用注意

五味子有小毒，能兴奋呼吸中枢，使呼吸频率及幅度增加，并有增加胃酸的作用，因此不能食用过量。

五味子不能长期服用，尤其是在感冒期间、咳嗽初期，有内热时，禁止服用五味子。

选购

消费者在购买五味子时，应该从形状上去鉴别五味子的好坏。品质优良的五味子，形状一般呈不规则球形或者是椭圆形；表面呈紫红色或者是红褐色，

表皮皱缩；内部肉厚，但是质地柔润，内部有1~2粒肾形种子。新鲜的五味子果肉是酸的，其种子具有香气，味微苦。在挑选五味子时，若闻到有异味则说明不新鲜，不建议购买。

保存

新鲜的五味子的贮存比较简单，先将五味子晒干，密封包装起来，然后贮藏在干燥、阴凉、通风的地方。在保存五味子时，只要注意防止其霉烂、虫蛀即可。

最佳搭配

五味子+鳝鱼	✓ 补肾益气，活血
五味子+蜂蜜	✓ 益阴生津，去火
五味子+羊腰	✓ 壮腰健肾，安神
五味子+猪肉	✓ 滋阴润燥，补气

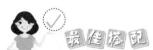

禁忌搭配

| 五味子+白萝卜 | ✗ 影响药材的药效 |

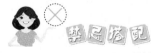

地黄麦冬五味子饮

● 促进肝细胞修复，养肝暖肝

● 原料：生地20克，熟地15克，麦门冬12克，五味子6克

● 做法：①砂锅中注入适量清水，用大火烧开。②倒入洗好的药材。③盖上盖，烧开后用小火煮约20分钟，至药材析出有效成分。④揭盖，搅拌匀，用中火续煮片刻。⑤关火后盛出煮好的药茶。⑥滤取茶汁，装入茶杯中，趁热饮用即可。

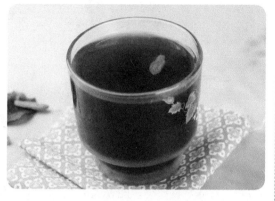

核桃枸杞五味子饮

● 能补血益气，保暖肝脏

● 原料：核桃仁20克，枸杞8克，五味子4克

● 做法：①砂锅中注入适量清水，并将清水烧开。②向砂锅中倒入准备好的核桃仁，放入洗净的枸杞、五味子，用勺搅拌均匀，盖上盖，用小火煮15分钟，至药材析出有效成分。③揭开盖子，持续搅拌片刻。④把煮好的药汁盛出，装入碗中即可。

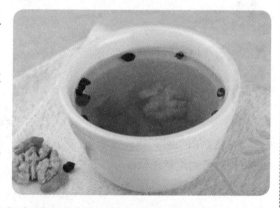

莲子五味子鲫鱼汤

● 温补肝脏，养肝暖肝

● 原料：净鲫鱼400克，水发莲子70克，五味子4克，姜片、葱花各少许

● 调料：盐、料酒、食用油各适量

● 做法：①锅中注油烧热，爆香姜片，将处理干净的鲫鱼略煎。②锅中注入清水烧开，倒入洗净的莲子、五味子，大火煮沸后用小火煮15分钟，加入煎好的鲫鱼、盐、料酒，用小火续煮约10分钟。③关火后将汤盛出，撒上葱花即成。

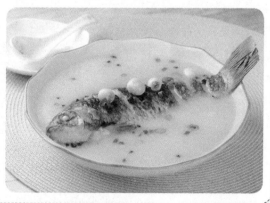

白芍

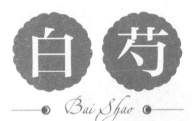

Bai Shao

- 别名：金芍药
- 性味：性平，味苦
- 归经：归肝、脾经

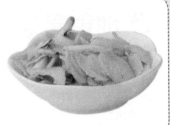

 养肝暖肝功效

白芍具有养血、养肝、疏肝解郁的功效。女人常食白芍，能补气活血，缓解女性体寒的症状，保暖肝脏。

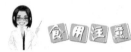 **食用注意**

血虚、肝区痛者适宜食用。

 选购

在选购白芍时，建议选购杭白芍，因为杭白芍的质量较佳。

 保存

可将白芍贮藏在干燥通风处，注意防止霉烂、虫蛀即可。

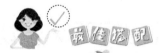 **最佳搭配**

白芍+生姜		✓ 缓解虚寒腹痛
白芍+猪尾		✓ 养血，补腰力
白芍+乳鸽		✓ 疏肝解郁，补血

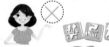 **禁忌搭配**

| 白芍+藜芦 | | ⊗ 药性相克 |

白芍茶

● 养血养肝，保暖肝部

- 原料：白芍10克
- 做法：①砂锅中注入适量清水烧开，放入洗好的白芍。②盖上盖，用小火煮20分钟，至其析出有效成分。③揭盖，略微搅动片刻。④把煮好的白芍茶盛出，装入杯中即可。

 制作Tips

白芍先用冷水泡一会儿再煮，可以更好地析出其成分。

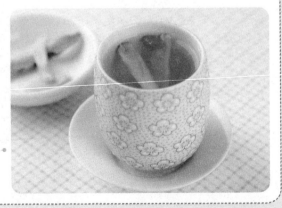

白芍枸杞炖鸽子

● 疏肝解郁，养血暖肝

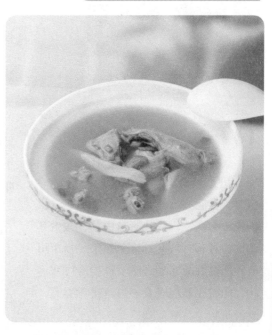

- **原料：** 鸽肉270克，白芍、枸杞各10克，姜片、葱花各少许
- **调料：** 盐2克，料酒、鸡粉各适量
- **做法：** ① 锅中注入适量清水，将清水烧开，倒入鸽肉，加入料酒，拌匀，煮沸，氽去血水，把鸽肉捞出，沥干水分，备用。② 另起砂锅，注入适量清水烧开，倒入鸽子肉、洗净的白芍、枸杞和姜片。③ 再往砂锅中淋入适量的料酒，盖上砂锅盖，烧开后小火炖40分钟至熟。④ 揭开砂锅盖，放盐、鸡粉，搅匀调味。⑤ 关火，盛出煮好的汤料，装入汤碗中，撒上葱花即可。

佛手瓜白芍瘦肉汤

● 补气活血，保暖肝脏

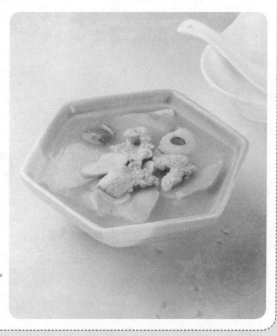

- **原料：** 佛手瓜、猪瘦肉各150克，白芍10克，蜜枣30克
- **调料：** 盐3克，鸡粉2克
- **做法：** ① 洗好的佛手瓜切片；洗净的猪瘦肉切片。② 砂锅中注入适量清水烧开，倒入蜜枣，放入洗净的白芍、佛手瓜、猪瘦肉片，搅散，盖上盖，用小火煮20分钟，至食材熟透。③ 揭开盖，放入少许盐、鸡粉，搅拌至食材入味。④ 关火后盛出煮好的瘦肉汤，装入碗中即可。

制作Tips

佛手瓜易熟，瘦肉易煮老，因此这道汤不宜煮太久。

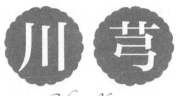

别名：芎穷、香果
性味：性温，味辛
归经：归肝、胆、心包经

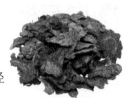

Chuan Xiong

养肝暖肝功效

川芎具有补血活血、保暖肝脏的功效。它能够维持和提高肝脏中超氧化物歧化酶活性，清除氧自由基，减少其毒性，且具有抗肝纤维化作用。食用川芎，能温补驱寒，缓解女性畏冷体寒症状，同时还能促进女性自身排毒养颜，改善肌肤。

食用注意

脾虚食少以及火郁头痛患者皆禁食川芎；阴虚火旺、上盛下虚及气弱者忌服川芎。

选购

消费者在购买新鲜川芎时，应该购买个大饱满的川芎。品质良好的川芎质坚实，断面呈黄白色，而且一般油性大、香气浓。若是购买切片川芎，则应挑选大片、味浓，且要散发自然香气的川芎片。它的纹路要明显、漂亮，呈黄褐色（酒制川芎颜色较深）。颜色暗沉的川芎片不宜购买。含有油性的川芎片

品质较优良。有的卖家为了增加川芎的重量，会加入淀粉，这类川芎遇水后会变软，加碘则会变蓝。

保存

在保存新鲜川芎时，可将川芎贮藏在干燥、阴凉、通风处，在保存的过程中一定要注意防止霉烂、虫蛀。

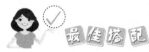

最佳搭配

川芎+绿茶		✓ 祛风止痛
川芎+当归		✓ 治疗产后血晕
川芎+白芍		✓ 缓解头风头痛

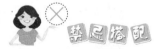

禁忌搭配

川芎+白萝卜		✗ 影响药材的药效
川芎+藜芦		✗ 产生毒素
川芎+黄连		✗ 降低药效

川芎白芷鱼头汤

● 温补驱寒，起暖肝作用

● 原料：川芎10克，白芷9克，姜片20克，鲢鱼头350克
● 调料：盐2克，料酒10克
● 做法：①锅中注油烧热，将姜片炒香，倒入处理好的鱼头，煎至焦黄色。③砂锅中注入适量清水烧开，放入备好的川芎、白芷，用小火煮15分钟。④放入鱼头、料酒，用小火续煮20分钟，加盐调味。⑤关火后将汤盛出即可。

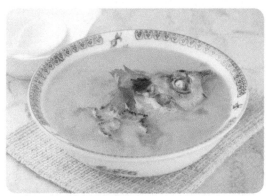

川芎当归鸡

● 补血活血，保暖肝脏

● 原料：鸡腿150克，熟地黄25克，当归15克，川芎5克，白芍10克，姜片少许
● 调料：盐2克，料酒10克
● 做法：①鸡腿洗净，斩小块，汆水，捞出，沥干水分。②砂锅中注入适量清水烧开，倒入备好的药材、姜片、鸡腿块、料酒，大火烧开后用小火煮40分钟。③放入盐调味，关火后将煮好的汤盛出即可。

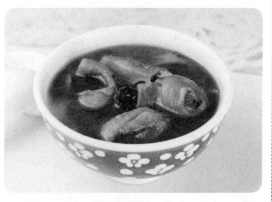

黄芪川芎鸽子汤

● 改善肝功能，养肝暖肝

● 原料：鸽肉块200克，猪瘦肉180克，姜片、川芎各20克，黄芪、党参各15克，天麻、黄精各10克，枸杞8克，葱段少许
● 调料：盐、料酒、鸡汁各适量
● 做法：①猪瘦肉洗净切丁。②将鸽肉块、猪瘦肉丁汆水。③锅中注入清水烧开，放入所有调料和原料，大火煮约1分钟，再盛放入蒸碗中，用小火蒸约2小时，至食材熟透即可。

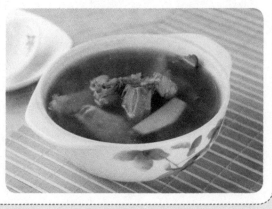

养肝暖肝中医疗法

按摩鱼际穴

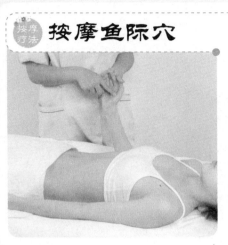

◎取穴方法：仰掌，拇指第一掌指关节后凹陷处，约第一掌骨中点桡侧，赤白肉际处。

◎按摩方法：每日早起，用拇指或食指依次按揉鱼际穴3分钟。晚上临睡前用热水泡脚，然后再依次按揉鱼际穴3分钟。

◎按摩功效：养肝可常按鱼际穴，能泻热开窍、回阳救逆、利咽镇痉、护肝暖肝，主治咽喉肿痛、咳嗽、鼻衄、中风昏迷、中暑、呕吐、癫狂、高热、小儿惊风。

◎注意事项：按摩时可在选定部位涂抹少量凡士林油，以润滑皮肤，防止擦伤。

按摩太溪穴

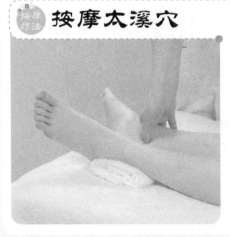

◎取穴方法：太溪穴在足内侧，内踝后方，内踝尖与跟腱之间的凹陷处。

◎按摩方法：用大拇指、食指或中指的指腹按压，每次压3～5秒，休息2～3秒。捶或压为泄，轻搓、轻揉为补。

◎按摩功效：此穴位为人体足少阴肾经上的主要穴道之一，按摩此穴可保肝暖肝，保持气血舒畅，主治肝脏病、气喘、支气管炎、手脚冰凉、女性生理不顺、手脚冰冷、关节炎、精力不济、手脚无力、风湿痛等病症。

◎注意事项：按揉穴位前禁止吸烟。

按摩行间穴

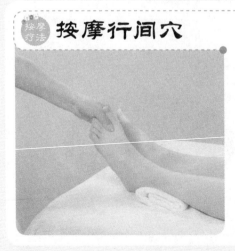

◎取穴方法：行间穴在足背面，第一脚趾和第二脚趾中间凹陷处。此穴位为人体足厥阴肝经上的主要穴道之一。

◎按摩方法：按摩，按压行间穴5秒钟，压到有酸感后，休息5秒钟再按压，做20次。

◎按摩功效：现代常用于治疗高血压、青光眼、结膜炎、睾丸炎、功能性子宫出血、肋间神经痛等，还能暖肝疏气，治疗因肝气郁结引起的疾病。

◎注意事项：尽量调整呼吸，使刺激穴位时处于呼气状态，能取得较好的治疗效果。

按摩期门穴

◎取穴方法：期门穴位置很好找，在我们身体的乳头直下第6肋间隙中，也就是乳头下两个肋间隙即是。

◎按摩方法：按摩时用手从后向前推该穴位，一次做36次，一天做3次。

◎按摩功效：本穴为肝经的最上一穴，可健脾疏肝、理气活血、养肝暖肝，主治胸胁胀满疼痛、呕吐、呃逆、吞酸、腹胀、泄泻、饥不欲食、胸中热、喘咳、疟疾等病症。

◎注意事项：切忌急于求成，避免因手法不当而使关节受损或发生病理性骨折。

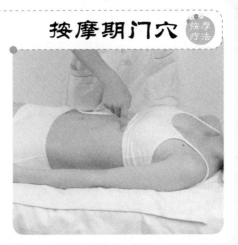

按摩肝腧穴

◎取穴方法：在第9胸椎棘突下，左右旁开1.5寸（两指宽）的位置，是肝脏在背部的反应点。

◎按摩方法：用拇指指腹点揉肝腧穴，1～3分钟即可。

◎按摩功效：现代常用于治疗急慢性肝炎、胆囊炎、结膜炎、夜盲症、近视等。刺激此穴有利于肝脏疾病的防治，所以养肝、护肝、暖肝可常按摩此穴。

◎注意事项：空腹或是饭后一小时内不宜进行按摩治疗。

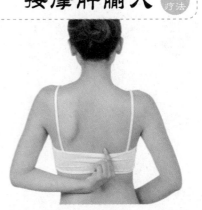

按摩大敦穴

◎取穴方法：大敦穴位于大脚趾内侧的趾甲缝旁边。取穴时，可采用正坐或仰卧的姿势，大敦穴位于大拇趾靠第二趾一侧，甲根边缘约2毫米处。

◎按摩方法：用手指指尖垂直掐按大敦穴，对侧以同样方法操作，1～3分钟为宜。

◎按摩功效：大敦穴是肝经的第一个穴位，按摩大敦穴能达到清肝明目、暖肝疏气之功效，可使人头脑清醒，神清气爽。

◎注意事项：手指的动作、力度、速度等方面都要保持一致，不能一下快一下慢。

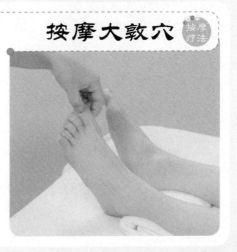

按摩太冲穴

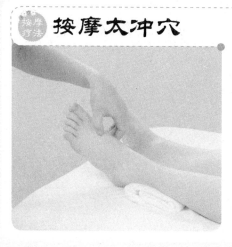

◎取穴方法：太冲穴位于足背侧，第一、二跖骨结合部之前凹陷处。

◎按摩方法：用手指指腹垂直按揉太冲穴，按揉1～3分钟。

◎按摩功效：太冲穴为人体足厥阴肝经上的重要穴道之一，是肝经的原穴，大约相当于储存肝经元气的仓库。按摩刺激此穴，能很好地调动肝经的元气，使肝脏功能正常。

◎注意事项：按摩师的手指一定要灵活，用力一定要缓和。

按摩日月穴

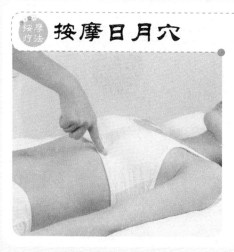

◎取穴方法：日月穴为人体足少阳胆经上的主要穴道之一。取穴时，可采用仰卧的姿势，日月穴位于人体的上腹部，乳头正下方的肋骨和腹部交接处，第七肋间隙中。

◎按摩方法：用手指指腹垂直点按日月穴，并向两侧拨动，各按揉1～3分钟。

◎按摩功效：按摩此穴对疏通肝经、暖肝护肝、制怒有很好的作用。肝经通畅了，人不发"脾气"了，高血压也就降下来了。

◎注意事项：按摩可自己或请他人进行，但按摩前需将手洗干净。

按摩内关穴

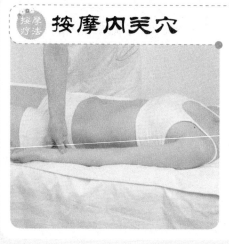

◎取穴方法：内关穴位于前臂内侧腕横纹上2寸之处，在两根肌腱的中间，和腕横纹外侧的外关穴相对。

◎按摩方法：一次用手轻轻按摩该穴30下。

◎按摩功效：该穴为人体手厥阴心包经上的重要穴道之一，是多种疾病按摩治疗时的首选穴。主治孕吐、眼睛充血、胸肋痛、上腹痛、心绞痛、月经痛、呃逆、腹泻、精神异常等病症。还可以镇静安神、养肝暖肝。

◎注意事项：按摩时可在选定部位涂抹少量凡士林油，以润滑皮肤，防止擦伤。

◎取穴方法：神阙穴位于腹部中央，是循行于人体前面正中线任脉上的重要穴位。

◎按摩方法：先把双手搓热，然后两手相叠，掌心以脐为中心做顺时针按揉。先从肚脐向上移动到胃脘，然后再向下移动到小腹，正反方向交替各按揉数十次。

◎按摩功效：按摩肚脐部位的神阙穴可调和气血，养肝暖肝，起到温经散寒、缓急止痛等作用。

◎注意事项：皮肤有感染、痤疮时，不要进行按摩，以防感染扩散，得不偿失。

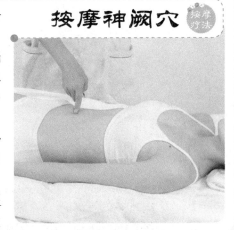

按摩神阙穴

◎取穴方法：此穴位于膝下3寸，小腿的前外侧。

◎按摩方法：用手指指尖垂直掐按足三里，左右各掐按1～3分钟。

◎按摩功效：按摩足三里有增强抗病能力、调理脾胃、补中益气、通经活络、疏风化湿、扶正祛邪的作用，对肝脏也有滋养温暖之功效。

◎注意事项：按摩足三里穴时，按压的力道不能过大，按摩至皮肤微微发热或有红晕即可。

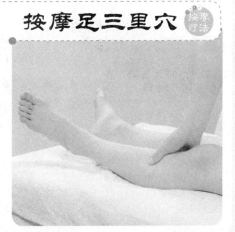

按摩足三里穴

◎取穴方法：在内踝上3寸的小腿内侧、胫骨后缘，和外踝上的绝骨相对。正坐屈膝成直角取穴。

◎按摩方法：用指腹按揉三阴交50次即可。

◎按摩功效：此穴为肝、脾、肾三者经脉交会处，经常按揉此穴对肝、脾、肾有保健作用，主治病症有腹痛、肠鸣、腹胀、泄泻、遗精、阳痿、遗尿、疝气、失眠、神经衰弱等病症。

◎注意事项：按摩时患者应先用热水洗脚，然后全身放松。

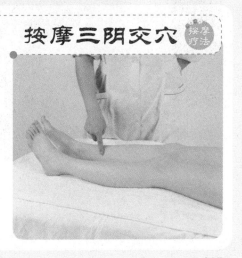

按摩三阴交穴

其他养肝暖肝方法

瑜伽
三角式

功效　拉长和刺激肝脏附近的肌肉，促进肝脏血液循环，保暖肝脏的同时强化肝脏功能。

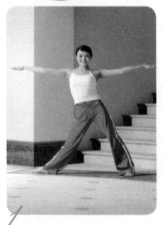

1 站立成"大"字型，呼气，推动左髋到左侧，伸直膝盖。

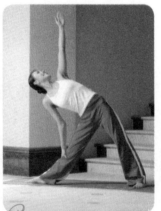

2 吸气，右臂顺右脚方向向下滑动。身体继续向侧位置移动靠近，左手臂准备向上伸展。

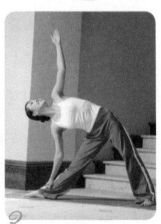

3 吸气，左臂指向天空。右手接触到右脚脚踝，掌心朝前，扭头看天。

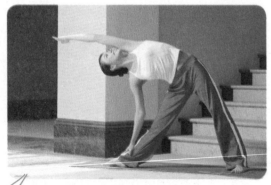

4 吸气，左臂继续顺着左耳的方向，伸展到右侧，掌心向下，反方向再完成一次动作。

技巧　身体弯向右侧时，右手尽量向下。维持这个姿势至少在30秒以上，然后慢慢地增加时间。

注意事项　（1）呼吸：保持均匀的呼吸。

（2）眼睛：尽量看到天空，或者跟随手臂的指尖移动。

（3）意识集中点：感觉整个身体的侧位得到完全拉伸，腋窝的下侧淋巴被彻底打开。

功效　伸展肝脏附近的肌肉，加快血流循环，使肝脏暖起来，保护眼睛，有效消除眼睛浮肿现象。

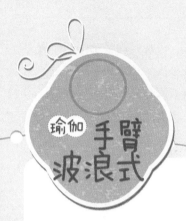

瑜伽　手臂波浪式

技巧
（1）手臂在上下波浪时注意力量的集中点。
（2）注意提腕与压腕的区别。
（3）身体保持站立，双腿膝盖伸直。

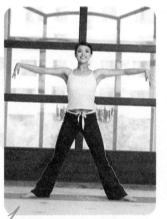

1 站立成"大"字形，吸气，压腕，双手打开。

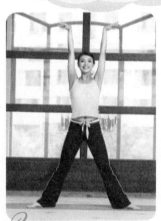

2 手部向上提升，掌心向外，手背向上。

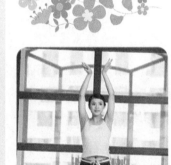

3 呼气，压手腕，手背于头顶上方相对，再在头顶慢慢翻腕。

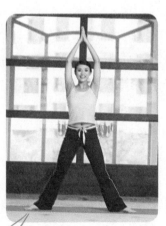

4 双手成掌心相对状，合十于头顶，保持身体直立。挺胸，手肘可以稍微弯曲。

注意事项
（1）呼吸：手臂向上时吸气，手臂向下时呼气，停留时做3～5个深呼吸。
（2）眼睛：凝视前方，眼睛的余光随着手指尖移动。
（3）意识集中点：由脚底慢慢地移动，分别到手臂、手肘、手心与手指尖上。

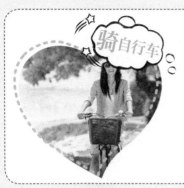

骑自行车可以防止肥胖，燃烧体内多余脂肪，有利于减轻肝脏的负担，对肝脏疾病预防和缓解有益。另外，骑自行车还能加速血液循环，促进新陈代谢，缓解女人皮肤问题，使女人拥有滋润的肌肤，使肌肤焕发光彩。加快血液循环，能保暖肝脏，保障肝脏得到更多的氧气与营养。

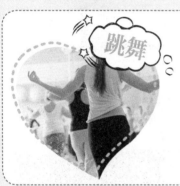

跳舞是一种集运动和娱乐于一身的活动，不仅能增进友谊，增加交流，还能促进身心健康。它是一项很好的减肥运动，可以消耗身体多余脂肪，刺激全部肌肉，有助于增强体质，减轻肝脏的压力，保护肝脏。另外，跳舞能促进血液循环，保暖身体的各个器官。总之，对女人而言，跳舞能使我们更加优雅、美丽。

羽毛球运动是一项能够让人眼明手快、全身得到锻炼的体育项目。打羽毛球有助于运动全身筋骨，锻炼肝脏功能。通过打羽毛球，可以促进身体汗腺的分泌，将身体内部的毒素排出，起到养肝暖肝的作用，同时改善女人的皮肤。这项运动能使全身舒畅，还能消耗多余的脂肪，减轻肝脏的负担。

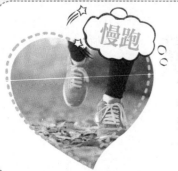

规律的慢跑可让体内的新陈代谢加快，延缓身体机能老化的速度，并可将体内的毒素等多余物质借由汗水及尿液排出体外，减轻肝脏的负担。另外，慢跑能促进肝脏血液循环，保暖肝脏，改善肝细胞营养，不仅对肝功能的恢复有益，还能帮助调节心情，增强体质。

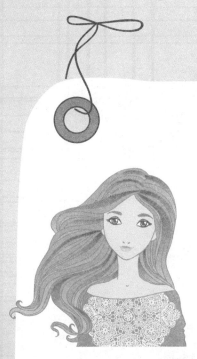

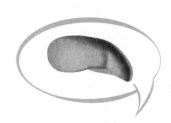

Part 7 脾部保暖，做个不老女神

脾脏是人体中最大的淋巴器官，主要功能是过滤和储存血液。脾被称为"后天之本"，女人的衰老是从脾胃开始，脾脏好的女人通常面色红润有光泽，反之则会皮肤发黄，易产生皱纹。不想变成黄脸婆，养脾非常重要。有些女人一到秋冬季节，自己感觉不到寒冷，但是手脚一直处于冰冷的状态，这就是脾虚生寒的表现。所以，女人需要保暖好自己的脾脏，驱寒祛虚，永远保持青春靓丽。

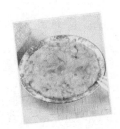
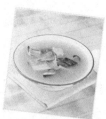
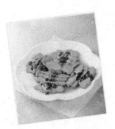
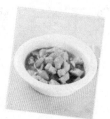

养脾暖脾食材

玉米

Yu Mi

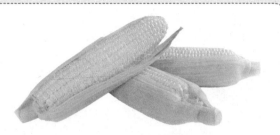

 养脾暖脾功效

玉米富含膳食纤维，能促进肠蠕动，可调中健脾、利尿消肿，是上佳补脾食物，可有效缓解脾虚生寒，温补脾脏。并且玉米还有防治高血压和清除自由基的功效，对延缓衰老十分有益。

 食用注意

皮肤病患者忌食玉米。

玉米发霉后能产生致癌物，所以发霉玉米绝对不能食用。吃玉米时应把玉米粒的胚尖全部吃下，因为玉米的许多营养都集中在这里。

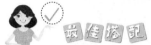 **最佳搭配** ✓

玉米+小麦 ✓ 提高蛋白质吸收率

玉米+鸡蛋 ✓ 预防胆固醇过高

玉米+山药 ✓ 促进营养吸收

玉米+木瓜 ✓ 预防糖尿病

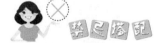 **禁忌搭配** ✗

玉米+海螺 ✗ 易导致腹泻

玉米+田螺 ✗ 易导致腹泻

玉米+牡蛎 ✗ 阻碍锌的吸收

玉米红薯粥

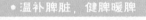
●温补脾脏，健脾暖脾

● 原料：玉米碎120克，红薯80克

● 做法：①洗净去皮的红薯切块，改切成粒，备用。②砂锅中注入适量清水，并将清水烧开。③往砂锅中倒入玉米碎，加入红薯粒，搅拌匀，盖上砂锅盖，用小火煮20分钟，至食材熟透。④揭开砂锅盖，搅拌均匀。⑤关火后将煮好的粥盛出，装入碗中即可。

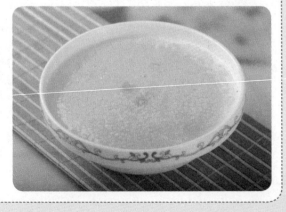

🙂 鸡蓉玉米面

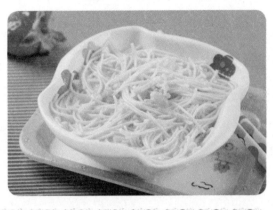

● 补充营养，暖脾养脾

● 原料：水发玉米粒40克，鸡胸肉20克，面条30克

● 调料：盐少许

● 做法：①玉米粒洗净剁碎；面条切段；鸡胸肉洗净，剁成肉末。②锅中注油烧热，将肉末炒至转色。③放入适量清水、玉米蓉，拌匀，加盐调味。④用大火煮沸，放入面条，用中火煮4分钟至食材熟透。⑤盛出煮好的面条即可。

🙂 苦菊玉米饼

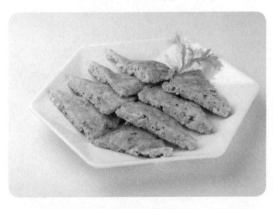

● 有利尿消肿作用，健脾暖脾

● 原料：玉米粉100克，肉末90克，苦菊80克，鸡蛋50克，香菇30克

● 调料：盐、料酒、生抽各3克，食用油适量

● 做法：①苦菊洗净切末；香菇洗净切丁。②将鸡蛋制成蛋液。③将肉末、香菇丁、苦菊末、料酒、生抽翻炒制成馅料。④将馅料、蛋液、玉米粉和盐混匀制成面糊。⑤将面糊煎成金黄色的面饼即可。

🙂 奶香玉米烙

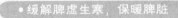
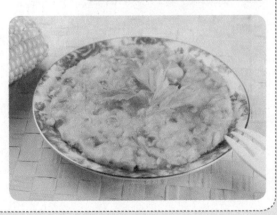

● 缓解脾虚生寒，保暖脾脏

● 原料：鲜玉米粒150克，牛奶100毫升

● 调料：白糖6克，生粉、食用油各适量

● 做法：①玉米粒洗净，焯水。②将白糖、牛奶、生粉和玉米粒拌匀，制成玉米饼生坯。③锅中注油烧热，将饼坯用小火煎至两面熟透。④关火后盛出煎好的玉米烙，食用时分成小块即可。

松仁豌豆炒玉米

● 健脾开胃，暖脾养脾

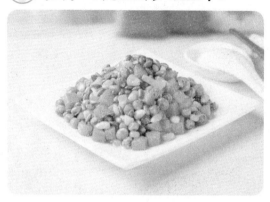

●原料：玉米粒180克，豌豆50克，胡萝卜200克，松仁40克，姜片、蒜末、葱段各少许

●调料：盐、食用油各适量

●做法：①将所有材料洗净，胡萝卜切丁。②将胡萝卜丁、玉米粒、豌豆焯水。③将松仁油炸约1分钟。④锅底留油，将姜片、蒜末、葱段爆香，倒入焯过水的食材，加盐炒匀。⑤将菜肴装盘，撒上松仁即可。

莴笋玉米鸭丁

● 调中健脾，保暖脾脏

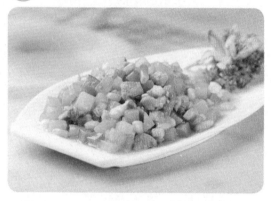

●原料：鸭胸肉160克，莴笋150克，玉米粒90克，彩椒50克

●调料：盐、料酒、生抽、香油、食用油各适量

●做法：①莴笋、彩椒、鸭胸肉均洗净切丁。②鸭肉丁用盐、料酒、生抽腌渍10分钟。③莴笋、彩椒和玉米粒焯水。④锅中注油烧热，倒入鸭肉丁、生抽和料酒，炒匀，放入剩余食材和调料，炒匀即可。

杏鲍菇炒甜玉米

● 补气暖脾，防止高血压

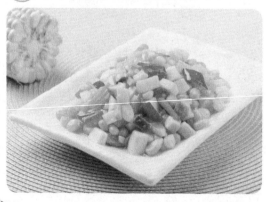

●原料：杏鲍菇90克，红椒10克，鲜玉米粒150克，姜片、蒜末、葱段各少许

●调料：盐、料酒、食用油各适量

●做法：①杏鲍菇、红椒均洗净切丁。②将玉米粒和杏鲍菇焯水。③锅中注油烧热，爆香姜片、蒜末，倒入玉米粒、杏鲍菇、红椒块，翻炒。④加盐、料酒、葱段，翻炒，关火后将菜盛出即可。

莲子松仁玉米

● 能暖脾健脾，益智健脑

● 原料：鲜莲子150克，鲜玉米粒160克，松子70克，胡萝卜50克，姜片、蒜末、葱段、葱花各少许

● 调料：盐、水淀粉、食用油各适量

● 做法：①将胡萝卜洗净切丁；莲子去心。②将胡萝卜、玉米粒、莲子煮熟；松子下油锅，用小火滑油至熟。③锅留油烧热，爆香姜片、蒜末、葱段，倒入焯水食材，放入调料炒匀，撒上松子、葱花即可。

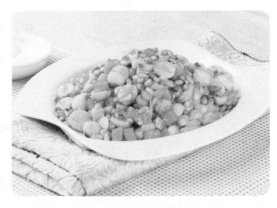

玉米虾仁汤

● 补虚健脾，保暖脾脏

● 原料：西红柿70克，西蓝花65克，虾仁60克，鲜玉米粒50克

● 调料：盐2克

● 做法：①西红柿、玉米粒、虾仁、西蓝花洗净切末。②锅中注入适量清水烧开，倒入西红柿和玉米，煮沸后小火煮3分钟。③加西蓝花，大火煮沸，再加盐调味，最后加虾仁末。④关火后盛出汤即可。

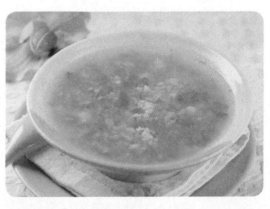

胡萝卜玉米牛蒡汤

● 补脾暖脾，有降压作用

● 原料：胡萝卜90克，玉米棒150克，牛蒡140克

● 调料：盐2克

● 做法：①胡萝卜、玉米棒、牛蒡洗净，切块。②砂锅中注入清水烧开，倒入牛蒡、胡萝卜块、玉米棒，煮沸后用小火煮约30分钟。③加入盐，拌匀调味。④关火后盛出煮好的牛蒡汤，装在碗中即成。

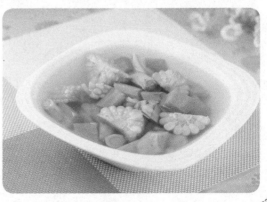

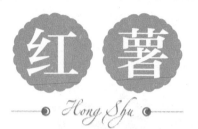
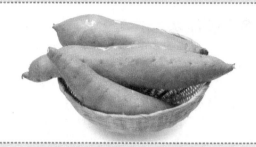

红薯

Hong Shu

养脾暖脾功效

　　红薯是粮食中营养较为丰富的食品，具有补虚乏、益气力、健脾胃、暖胃脾等功效。女人经常食用，可以润泽肌肤、降低压力、延缓老化、提高抵抗力，使人身体健康，延年益寿。

食用注意

　　食用凉红薯易致胃腹不适。

　　红薯含有"气化酶"，和米面搭配着吃，可避免烧心、肚胀排气等现象。

　　表皮呈褐色或有黑色斑点的红薯不能食用。

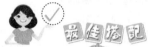
最佳搭配

红薯+莲子　　✓ 健脾益气

红薯+猪小排 ✓ 促进营养素吸收

红薯+粳米 ✓ 促进消化

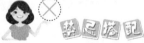
禁忌搭配

红薯+鸡蛋 ✗ 易引起腹痛

红薯+西红柿 ✗ 引发结石

红薯+柿子 ✗ 造成胃溃疡

红薯烧南瓜

● 补虚乏，建脾暖脾

●原料：红薯100克，南瓜120克，葱花少许

●调料：盐2克，食用油适量

●做法：①南瓜、红薯均洗净去皮，切丁。②锅中注油烧热，倒入红薯、南瓜，翻炒匀，加入适量清水，用小火焖10分钟。③放入适量盐，炒匀调味，用大火收汁。④关火后将锅中食材盛出，装入盘中，撒上葱花即可。

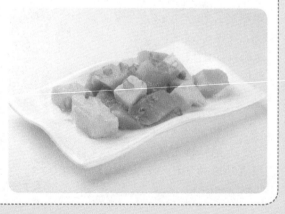

糯米红薯粥

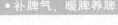
● 补血益气，起暖脾作用

● 原料：水发红豆90克，糯米65克，板栗肉85克，红薯100克
● 调料：白糖7克
● 做法：①将洗净的糯米和红豆分别用榨汁机磨成末。②把红薯、板栗肉洗净切小块，放入蒸锅，用中火蒸15分钟，取出后切末。③锅中注入清水烧开。④将所有处理好的原料倒入沸水锅，用中火煮成米糊，加白糖调味即可。

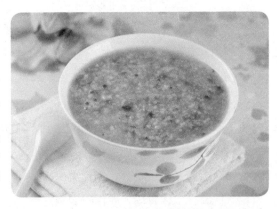

薏米红薯粥

● 健脾益气，暖脾养血

● 原料：水发薏米100克，红薯150克，水发大米180克
● 调料：冰糖25克
● 做法：①红薯洗净，切丁。②砂锅中注入适量清水烧开，倒入大米、红薯丁，放入洗好的薏米，搅拌均匀，烧开后用小火煮40分钟至粥浓稠。③放入适量冰糖，拌匀，续煮至冰糖溶化。④关火后盛出煮好的粥，装入碗中即可。

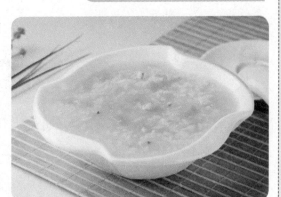

苹果红薯泥

● 补脾气，暖脾养脾

● 原料：苹果90克，红薯140克
● 做法：①红薯、苹果洗净去皮，切小块。②将红薯、苹果用中火蒸15分钟至熟，再将其用勺子压成泥状，拌匀。③取榨汁机，选择搅拌刀座组合，把苹果红薯泥舀入杯中，然后套在榨汁机上，拧紧，盖上盖子，选择"搅拌"功能，将苹果红薯泥搅匀。④将搅打好的苹果红薯泥装入碗中即可。

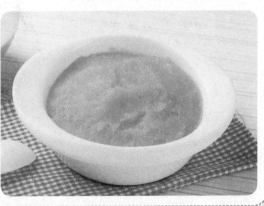

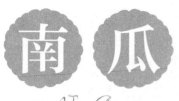
Nan Gua

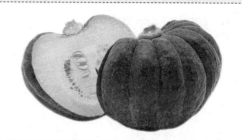

养脾暖脾功效

黄色入脾，补中益气。南瓜果肉为黄色，性温，入脾胃经，能保暖脾脏，可改善脾胃虚寒、脾虚气弱、食欲不佳等。并且南瓜营养丰富，女性食用有排毒养颜的功效，使女人不易衰老。

食用注意

吃南瓜前一定要仔细检查，如果发现表皮有溃烂之处，或切开后散发出酒精味等，则不可食用。

南瓜适用于中老年人和肥胖者。脚气、黄疸患者忌食。

最佳搭配

南瓜+莲子 ✓ 降低血压

南瓜+芦荟 ✓ 嫩白皮肤

南瓜+绿豆 ✓ 清热解毒

南瓜+牛肉 ✓ 健脾益气

禁忌搭配

南瓜+虾 ✗ 易引起腹泻、腹胀

南瓜+羊肉 ✗ 易令人肠胃气壅

南瓜+油菜 ✗ 降低营养价值

🙍 南瓜拌饭

● 保暖脾脏，改善脾胃虚寒

● 原料：南瓜90克，芥菜叶60克，水发大米150克

● 调料：盐少许

● 做法：①南瓜、芥菜叶洗净切粒。②将南瓜粒和水发大米一起用中火蒸20分钟至食材熟透。③汤锅中注入清水烧开，放入芥菜，煮沸，放入蒸好的南瓜米饭，搅拌均匀。④加入适量盐，拌匀调味。⑤将煮好的食材盛出即成。

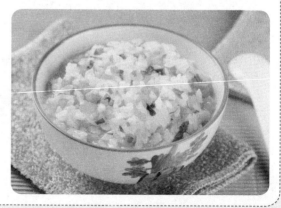

蓝莓南瓜

● 温补脾脏，暖脾健脾

● 原料：蓝莓酱40克，南瓜400克

● 做法：①将南瓜清洗干净，去皮，切上花刀，再切成厚片。②把切好的南瓜一片斜压一片地摆放入盘中，并且要摆放整齐，将蓝莓酱抹在南瓜片上，尽量每片南瓜上都抹有蓝莓酱。③把加工好的南瓜片放入烧开的蒸锅中，盖上蒸锅盖，用大火蒸5分钟，至盘中食材完全熟透。④揭开蒸锅盖，把蒸好的蓝莓南瓜取出即可。

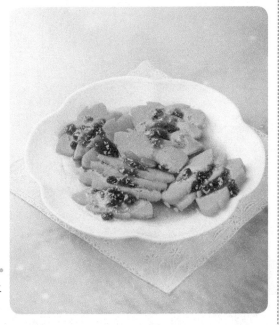

制作Tips

　　若喜欢甜食，可以在南瓜上撒一些白糖再蒸。

红枣南瓜麦片粥

● 养血益气，保暖脾脏

● 原料：红枣20克，南瓜200克，燕麦片60克

● 做法：①洗净的南瓜去皮，切厚片，改切成丁，备用。②砂锅中注入适量清水烧开，放入洗净的红枣，加入燕麦片，搅拌匀，用小火煮25分钟。③倒入切好的南瓜，搅拌匀，用小火再煮5分钟，至全部食材熟透，用锅勺搅拌片刻。④关火后把煮好的粥盛出，装入汤碗中即可。

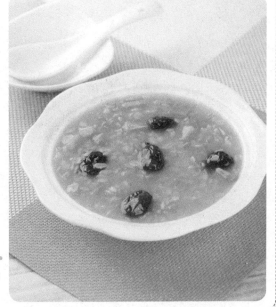

 制作Tips

　　若喜欢甜味，可以在煮粥时加入适量冰糖。

蜜枣蒸南瓜

● 缓解气血不足，起暖脾作用

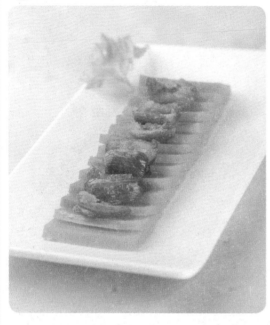

● 原料：南瓜350克，蜜枣50克

● 做法：①将南瓜清洗干净，切成片；将蜜枣清洗干净，切小块。②取一个干净的蒸盘，在上面摆上南瓜片，码放整齐，在码好的南瓜片上撒上切好的蜜枣，静置一会儿，备用。③蒸锅上火烧开，将蒸盘放入蒸锅中，盖上蒸锅盖子，用大火蒸约8分钟，至食材熟软。④揭开盖，取出蒸熟的食材，摆好盘，稍微冷却后即可食用。

制作Tips

南瓜最好切得厚度均匀，这样蒸熟的菜肴口感才好。

南瓜香菇炒韭菜

● 补中益气，能保暖脾脏

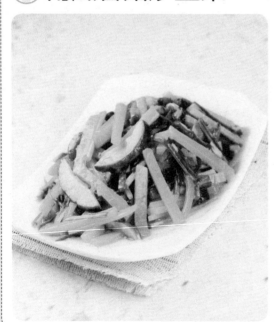

● 原料：南瓜200克，韭菜90克，水发香菇45克

● 调料：盐2克，鸡粉少许，料酒4克，水淀粉、食用油各适量

● 做法：①韭菜洗净切段；香菇洗净切丝；南瓜洗净去皮，切丝。②锅中注入清水烧开，加入少许盐，倒入香菇丝、南瓜，搅匀，煮约1分钟，至食材断生后捞出，沥干水分。③锅中注油烧热，倒入韭菜段，翻炒均匀，再倒入南瓜、香菇，淋入适量料酒，炒匀提味。④加入少许盐、鸡粉，翻炒均匀，倒入少许水淀粉，快速翻炒一会儿，至食材熟软、入味。⑤关火后盛出炒好的食材，装入盘中即成。

南瓜浓汤

● 缓解脾虚气弱，健脾暖脾

● **原料**：南瓜200克，浓汤150克，配方奶粉20克

● **调料**：白糖5克

● **做法**：①南瓜洗净去皮，切小块。②取榨汁机，选用搅拌刀座组合，将南瓜、浓汤倒入杯中，盖上盖，选择"搅拌"功能，榨取南瓜浓汤汁。③汤锅中加入清水，倒入奶粉，边加热边搅拌，至奶粉溶化，倒入南瓜浓汤汁，用勺子搅拌匀。④加入白糖，搅拌2分钟至沸腾，盛出即可。

制作Tips

在锅中加入少许鲜奶或鲜奶油一起拌煮，口感会更佳。

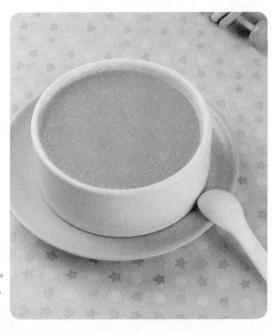

芙蓉南瓜汤

● 健脾益气，暖脾养脾

● **原料**：南瓜240克，鸡蛋2个，蒜末10克，枸杞少许

● **调料**：盐3克，鸡粉2克，食用油适量

● **做法**：①洗净去皮的南瓜切片；洗好的香菜切段。②鸡蛋打开，取蛋清。③锅中注油烧热，爆香蒜末，放入南瓜，翻炒匀。倒入清水、洗净的枸杞，煮2分钟。④加入盐、鸡粉，拌匀调味。倒入蛋清，略煮片刻。⑤关火后将煮好的汤料盛出，装入盘中即可。

制作Tips

南瓜煮的时间不宜过长，否则容易煮烂，影响成品外观。

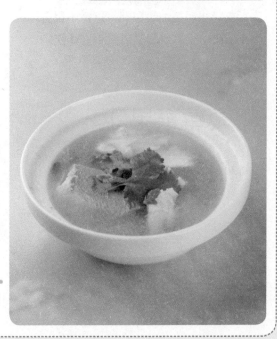

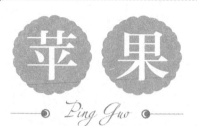

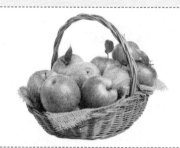

Ping Guo

 养脾暖脾功效

苹果营养丰富，含钙、铬、磷、铁、钾、锌和各种维生素。它具有补脾气、养胃阴、生津解渴的功效。对女性而言，苹果不但能暖脾驱寒、补脾祛虚，经常食用还能养颜美容。

 食用注意

苹果富含糖类和钾盐，冠心病、心肌梗塞、肾病、糖尿病的人不宜多吃。

吃苹果时要细嚼慢咽，这样不仅有利于消化，更重要的是对减少人体疾病大有好处。

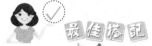 最佳搭配

苹果+香蕉		✓可防止铅中毒
苹果+银耳		✓润肺止咳
苹果+牛奶		✓生津除热
苹果+绿茶		✓促进消化、吸收

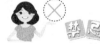 禁忌搭配

苹果+绿豆		✗易导致中毒
苹果+白萝卜		✗易导致甲状腺肿大
苹果+海味		✗易引起腹痛

草莓苹果汁

●能补脾气，健脾暖脾

● 原料：苹果120克，草莓100克，柠檬70克
● 调料：白糖7克，矿泉水适量
● 做法：①苹果洗净切块；草莓洗净切小块。②取榨汁机，选择搅拌刀座组合，倒入切好的水果、矿泉水、白糖，选择"榨汁"功能榨出果汁。③断电后，挤入柠檬汁，快速搅拌，至果汁混合均匀即可。

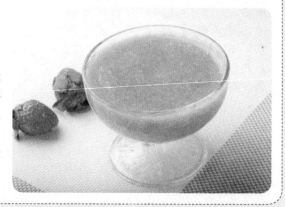

猕猴桃西蓝花苹果汁

● 健脾养胃，保暖脾脏

● 原料：猕猴桃80克，青苹果100克，西蓝花80克

● 调料：蜂蜜10克，矿泉水适量

● 做法：①青苹果、猕猴桃均洗净去皮，切小块；西蓝花洗净切小块，焯水。②取榨汁机，选择搅拌刀座组合，将所有食材、矿泉水倒入榨汁机中，榨取蔬果汁。③加入蜂蜜，再次榨汁。④将榨好的蔬果蔬汁倒入杯中，即可饮用。

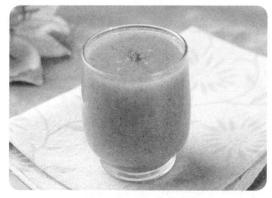

柠檬苹果莴笋汁

● 促进消化，建脾暖脾

● 原料：柠檬70克，莴笋80克，苹果150克

● 调料：蜂蜜15克，矿泉水适量

● 做法：①柠檬洗净切片；莴笋、苹果洗净切丁。②取榨汁机，选择搅拌刀座组合，倒入切好的苹果、柠檬、莴笋、矿泉水。③选择"榨汁"功能榨取蔬果汁。④加入蜂蜜，继续搅拌片刻，盛出即可。

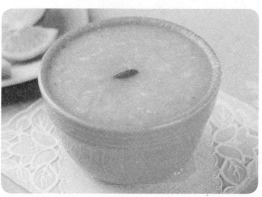

芹菜胡萝卜苹果汁

● 能补脾虚，起保暖脾脏作用

● 原料：芹菜60克，胡萝卜120克，苹果100克

● 调料：蜂蜜15克，矿泉水适量

● 做法：①芹菜、胡萝卜、苹果均洗净，切小块。②取榨汁机，选择搅拌刀座组合，倒入切好的苹果、芹菜、胡萝卜、矿泉水，选择"榨汁"功能榨取果蔬汁。③加入蜂蜜，选择"榨汁"功能搅拌。④将榨好的果蔬汁倒入杯中即可。

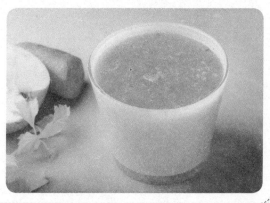

蜜柚苹果猕猴桃沙拉

• 补脾祛虚，暖脾养脾

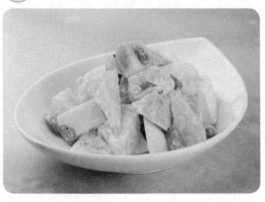

● 原料：柚子肉120克，猕猴桃、苹果各100克，巴旦木仁35克，枸杞15克

● 调料：沙拉酱10克

● 做法：①猕猴桃、苹果均洗净去皮，切小块；将柚子肉分成小块。②把果肉装入碗中，加沙拉酱，拌均匀。③加入巴旦木仁、枸杞，搅拌至食材入味。④将拌好的水果沙拉盛放在盘中即可。

猕猴桃苹果黄瓜沙拉

• 暖脾驱寒，美容养颜

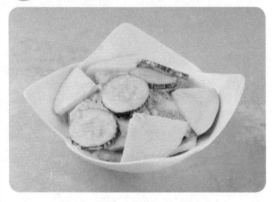

● 原料：苹果120克，黄瓜、猕猴桃各100克，牛奶20克

● 调料：沙拉酱少许

● 做法：①黄瓜洗净切片；苹果洗净切小块；洗好去皮的猕猴桃切成片。②把切好的食材装入碗中，倒入备好的牛奶，放入少许沙拉酱，快速搅拌均匀，至食材入味。③取一个干净的盘子，盛入拌好的食材即可。

草莓苹果沙拉

• 补气益脾，保暖脾脏

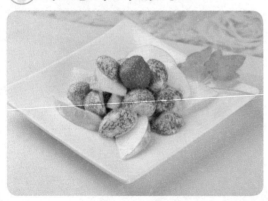

● 原料：草莓、苹果各90克

● 调料：沙拉酱10克

● 做法：①将草莓清洗干净，去除果蒂，切成小块，备用；苹果清洗干净，去除果核，切成瓣，再切成小块，备用。②把切好的草莓、苹果装入碗中，加入适量沙拉酱，搅拌一会儿，至其入味。③将拌好的水果沙拉盛出，装入盘中即可。

熘苹果

● 原料：苹果1个，蛋液85克，熟白芝麻少许

● 调料：白糖、生粉、食用油各适量

● 做法：①处理好的苹果切薄片。②用蛋液和生粉制成蛋糊。③用蛋糊给苹果拌匀上浆，制成苹果面糊。④将苹果面糊入油锅炸至金黄色。⑤锅底留油，加清水、白糖，煮至白糖溶化，放入炸好的苹果，翻炒，最后撒上熟白芝麻即成。

● 能缓解脾胃虚寒，保暖脾脏

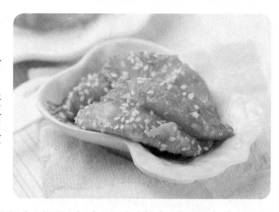

蒸苹果

● 原料：苹果1个

● 做法：①将洗净的苹果对半切开，削去外皮，切成切瓣，去核，再切成片，改切成丁。②把苹果丁装入碗中。③将装有苹果的碗放入烧开的蒸锅中，盖上盖，用中火蒸10分钟。④揭盖，将蒸好的苹果取出，冷却后即可食用。

● 祛虚驱寒，健脾暖脾

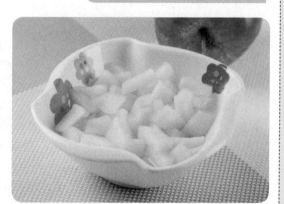

苹果胡萝卜泥

● 原料：苹果90克，胡萝卜120克

● 调料：白糖10克

● 做法：①苹果、胡萝卜洗净去皮，切小块。②将苹果、胡萝卜放入烧开的蒸锅中，用中火蒸15分钟至熟。③取榨汁机，选择搅拌刀座组合，杯中放入蒸熟的胡萝卜、苹果、白糖，将胡萝卜、苹果搅成果蔬泥。④取下刀座组合，把苹果胡萝卜泥倒入碗中即可。

● 健脾胃，暖脾胃

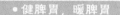

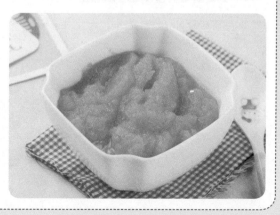

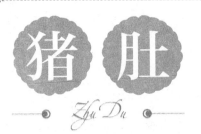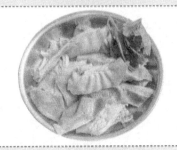

猪肚
Zhu Du

养脾暖脾功效

猪肚营养丰富，不仅可供食用，还有很好的药用价值，具有补虚损、健脾胃的功效，多用于脾虚。女人常食用猪肚能温补脾脏，使脾脏暖起来，驱寒祛虚。保养好脾脏，能让女人延缓衰老。

食用注意

猪肚适宜中气不足、气虚下陷、男子遗精、女子带下者食用；适宜体虚之人、小便颇多者食用；适宜小儿疳积者食用。湿热痰滞内蕴者慎食；感冒期间忌食。

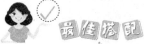
最佳搭配

猪肚+黄豆芽 ✓ 调理脾胃

猪肚+莲子 ✓ 补虚损，健脾胃

猪肚+糯米 ✓ 益气补中

猪肚+生姜 ✓ 阻止胆固醇吸收

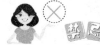
禁忌搭配

猪肚+豆腐 ✗ 阻碍营养物质吸收

猪肚+啤酒 ✗ 易引起痛风

猪肚+白糖 ✗ 引起心肌细胞氧化

🙂 黄芪菊花猪肚汤

● 能温补脾脏，使脾脏暖起来

● **原料**：猪肚300克，姜片20克，黄芪8克，菊花5克
● **调料**：盐、料酒、鸡汁各适量
● **做法**：①猪肚洗净切小块，氽水。②砂锅中注入适量清水烧开，倒入姜片、黄芪、菊花、猪肚，淋入料酒、鸡汁提味。③煮沸后用小火煲煮约1小时，加盐调味。④关火后盛出煮好的猪肚汤，装入汤碗中即成。

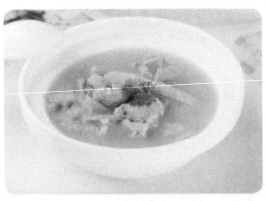

荷兰豆炒猪肚

● 原料：熟猪肚150克，荷兰豆100克，洋葱40克，彩椒35克，姜片、蒜末、葱段各少许

● 调料：盐、料酒、食用油各适量

● 做法：①洋葱洗净去皮，切条；彩椒洗净切块；熟猪肚切成片。②锅中注入清水烧开，加入食用油、盐，将荷兰豆、洋葱、彩椒焯煮，沥干水分。③锅注油烧热，爆香姜片、蒜末、葱段，倒入切好的猪肚，快速翻炒匀。④淋入料酒，炒匀提味，放入焯过水的荷兰豆、洋葱、彩椒，快速翻炒均匀。加入适量的盐调味。⑤关火后盛出炒好的菜肴，装盘即可。

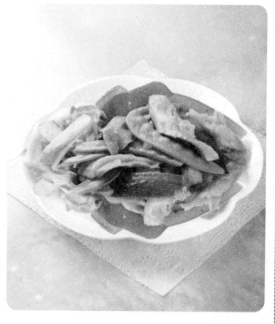

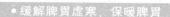

胡椒猪肚芸豆

● 原料：猪肚200克，水发芸豆100克，黑胡椒粒15克，姜片、葱花各少许

● 调料：盐3克，料酒8克，生粉、白醋、食用油各适量

● 做法：①将猪肚洗净，切块。②锅中注水烧开，倒入猪肚、料酒，拌匀，煮约1分钟至其断生，捞出。③汤锅中注入清水烧开，放入猪肚、姜片、芸豆，撒入黑胡椒粒，倒入适量料酒，用大火烧开，转小火炖1小时，至猪肚熟透。④加入盐，搅匀调味。⑤把煮好的汤料盛出，装入碗中，撒上葱花即可。

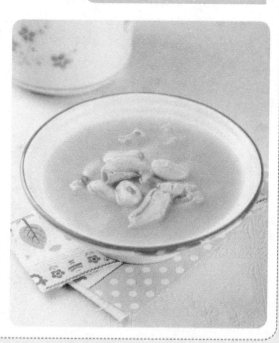

白术淮山猪肚汤

● 补气健脾，暖脾养脾

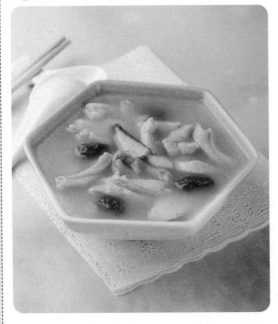

● **原料：** 白术10克，淮山30克，红枣20克，枸杞10克，猪肚400克

● **调料：** 盐、料酒、胡椒粉各适量

● **做法：** ①处理洗净的猪肚切块，再切条，将切好的猪肚条放入水锅中，大火烧开，拌匀，煮沸，汆去血水。将汆煮好的猪肚捞出，沥干水分，备用。②砂锅中注入适量清水烧开，放入洗净的白术、淮山、红枣、枸杞，倒入汆过水的猪肚，淋入适量料酒，烧开后用小火炖1小时，至食材熟烂。③揭开盖，放入少许盐、胡椒粉，搅拌片刻，至食材入味。④将炖煮好的猪肚汤盛出，装入碗中即可。

当归猪肚羊肉汤

● 有补气祛虚、保暖脾脏之功

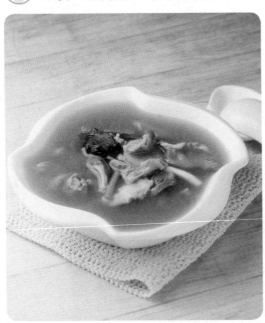

● **原料：** 羊肉200克，猪肚180克，当归、肉苁蓉各15克，姜片、葱段各适量

● **调料：** 盐2克

● **做法：** ①处理干净的猪肚切成小块；洗好的羊肉切成小块。②锅中注入清水烧开，倒入羊肉、猪肚，淋入料酒，煮沸，汆去血水，捞出，沥干水分。③砂锅中注入清水烧开，倒入备好的当归、肉苁蓉、姜片、汆过水的羊肉和猪肚，淋入适量料酒，烧开后用小火炖1小时，至食材熟透。④放入少许盐调味，拌匀，略煮片刻，至食材入味。⑤关火后盛出煮好的汤料，装入碗中，放入备好的葱段即可。

👩 沙参猪肚汤

• 具有驱寒暖脾的作用

● 原料：沙参15克，水发莲子75克，水发薏米65克，芡实45克，茯苓10克，猪肚350克，姜片20克

● 调料：盐、鸡粉、料酒各适量

● 做法：①洗净的猪肚切成条，备用。②锅中注入适量清水烧开，倒入切好的猪肚，淋入适量料酒，搅匀，汆至变色，将汆煮好的猪肚捞出，沥干水分，备用。③砂锅中注入适量清水烧开，撒入姜片，放入备好的沙参、莲子、薏米、芡实、茯苓，倒入汆过水的猪肚，淋入适量料酒，烧开后用小火炖1小时，至食材熟透。④放入少许盐、鸡粉，搅拌均匀，至食材入味。⑤盛出炖煮好的汤料，装入碗中即可。

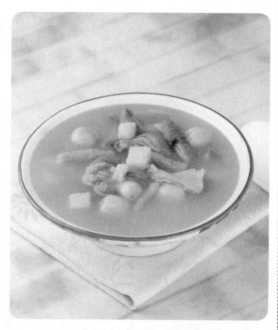

👩 黄芪枸杞猪肚汤

• 补气益脾，补虚暖脾

● 原料：猪肚300克，黄芪12克，枸杞8克，姜片少许

● 调料：料酒16克

● 做法：①处理好的猪肚切成块，再切成条，备用；锅中注入适量清水烧开，倒入切好的猪肚，淋入适量料酒，搅拌均匀，煮沸，汆去血水，将汆煮好的猪肚捞出，沥干水分，备用。②砂锅中注入适量清水烧开，倒入洗好的枸杞、黄芪，撒入姜片，放入汆过水的猪肚，淋入少许料酒，烧开后用小火炖1小时，至食材熟透。③关火后将煮好的汤料盛出，装入碗中即可。

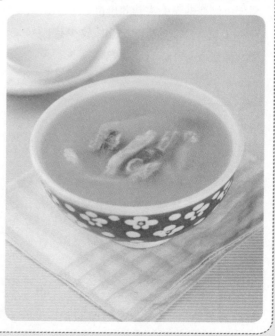

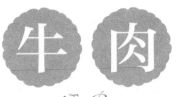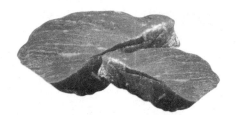

牛肉
Niu Rou

养脾暖脾功效

牛肉的氨基酸组成比猪肉更接近人体需要，能提高机体抗病能力。它具有补脾胃、益气血的功效。女性易脾虚，需时常补气，对脾胃进行温补，驱寒暖脾，所以牛肉是一道补脾胃的佳品。

食用注意

炒牛肉忌加碱，当加入碱时，牛肉中的氨基酸就会与碱发生反应，使蛋白质因沉淀变性而失去营养价值。

牛肉不易熟烂，烹饪时放少许山楂、橘皮或茶叶，有利于熟烂。

最佳搭配

牛肉+洋葱  ✓ 补脾健胃

牛肉+茭白 ✓ 催乳

牛肉+芋头 ✓ 健胃益气

牛肉+土豆 ✓ 保护胃黏膜

禁忌搭配

牛肉+白酒 ✗ 易导致上火

牛肉+板栗 ✗ 降低营养

牛肉+生姜 ✗ 内热生火

海带肉卷

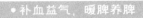
●补血益气，暖脾养脾

●原料：水发海带400克，肉末200克，胡萝卜条60克

●调料：生粉、盐、胡椒粉、生抽、白醋、水淀粉、食用油各适量

●做法：①将肉末装在碗中，放入盐、生抽、胡椒粉、水淀粉制成肉馅。②用白醋加清水将胡萝卜条、海带焯煮2分钟。③将海带切方块，撒上生粉，将肉馅和胡萝卜条卷起，制成海带卷，用中火蒸熟即可。

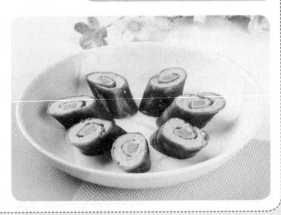

豆腐干洋葱炒牛肉

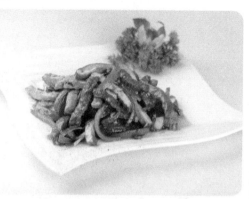

● 补脾健胃，保暖脾脏

● 原料：豆腐干120克，牛肉200克，洋葱、彩椒各50克，姜片、蒜末、葱段各少许

● 调料：盐、生抽、水淀粉、料酒、蚝油、白糖、食用油各适量

● 做法：①豆腐干、彩椒、洋葱、牛肉均洗净切条。②用盐、生抽、水淀粉、食用油腌渍牛肉。③锅中注油烧热，放入所有原料翻炒，加料酒、蚝油、盐、白糖调味即可。

彩椒牛肉丝

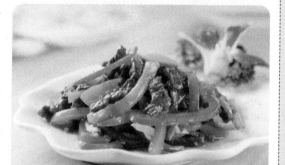

● 温补脾胃，驱寒暖脾

● 原料：牛肉200克，彩椒90克，青椒40克，姜片、蒜末、葱段各少许

● 调料：盐4克，白糖3克，料酒、生抽、水淀粉、食用油各适量

● 做法：①彩椒、青椒、牛肉均洗净切条。②用盐、生抽、水淀粉、食用油腌渍牛肉；将青椒、彩椒焯水。③锅中注油烧热，放入所有原料，翻炒均匀。④最后加生抽、盐、料酒、白糖调味即可。

菠萝蜜炒牛肉

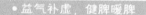

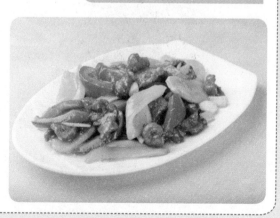

● 益气补虚，健脾暖脾

● 原料：菠萝蜜200克，牛肉150克，彩椒45克，蒜片、姜片、葱段各少许

● 调料：盐、白糖各少许，料酒、生抽、水淀粉、食用油各适量

● 做法：①菠萝蜜、彩椒均洗净切小块。②牛肉洗净切片，用生抽、盐、水淀粉、食用油腌渍。③锅注油烧热，倒入所有原料翻炒，加料酒、生抽、盐、白糖调味即可。

黄瓜炒牛肉

• 缓解脾虚，补虚暖脾

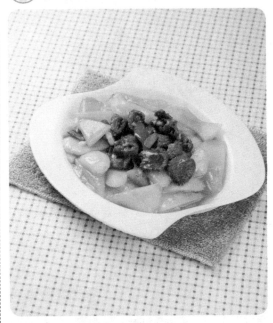

● 原料：黄瓜150克，牛肉90克，红椒20克，姜片、蒜末、葱段各少许

● 调料：盐3克，鸡粉2克，生抽5克，食粉、水淀粉、食用油各适量

● 做法：①黄瓜、红椒均洗净，切小块；牛肉洗净，切片。把牛肉片装入碗中，放入食粉、生抽、盐、水淀粉，抓匀，注入食用油，腌渍10分钟。②锅中注油烧热，放入牛肉片，搅散，滑油至变色，把牛肉片捞出。③锅底留油，将姜片、蒜末、葱段爆香，倒入红椒、黄瓜、牛肉片，拌炒匀。④加入盐、鸡粉、生抽，炒匀调味，倒入水淀粉勾芡。⑤将炒好的菜肴盛入盘中即可。

韭菜炒牛肉

• 缓解脾虚症状，保暖脾脏

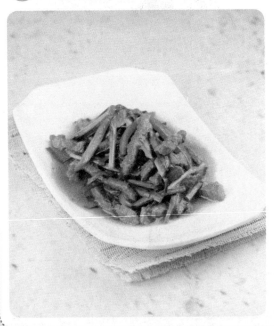

● 原料：牛肉200克，韭菜120克，彩椒35克，姜片、蒜末各少许

● 调料：盐3克，料酒4克，生抽5克，水淀粉、食用油各适量

● 做法：①韭菜洗净，切段；彩椒洗净，切粗丝；牛肉洗净，切丝，把肉丝装入碗中，放入少许料酒、盐、生抽、水淀粉、食用油，腌渍约10分钟。②锅中注油烧热，倒入牛肉丝，翻炒至变色，放入姜片、蒜末，炒香，倒入韭菜、彩椒，用大火翻炒一会儿，至食材熟软。③加入少许盐，淋入少许生抽，用中火炒至食材入味。④关火后盛出炒好的菜肴，装入盘中即成。

西红柿土豆炖牛肉

● 健脾胃，养脾暖脾

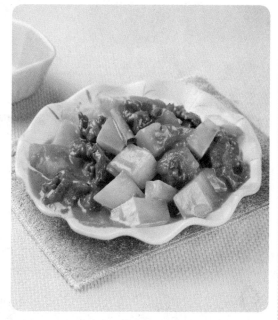

● 原料：牛肉200克，土豆150克，西红柿100克，八角、香叶、姜片、蒜末、葱段各少许

● 调料：盐3克，生抽、水淀粉、料酒、番茄酱、食粉、食用油各适量

● 做法：①土豆、西红柿、牛肉均洗净，切丁，将牛肉丁用食粉、生抽、盐、水淀粉、食用油腌渍10分钟。②锅中注入清水烧开，将牛肉丁煮沸，氽去血水，捞出，沥干水分。③锅注油烧热，将姜片、蒜末、葱段、八角、香叶翻炒香。放入牛肉丁、料酒、生抽，翻炒。放入西红柿、土豆，翻炒，加盐、清水、番茄酱，用小火炖20分钟，大火收汁。④关火后将菜盛出即可。

无花果牛肉汤

● 益气血，暖脾胃

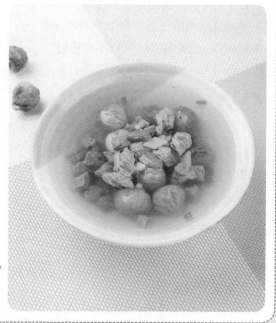

● 原料：无花果20克，牛肉100克，姜片、枸杞、葱花各少许

● 调料：盐2克

● 做法：①将洗净的牛肉切条，改切成丁，把切好的牛肉丁装入碟中，备用。②汤锅中注入适量清水，用大火烧开，倒入牛肉，搅匀，煮沸，用勺捞去锅中的浮沫。③倒入洗好的无花果，放入姜片、枸杞，拌匀，用小火煮40分钟，至食材熟透，放入适量盐调味。④把汤盛出，撒上葱花即可。

 制作Tips

　　煮牛肉时加入少许陈皮，不仅能加速牛肉熟烂，口感也更好。

鸡 肉

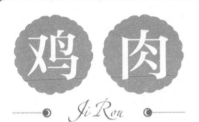
Ji Rou

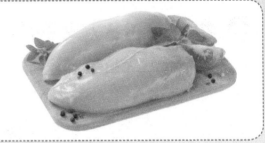

养脾暖脾功效

鸡肉是高蛋白、低脂肪的健康食品，含有的脂肪酸多为不饱和脂肪酸，极易被人体吸收。它还有温中益气、补虚损的功效，用于脾胃气虚，对脾脏有温补作用，可驱寒保暖，保养脾脏。

食用注意

雄性鸡肉，其性属阳，比较适合阳虚气弱患者食用；雌性鸡肉属阴，比较适合年老体弱及久病体虚者食用。

鸡屁股是淋巴腺体集中的地方，含多种病毒、致癌物质，所以不可食用。

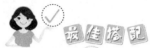
最佳搭配

鸡肉+冬瓜 ✓ 消肿，利尿

鸡肉+人参 ✓ 补元气，生津止渴

鸡肉+枸杞 ✓ 补五脏，益气血

鸡肉+茼蒿 ✓ 促进维生素A吸收

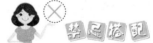
禁忌搭配

鸡肉+大蒜 ✗ 易引起消化不良

鸡肉+鲤鱼 ✗ 降低功效

鸡肉+芹菜 ✗ 易伤元气

苋菜鸡肉烙饼

● 温中益气，保暖脾脏

● 原料：鸡蛋120克，面粉100克，鸡胸肉95克，苋菜85克，姜末、葱花各少许

● 调料：盐、香油、食用油适量

● 做法：①将苋菜焯水，晾凉，切末；鸡胸肉洗净切末。②往鸡肉末中加蛋液、姜末、葱花、盐、苋菜末、面粉、香油，制成面糊。③将面糊煎至两面熟透、呈金黄色。④关火后盛出煎好的烙饼。

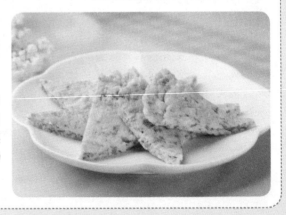

爽口鸡肉

● 温补脾脏，健脾暖脾

● **原料**：鸡胸肉70克，白果30克，菠菜15克，姜末、蒜末、葱末各少许

● **调料**：盐3克，老抽、生抽、料酒、水淀粉、食用油各适量

● **做法**：①菠菜洗净切小段；鸡胸肉洗净，切丁，用盐、水淀粉、食用油，腌渍10分钟至入味。②将洗净的白果焯水，沥干水分。③锅中注油烧热，倒入腌渍好的鸡肉丁，翻炒均匀，下入姜末、蒜末、葱末，加入料酒、生抽、白果、清水、盐。④下入切好的菠菜，转大火收浓汤汁，淋入少许老抽，炒匀上色，倒入适量水淀粉，快速炒几下。⑤关火后将菜盛出即可。

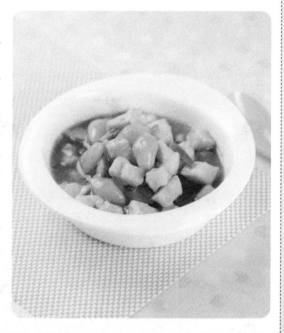

茶树菇腐竹炖鸡肉

● 能驱寒、保暖、保养脾脏

● **原料**：光鸡400克，茶树菇100克，腐竹60克，姜片、蒜末、葱段各少许

● **调料**：豆瓣酱6克，盐3克，料酒、生抽、食用油各适量

● **做法**：①将处理干净的鸡斩小块，汆水；茶树菇洗净切段；将洗好的腐竹炸至呈虎皮状，再浸清水，泡软。
②锅中注油烧热，将姜片、蒜末、葱段爆香，倒入鸡块，翻炒至断生，加入料酒、生抽、豆瓣酱，翻炒，加入盐调味。③倒入清水和泡软的腐竹，翻炒匀，煮沸后用小火煮约8分钟。④倒入茶树菇，煮1分钟，转大火收汁。⑤关火后盛出煮好的菜肴，放在盘中即成。

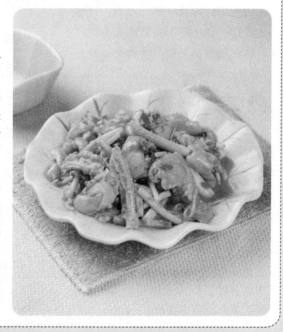

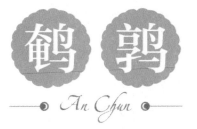

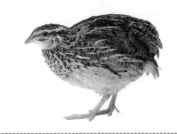

鹌鹑

An Chun

养脾暖脾功效

鹌鹑肉是典型的高蛋白、低脂肪、低胆固醇食物，营养丰富，素有"动物人参"之美名。并且鹌鹑富含芦丁、磷脂、多种氨基酸等，有补脾益气、健筋骨、固肝肾之功效。脾虚的女性适宜食用鹌鹑，滋补脾脏、养脾暖脾、缓解衰老，恢复年轻靓丽。

食用注意

鹌鹑肉适于营养不良、体虚乏力、贫血头晕、肾炎浮肿、泻痢、高血压、肥胖症、动脉硬化症等患者食用。

可蘸酱油、醋或芝麻酱食用。

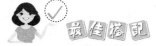
最佳搭配

鹌鹑+山药 ✓ 改善贫血

鹌鹑+桂圆 ✓ 补肝益肾

鹌鹑+红枣 ✓ 促进蛋白质吸收

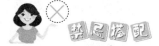
禁忌搭配

鹌鹑+黑木耳 ✗ 不利于营养吸收

鹌鹑+猪肝   ✗ 降低营养价值

鹌鹑+蘑菇 ✗ 引起痔疮发作

菟杞红枣炖鹌鹑

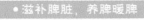
● 滋补脾脏，养脾暖脾

● 原料：鹌鹑肉300克，红枣20克，枸杞10克，菟丝子8克，姜片少许

● 调料：盐2克，料酒6克

● 做法：①将处理干净的鹌鹑肉氽水，沥干水分。②砂锅中注入清水烧开，倒入鹌鹑肉、姜片、红枣、枸杞、菟丝子，淋入料酒提味。③煮沸后用小火煲煮约60分钟，加盐调味。④关火后盛出煮好的汤料，装入汤碗中即成。

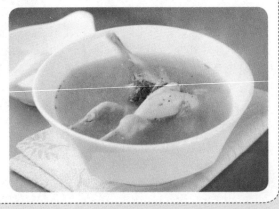

淮山杜仲鹌鹑汤

● 能补脾益气，健脾暖脾

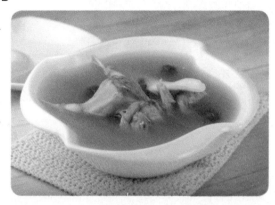

● 原料：鹌鹑肉100克，红枣20克，姜片、杜仲各10克，淮山片少许

● 调料：盐2克，料酒5克

● 做法：①将处理好的鹌鹑肉氽水，捞出，沥干水分。②砂锅中注入清水烧开，加入鹌鹑肉、姜片、杜仲、红枣、淮山片，淋入料酒提味。③煮沸后用小火煲煮约40分钟，加盐调味。④关火后盛出煮好的汤料，装入碗中即成。

胡萝卜鹌鹑汤

● 缓解脾虚，保暖脾脏

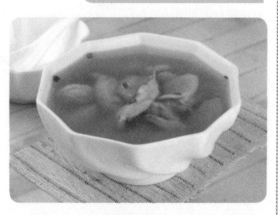

● 原料：鹌鹑肉200克，胡萝卜120克，猪瘦肉70克，姜片少许

● 调料：盐2克，料酒5克

● 做法：①胡萝卜、猪瘦肉、鹌鹑肉均洗净，切块。②将鹌鹑肉、瘦肉氽水，沥干水分。③砂锅中注入清水烧开，倒入鹌鹑肉、瘦肉、姜片、胡萝卜块，淋入料酒提味。④煮沸后用小火煲煮约40分钟，加盐调味。⑤关火后将汤盛出即可。

金银花炖鹌鹑

● 有健脾暖脾之功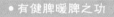

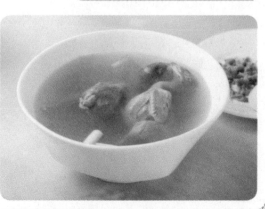

● 原料：金银花10克，鹌鹑200克，姜片、葱段各少许

● 调料：盐2克

● 做法：①将处理好的鹌鹑氽水，沥干水分，腹内塞入金银花。③砂锅注水烧热，放入鹌鹑、姜片、葱段，淋入料酒。④大火烧开后转小火炖40分钟至熟，放盐调味。⑤把鹌鹑盛放到碗中，取出金银花，盛入汤汁，放上葱段即可。

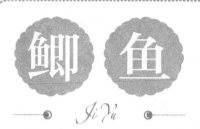

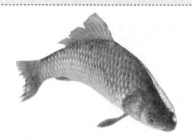

Ji Yu

养脾暖脾功效

　　鲫鱼营养丰富，可通血脉、补体虚，还有益气健脾的功效。对于脾虚女性来说，鲫鱼能够温补脾脏，使脾脏暖起来，达到驱寒祛虚的效果。养护好脾脏能使女人显得更加年轻，不易衰老。

食用注意

　　阳虚体质和素有内热者不宜食用，易生热而生疮疡者忌食。

　　鲫鱼用以清蒸或煮汤营养效果最佳，红烧亦可。若经煎炸，功效会大打折扣。

最佳搭配

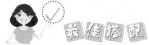

鲫鱼+花生	✓	健脑益智
鲫鱼+豆腐	✓	有助消化，催乳
鲫鱼+莼菜	✓	下气止呕
鲫鱼+黑木耳	✓	润肤抗老

禁忌搭配

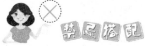

鲫鱼+猪肉	✗	影响营养吸收
鲫鱼+猪肝	✗	降低猪肝营养价值
鲫鱼+芥菜	✗	引发水肿

山药蒸鲫鱼

> • 能补虚健脾，保暖脾脏

● 原料：鲫鱼400克，山药80克，葱条30克，姜片、葱花、枸杞各少许

● 调料：盐2克，料酒8克

● 做法：①山药洗净去皮，切粒；处理干净的鲫鱼两面切上一字花刀。②鲫鱼装入碗中，放入姜片、葱条、料酒、盐腌渍15分钟。③将鲫鱼装盘，放上山药粒、姜片。④用大火蒸10分钟至熟透。⑤夹去姜片，撒上葱花、枸杞即可。

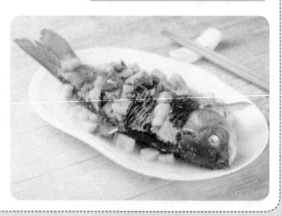

豆腐紫菜鲫鱼汤

● 助消化，健脾暖脾

● 原料：鲫鱼300克，豆腐90克，水发紫菜70克，姜片、葱花各少许

● 调料：盐3克，料酒、胡椒粉、食用油各适量

● 做法：①将洗好的豆腐切成小方块，装入盘中，备用。②锅中注油烧热，放入姜片，爆香。③放入处理干净的鲫鱼，煎至其呈焦黄色。④淋入料酒，倒入清水，加入盐，拌匀，用大火烧开，再煮3分钟至熟。⑤倒入切好的豆腐，再放入备好的紫菜和胡椒粉，拌匀，煮2分钟，至食材熟透，再把鲫鱼盛入碗中，倒入余下的汤汁，撒上葱花即可。

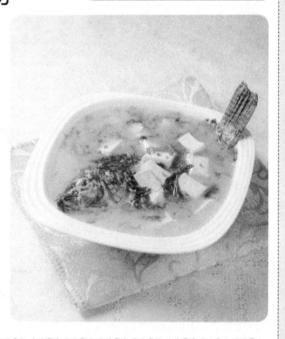

黄花菜鲫鱼汤

● 温补脾脏，起保暖脾脏作用

● 原料：鲫鱼350克，水发黄花菜170克，姜片、葱花各少许

● 调料：盐3克，鸡粉2克，料酒10克，胡椒粉少许，食用油适量

● 做法：①锅中注入适量食用油烧热，加入姜片，爆香，放入处理干净的鲫鱼，煎出焦香味，把煎好的鲫鱼盛出，备用。②往砂锅中倒入适量开水，放入煎好的鲫鱼。③淋入少许料酒，加入适量盐、鸡粉、胡椒粉。④倒入洗好的黄花菜，搅拌均匀，用中火煮3分钟。⑤把煮好的鱼汤盛出，装入汤碗中，撒上葱花即可。

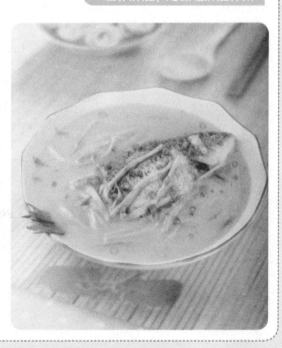

养脾暖脾药材

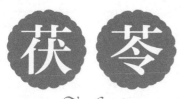

FuLing

- 别名：茯菟、茯兔、茯灵、茯蕶、伏苓、伏菟、松腴、绛晨伏胎、云苓
- 性味：性平，味甘、淡
- 归经：归心、肺、脾、肾经

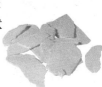

养脾暖脾功效

茯苓具有补气的功效，有利于改善脾虚，对脾脏进行温补，温暖脾脏，达到驱寒祛虚的功效。具有气虚症状的女性适宜经常食用茯苓，补气益脾，从而达到气血红润的效果，彻底远离脾虚导致的四肢冰凉。另外，食用茯苓还有助于增强免疫力。

食用注意

虚寒滑精或气虚下陷者慎服。

茯苓为利水渗湿药，如果应用不当，容易耗伤阴液，阴虚津伤者应慎用。

选购

在选购时应选择完整的茯苓。茯苓外皮薄，呈棕褐色或黑棕色，而一般棕褐色的茯苓较佳。外表具皱纹，皮纹细者为佳。品质优良的茯苓质坚实，无裂隙，断面白色细腻，有细小蜂窝样孔洞。最后，茯苓气微，味淡，嚼之粘牙，并且以粘牙力强者为佳。

保存

如果储存不当，茯苓很容易会发生变色、形状改变、变味、虫蛀、发霉等情况，茯苓也不例外，它适宜储存在阴凉的地方，或放入冰箱冷藏，适宜的温度是2~8℃。

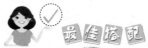

最佳搭配

茯苓+鸭肉		✔ 降血压
茯苓+猪肝		✔ 治疗贫血
茯苓+猪舌		✔ 利水渗湿
茯苓+薏米		✔ 健脾补中，解毒
茯苓+马蹄		✔ 具抗癌效果
茯苓+鲤鱼		✔ 健脾利湿

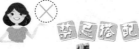

搭配禁忌

茯苓+醋		✘ 削弱药材的药效
茯苓+白萝卜		✘ 影响药材的药效

荷叶茯苓茶

● 改善脾虚，健脾暖脾

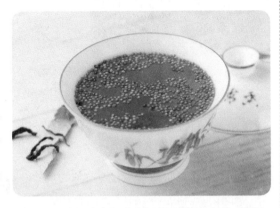

● 原料：茯苓、荷叶、决明子各15克，紫苏子6克，干山楂20克，乌龙茶叶7克

● 做法：①砂锅注入清水烧开。②放入洗好的茯苓、荷叶、决明子和干山楂、乌龙茶叶，小火煮20分钟至药性析出，把药渣捞出。③把紫苏子装入茶杯中。④倒入煮好的药汁。⑤盖上杯盖，焖10分钟，揭盖即可饮用。

黄芪茯苓薏米汤

● 补气益脾，保暖脾脏

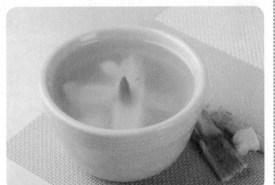

● 原料：黄芪10克，茯苓12克，水发薏米60克

● 调料：白糖15克

● 做法：①砂锅中注入适量清水烧开。②倒入洗净的黄芪、茯苓、薏米，大火烧开后用小火炖20分钟，至其析出有效成分。③放入备好的白糖，拌匀，略煮至白糖溶化。④关火后盛出煮好的汤料，装入碗中即可。

茯苓核桃瘦肉汤

● 缓解脾虚畏寒，暖脾养脾

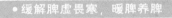

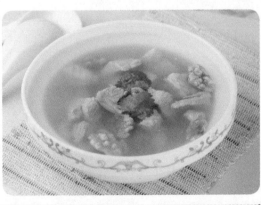

● 原料：茯苓15克，核桃仁50克，猪瘦肉300克

● 调料：盐2克，料酒10克

● 做法：①洗净的猪瘦肉切丁，备用。②砂锅中注入适量清水烧开，倒入洗好的茯苓、核桃仁，放入瘦肉丁，搅拌均匀，淋入适量料酒。③大火烧开后用小火炖1小时，至食材熟透。④放入适量盐，搅拌均匀，续煮入味即可。

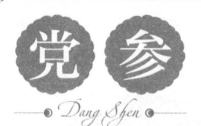

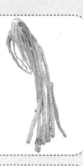

- **别名**：黄参、防党参、上党参、狮头参、中灵草、黄党
- **性味**：性平，味甘、微酸
- **归经**：归脾、肺经

Dang Shen

养脾暖脾功效

党参具有补中益气、健脾益肺的功效，可用于脾肺虚弱。女人经常食用党参，能健脾开胃，缓解消化不良等症状。

食用注意

身体很健康的人不宜服用党参，否则可能会有副作用。服用党参过量，会因补气太过而伤人体正气，产生燥邪。

选购

选购时，以根条肥大、质柔润、气味浓、嚼之无渣的党参为佳。

保存

将党参密封，置阴凉处保存即可。

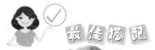

最佳搭配

党参+鸡肉　✓ 补血，滋补肝肾

党参+鸭肉　✓ 补气，益智宁神

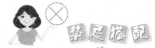

禁忌搭配

党参+白萝卜　✗ 影响药材的药效

🧑 党参麦冬瘦肉汤

● **保暖脾脏，美容养颜**

- **原料**：猪瘦肉350克，山药200克，党参15克，麦门冬10克
- **调料**：盐少许
- **做法**：①猪瘦肉、山药均洗净，切丁。②砂锅中注入清水烧开，倒入党参、麦门冬、瘦肉丁、山药，大火烧开后用小火炖煮约60分钟。③加入盐调味，转中火煮至汤汁入味。④关火后盛出煮好的瘦肉汤，装入汤碗中即可。

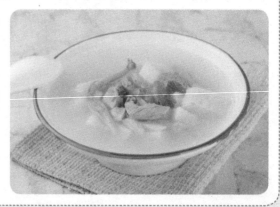

🧑 黄芪扁豆党参粥

● 补气血，暖脾养脾

● **原料：** 水发大米150克，水发扁豆100克，黄芪、姜片各20克，党参15克

● **调料：** 盐少许

● **做法：** ①砂锅中注入适量清水，将清水烧开，倒入备好的姜片，放入洗净的黄芪、党参。②盖上砂锅盖，用中火煮约3分钟，至药材析出有效成分。③揭开砂锅盖，捞出锅中的材料及杂质，放入洗净的扁豆。④倒入洗好的大米，快速搅拌匀，至材料散开，大火烧开后用小火煲煮约30分钟，至米粒熟透。⑤揭盖，加盐调味，转中火续煮至米粥入味。⑥关火后盛出煮好的粥，装入碗中即可。

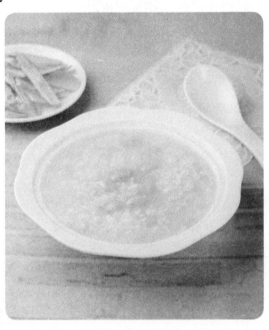

🧑 党参当归炖鳝鱼

● 补中益气，起暖脾作用

● **原料：** 鳝鱼400克，金华火腿50克，党参10克，当归10克，葱条20克，姜片25克，鸡汤500克

● **调料：** 盐2克，料酒10克，胡椒粉适量

● **做法：** ①将处理干净的鳝鱼切成小块；金华火腿洗净切片。②将金华火腿、鳝鱼块煮沸，汆去血水，捞出，装入碗中。③将鸡汤倒入锅中，煮至沸腾，加入料酒、葱条、姜片、盐、胡椒粉，搅匀调味。④将煮好的汤料盛入装有火腿和鳝鱼的大碗中。⑤将大碗放入烧开的蒸锅中，用中火蒸约30分钟。⑥将蒸好的食材取出，拣去葱条即可。

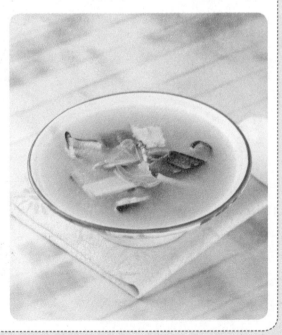

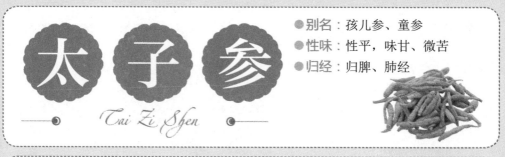

● 别名：孩儿参、童参
● 性味：性平，味甘、微苦
● 归经：归脾、肺经

Tai Zi Shen

 养脾暖脾功效

太子参属益气药，具有补脾气、益胃阴、生津液、润肺燥之功效，常用于治疗脾胃虚弱、倦怠乏力、病后体虚、心悸失眠等病症。脾虚的女性尤为适合食用太子参，它能平补脾脏、温暖脾脏、补虚驱寒，改善脾胃功能。健康的脾脏能使女人延缓衰老。

 食用注意

一般素有口干、烦躁、心悸、失眠、乏力、食少、手足心热等气阴两虚症状者均可使用太子参；表实邪盛者不宜用。

 选购

选购太子参时首先看它的形状，真正优良的太子参呈现为干燥块根，形状为细长条形或长纺锤形，根头是钝圆的，往往会有残存的茎痕，下端则很细，和老鼠的尾巴差不多粗细。再来便是观察颜色，优良的太子参表面呈黄白色，半透明，质地比较脆，很容易折

断，断面的颜色是黄白色，干货的断面为白色。

假太子参有数种之多，湖北假太子参最常见的有百合科的粗根宝铎草和石竹科的石生蝇子草，云南则有以石竹科的云南繁缕的根伪充太子参。消费者在购买时应谨慎挑选。

 保存

在保存太子参时，可以将已干透的太子参用塑料袋密封，以隔绝空气，置阴凉、通风、干燥处保存即可，或置于冰箱冷冻室里冷藏。

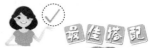 **最佳搭配**

太子参+麦冬	✓ 润肺养阴
太子参+黄芪	✓ 补益之效大增
太子参+薏仁	✓ 补气健脾
太子参+白术	✓ 补脾肺

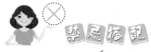 **禁忌搭配**

太子参+白萝卜	✗ 影响药材的药效

太子参百合甜汤

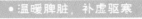

● 温暖脾脏，补虚驱寒

● 原料：鲜百合50克，红枣15克，太子参8克

● 调料：白糖15克

● 做法：①砂锅中注入适量清水烧开。②倒入洗净的太子参、红枣，放入洗好的百合，煮沸后用小火煮约20分钟，至食材熟软。③撒上适量白糖，搅拌匀，转中火再煮片刻，至糖分完全溶化。④关火后盛出煮好的百合甜汤即可。

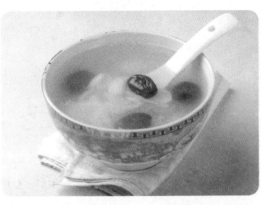

太子参瘦肉汤

● 改善脾胃功能，暖脾养脾

● 原料：太子参10克，海底椰12克，姜片20克，猪瘦肉200克

● 调料：盐3克，鸡粉2克

● 做法：①洗净的猪瘦肉切片，备用。②砂锅中注入适量清水烧开，放入洗净的海底椰、太子参，撒入姜片，倒入瘦肉片，搅拌匀，大火烧开后用小火煮40分钟，至食材熟透。③放入少许盐、鸡粉。④关火后将汤盛出即可。

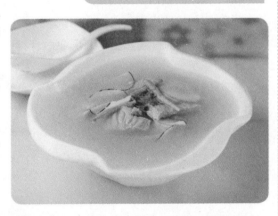

太子参无花果炖瘦肉

● 平补脾脏，温暖脾脏

● 原料：猪瘦肉200克，无花果35克，太子参10克

● 调料：盐2克，料酒5克

● 做法：①猪瘦肉洗净切片。②砂锅中注入清水烧开，放入无花果、太子参、瘦肉，再淋入少许料酒提味，煮沸后用小火煮约30分钟，至食材熟透。③加盐调味，转中火拌煮至汤汁入味。④关火后盛出煮好的瘦肉汤，装入碗中即成。

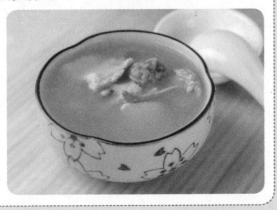

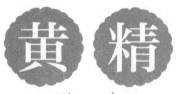

●别名：龙衔、白及、兔竹、垂珠、鸡格、米脯、菟竹、鹿竹、重楼、救穷
●性味：性平，味甘
●归经：归脾、肺经

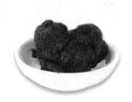

 养脾暖脾功效

黄精是中医传统补中益气药，可滋肾润肺、补脾益气，有滋阴健脾、润燥止咳之功效。它可通过多种途径拮抗致老因素对机体的损伤，这些作用整体协调起来可降低机体生理衰老而达到抗衰延年的作用。而且，黄精还具有降血压及降血糖作用，可以增加冠状动脉血流量，起降低血脂和延缓动脉粥样硬化等作用。女人食用黄精不但能养脾暖脾，还能延缓衰老。

 食用注意

凡脾虚有湿、咳嗽痰多及中寒泄泻者均忌用黄精。

黄精不但可以用来做菜，还可以用来制酒，黄精酒具有益精补血、健骨壮阳、抗衰延寿的作用，对体寒、肾虚腰痛等人士颇有疗效。

 选购

消费者在选购黄精时，以选择外形呈不规则圆锥状，头大尾细，分枝少而短粗，表面黄白色或灰黄色的黄精为佳。品质优良的黄精，其地上茎痕呈圆盘状，中心凹陷，根痕多呈点状突起。干燥后质硬，易折断，断面呈淡棕色，并有多数黄白色小点。气味微弱，闻起来无臭味，口尝味道甘甜，咀嚼后有黏性。

 保存

在保存黄精时，可将黄精用塑料袋密封，以隔绝空气，置通风、干燥、阴凉处。在保存黄精的时候，要注意防霉，防蛀。

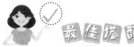 **最佳搭配**

黄精+鹿肉 ✓补肾壮阳

黄精+鸡肉 ✓养血补气，乌发

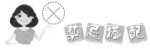 **要忌搭配**

黄精+乌梅 ✗药性会中和

黄精+白萝卜 ✗影响药材的药效

桂圆枸杞黄精炖鸽蛋

● 补脾益气，保暖脾脏

● 原料：熟鸽蛋100克，桂圆肉、枸杞、黄精各10克

● 调料：冰糖适量

● 做法：①砂锅中注入适量清水烧开，倒入洗净的桂圆肉、枸杞、黄精，煮沸后用小火煮约15分钟，至材料熟软。②倒入备好的熟鸽蛋，用小火煲煮约5分钟，至食材熟透。③撒上适量冰糖，搅拌匀，转中火续煮至冰糖溶化。④关火后盛出炖煮好的汤料，装入汤碗中，趁热饮用即可。

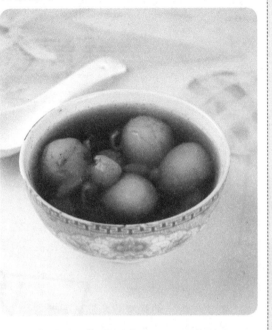

 制作Tips

桂圆肉最好去核后再煮，这样饮用时味道会更佳。

黄精党参炖仔鸡

● 益气补虚，健脾暖脾

● 原料：仔鸡300克，黄精、党参各10克，枸杞、姜片各少许

● 调料：料酒7克，鸡粉、盐适量

● 做法：①洗净的仔鸡切块。②锅中注入适量清水烧开，放入少许料酒，倒入鸡块，搅匀，煮1分30秒，汆去血水，捞出汆煮好的鸡块，沥干水分，备用。③砂锅中注入适量清水烧开，倒入鸡块，放入洗净的姜片、党参。④再加入洗好的枸杞、黄精，淋入适量料酒。⑤盖上盖，用小火炖30分钟，至食材熟透。⑥加入鸡粉、盐，搅匀调味。⑦关火后盛出炖煮好的汤料，装入碗中即可。

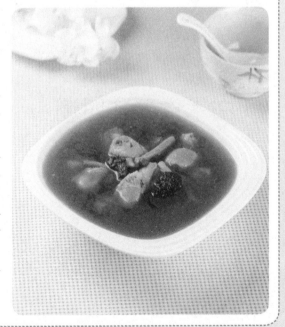

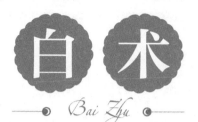

● 别名：枹蓟、于术、冬白术、浙术、杨枹、吴术、片术
● 性味：性温，味苦、甘
● 归经：归脾、胃经

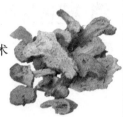

养脾暖脾功效

白术具有益气健脾的功效，能振奋脾阳、温暖脾胃，适合女性食用，改善脾胃，促进人体排毒养颜，延缓衰老。

食用注意

脾胃气虚、消化吸收功能低下者宜食。胃胀腹胀、气滞饱闷者忌食。

选购

品质优良的白术，表面呈灰黄色或灰棕色，个头大，质坚，断面呈黄白色，嚼之有黏性，香气浓郁。

保存

将白术用塑料袋密封以隔绝空气，置阴凉处保存即可。

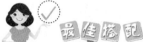

最佳搭配

白术+芋头		✓ 通便解毒
白术+鳝鱼		✓ 补气，养血

禁忌搭配

白术+白萝卜 ✗ 影响药材的药效

🧑‍🍳 白术党参猪肘汤

● 能振奋脾阳，温暖脾胃

● 原料：猪肘500克，白术10克，党参10克，姜片15克，枸杞8克
● 调料：盐、料酒、白醋各适量
● 做法：①将洗切好的猪肘淋入少许白醋，煮2分钟，去除血渍。②砂锅中注入清水烧开，倒入白术、党参、枸杞、姜片、猪肘，淋上料酒提味。③转小火煮约40分钟。④加入少许盐调味，续煮至汤汁入味。⑤关火后将汤盛出即可。

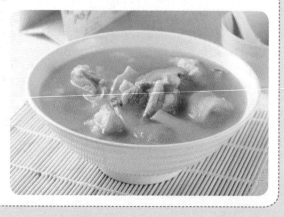

🧑 当归白术炖鸡块

● 补气活血，保暖脾脏

● 原料：鸡肉块400克，当归、白术各15克，熟地黄12克，党参10克，花椒、葱条、姜片各少许

● 调料：盐、料酒、鸡汁各适量

● 做法：① 锅中注入适量清水烧开，倒入洗净的鸡肉块，搅拌匀。用大火煮沸，氽去血渍，捞出氽煮好的鸡肉块，沥干水分，备用。② 砂锅中注入适量清水烧热，倒入备好的姜片，加入洗净的花椒、当归、白术、熟地黄、党参，放入葱条。③ 再倒入氽过水的鸡块，淋入少许料酒，加入适量鸡汁提味。④ 煮沸后用小火煲煮约60分钟，至食材熟透，加入盐调味。⑤ 关火后将汤盛出即可。

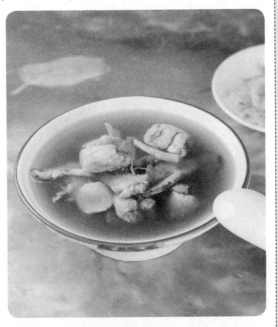

🧑 薏芡白术牛蛙汤

● 健脾胃，暖脾脏

● 原料：牛蛙300克，姜片20克，水发薏米75克，白术20克，茯苓10克，芡实50克

● 调料：盐2克，料酒10克

● 做法：① 将处理干净的牛蛙斩成小块，备用。② 锅中注入适量清水烧开，倒入牛蛙块，搅散，煮沸，氽去血水，捞出，沥干水分，备用。③ 砂锅中注入适量清水烧开，撒入姜片，放入备好的白术、薏米、茯苓、芡实。④ 倒入氽过水的牛蛙，淋入适量料酒。⑤ 大火烧开后转小火煮30分钟，至食材熟烂，放入少许盐拌匀，续煮至入味即可。

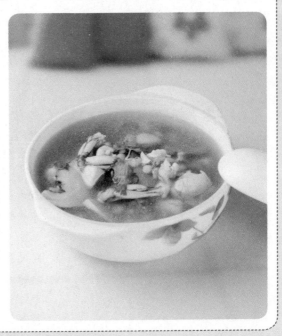

养脾暖脾中医疗法

按摩天枢穴
按摩疗法

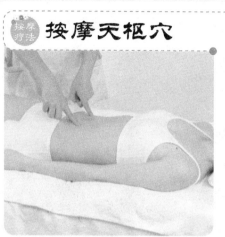

◎取穴方法：天枢穴位于肚脐旁2寸处，与肚脐同处于一条水平直线上，左右各有一穴。

◎按摩方法：左、右手食指、中指、无名指并拢，用食指指腹按压左侧天枢穴，以产生酸胀感为宜，按压约10分钟。再以同法按压右侧天枢穴。

◎按摩功效：按揉此穴能促进肠道的良性蠕动，增强脾胃的动力，促进肠道蠕动。

◎注意事项：切忌急于求成，避免因手法不当而使关节受损或发生病理性骨折。

按摩阴陵泉穴
按摩疗法

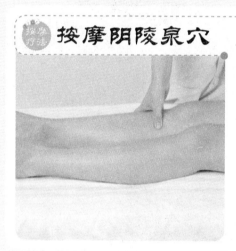

◎取穴方法：阴陵泉穴位于小腿内侧，膝下胫骨内侧凹陷中，与阳陵泉相对（或当胫骨内侧髁后下方凹陷处）。

◎按摩方法：用手指按揉该穴位，每次按摩100～160下左右，每日早晚按摩一次。两腿交替按摩即可。

◎按摩功效：按摩阴陵泉穴，有清利湿热、暖脾理气、益肾调经、通经活络等效果，可有效治疗妇产科系统疾病。

◎注意事项：按摩时应在选定部位涂抹少量凡士林油，可润滑皮肤，防止擦伤。

按摩三阴交穴
按摩疗法

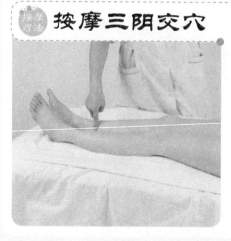

◎取穴方法：三阴交穴在内踝上3寸的小腿内侧、胫骨后缘，和外踝上的悬钟穴相对。正坐屈膝成直角取穴。

◎按摩方法：食指按压小腿上的三阴交穴，左右旋按20次。两腿上的三阴交穴用同样的方法按摩。

◎按摩功效：三阴交穴是脾、肝、肾三条阴经的交汇处，刮三阴交穴有助于健脾美容，点按三阴交穴还有助于促进睡眠。

◎注意事项：按摩时，力道一定要把握好，控制在人体能够接受的范围内。

◎取穴方法：隐白穴位于足大趾内侧，趾甲角旁开0.1寸，红白交界处。

◎按摩方法：用左手拇指按压右足隐白穴，左右旋按20次，然后用右手拇指按压左足隐白穴。

◎按摩功效：隐白穴是足太阴脾经的井穴，是治疗月经过多、崩漏的要穴，现代常用于治疗功能性子宫出血、上消化道出血、急性肠炎、精神分裂症、神经衰弱、脾虚等病症。

◎注意事项：按摩时患者应先用热水洗脚，全身放松地仰卧床上，双腿要伸直。

按摩隐白穴

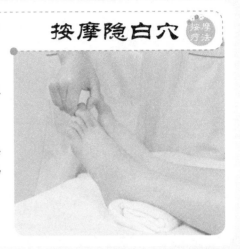

◎取穴方法：商丘穴属足太阴脾经。位于内踝前下方凹陷中，当舟骨结节与内踝尖连线的中点处。

◎按摩方法：用手指按揉该穴位，保持酸重感即可，每次3分钟左右。两脚交替做。

◎按摩功效：常常按摩商丘穴可为脾脏排毒，主治腹胀、肠鸣、腹泻、便秘、消化不良、足踝痛、神经性呕吐、急慢性胃炎、肠炎等病症。

◎注意事项：按摩时，用力要由轻到重，再逐渐减轻而结束。

按摩商丘穴

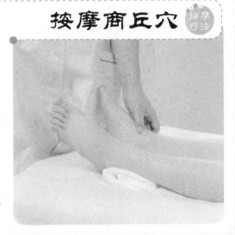

◎取穴方法：足三里穴位于膝下3寸，小腿的前外侧。

◎按摩方法：两手拇指按压足三里穴，左右旋转按压30次。

◎按摩功效：本穴是一个强壮身心的大穴。传统中医认为，按摩足三里，有调节机体免疫力、增强抗病能力、调理脾胃、补中益气、通经活络、疏风化湿、扶正祛邪的作用。

◎注意事项：足部若有疮疖、外伤、脓肿，按摩时应避开患处。

按摩足三里穴

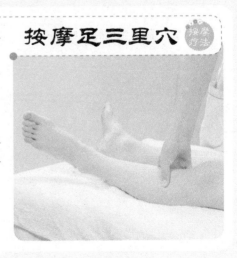

按摩公孙穴

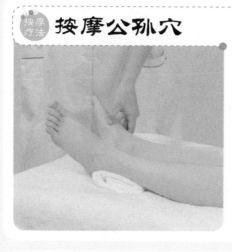

◎**取穴方法**：公孙穴位于人体的足内侧缘，当第一跖骨基底部的前下方。

◎**按摩方法**：用左手拇指按压右足的公孙穴，左右旋按20次，然后用右手拇指按压左足公孙穴。

◎**按摩功效**：作为脾经上的络穴，公孙穴归属于脾，联络于胃，又与胸腹部的冲脉相通，所以它有兼治脾胃和胸腹部多种疾病的功效。

◎**注意事项**：手指的动作、力度、速度都要保持一致，不能快一下慢一下的。

按摩脾腧穴

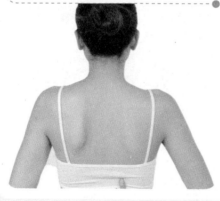

◎**取穴方法**：脾腧穴位于人体背部，在第十一胸椎棘突下，左右旁开两指宽处。

◎**按摩方法**：用指尖强力按压背部脾腧穴3次，每次3~5秒钟，然后将手按放在脾胃部位，先自右向左平推30次，再自左向右平推30次。

◎**按摩功效**：按摩此穴，有利湿升清、健脾和胃、益气壮阳的功效，能缓解治疗脘腹胀痛、胃下垂、胃炎、胃出血、消化不良等。

◎**注意事项**：按摩时，手掌要紧贴皮肤，向下的压力不要过大。

按摩丰隆穴

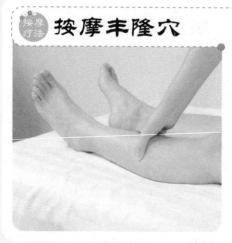

◎**取穴方法**：仰卧或正坐垂足，在外膝眼（犊鼻穴）下8寸，即外踝最高处与外膝眼连接之中点，距胫骨前缘二横指处取穴。

◎**按摩方法**：丰隆穴的穴肉厚而硬，点揉时可用按摩棒，或用食指节重按才行。

◎**按摩功效**：按摩丰隆穴，可健脾化痰、和胃降逆，现代常用于治疗耳源性眩晕、高血压、神经衰弱、精神分裂症、支气管炎、腓肠肌痉挛、肥胖症等病症。

◎**注意事项**：按摩时应避开骨骼突起处，以免挤伤骨膜，造成不必要的痛苦。

刮痧章门穴

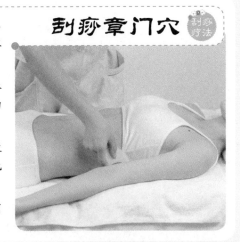

◎取穴方法：章门穴在人体侧腹部。把一只手向上，手心贴在脸上，下边肘尖对应的位置就是章门穴。

◎刮痧方法：首先在章门穴上涂一些活血剂，被刮痧的人要将腹部稍微隆起，从里向外刮痧。

◎刮痧功效：章门穴把脾经的功能和气血聚集在这里。它健脾和胃的作用显著，按摩此穴，可治消化不良、腹痛腹胀等病症。

◎注意事项：刮痧3天后，背部的红斑会消退，3～6天后方可再做刮痧。

刮痧脾腧穴

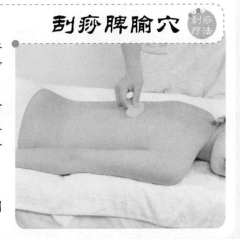

◎取穴方法：第11胸椎棘突下，旁开1.5寸。

◎刮痧方法：在脾腧穴处，涂抹一些活血剂，手持刮痧板从上向下来回刮拭，以出痧为宜。

◎刮痧功效：脾，脾脏也；腧，输也，脾腧意指脾脏的湿热之气由此外输膀胱经。如果脾脏中的湿热之气散不出去，脾的功能就会受损，气血就会虚弱。按摩本穴主治腹胀、痢疾、便血、水肿、脾虚脾寒等病症。

◎注意事项：刮痧时，不要让风扇直接吹刮痧处。

刮痧血海穴

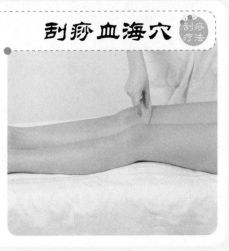

◎取穴方法：血海穴位于大腿内侧。从膝盖骨内侧的上角，上面约三指宽筋肉的沟，一按就感觉到痛的地方。

◎刮痧方法：首先找到血海穴，涂抹一些活血剂，从上向下来回刮拭，每一侧3分钟。要掌握好力道，不易大力刮拭。

◎刮痧功效：血海穴是活血化瘀、通络止痛的要穴，刮痧此穴，有助于调理女性的气血，可使女性面色红润、有光泽。

◎注意事项：一般刮痧后2小时再洗热水澡，不可洗冷水澡。

其他养脾暖脾方法

 功效 有助于腹部肌肉群的收紧，促进脾胃血液循环顺畅，使脾胃暖起来，改善脾胃功能。

瑜伽 抬腿转体树式

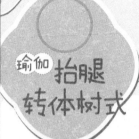

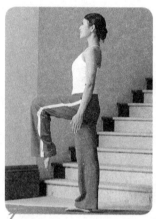

1 站立，吸气，左脚放在身体前侧，成前吸腿式，左腿脚背绷直，右脚支撑身体。

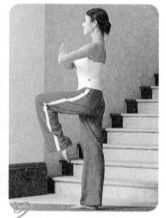

2 吸气，手臂从两侧向上在头顶合十。呼气，将合十的手臂放于胸前，保持均匀呼吸。

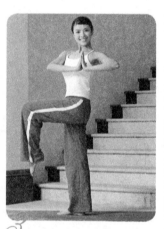

3 呼气，上体转向左侧，转动腰腹，脚的位置保持不变。

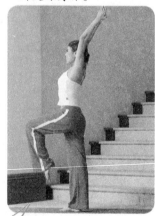

4 吸气，上体还原到正中间。手臂经过胸前，伸展到头部上侧。

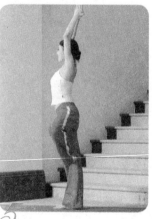

5 呼气，左髋部向左侧打开，左膝朝向外侧。

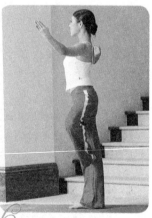

6 手臂打开放于两侧，掌心向上，成弧形手。肩部放松。

 有效地锻炼腹部，改善脾胃器官的血液循环，保暖脾胃，并改善消化功能和自身排毒功能。

瑜伽
四枝棒式

 （1）尽量让脚尖着地，臀部保持向上。
（2）完成此动作应较缓慢，刚开始练习时可能会有头晕现象的出现，心脏病或哮喘病患者应小心练习。

 （1）呼吸：闭气，尽量保持腹部收紧。
（2）眼睛：向下看。
（3）意识集中点：手肘、腹部、脚尖。

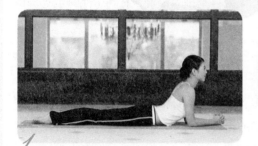

1 匍匐，双手掌心朝下扶住地面，手大臂与小臂之间成垂直线。头部向上抬起，整个下体接触地面。双手在前方十指相扣，握紧拳头。

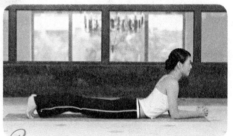

2 呼气，勾起双脚的脚尖撑住地面，脚跟朝上。再用脚跟的力量向后蹬，使双膝伸直并离开地面。

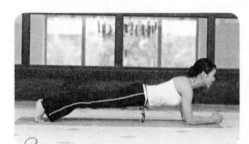

3 吸气，用腹部与手肘的力量使整个身体离开地面。呼气，身体保持不动，眼睛凝视前方地面，腹部收紧，用手肘与脚尖的力量来控制全身的平衡。

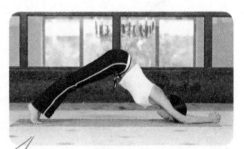

4 吸气，双脚用力蹬地，挺直双膝，臀部向上拱，前额在双手肘的中间接触地面。呼气，脚尖向上立起，收紧大腿肌肉，保持腹式呼吸。

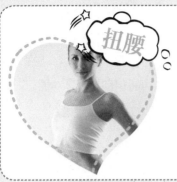

扭腰在很多人看来是一个很简单的动作，但它也是一种锻炼身体的好方法，经常做扭腰运动，对女性身体健康有益。扭腰锻炼不仅有健脾功能，而且对腰痛、失眠也有很好的疗效。女性经常扭腰锻炼，能改善脾胃功能，使脾胃血液循环顺畅，保暖脾胃，使脾胃健康。而健康的脾胃能促进女性排毒养颜，延缓衰老。

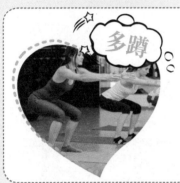

多蹲少站对女人脾胃虚弱者的康复是很有利的。特别是进食时蹲着，蹲着吃饭能使食物进入胃的速度减慢，使胃下方的脏器对胃起到垫托作用，此法对胃下垂的治疗有较好的效果。女性通过保护脾胃，改善消化功能，促进自身排除毒素，有利于减缓衰老，保持青春。

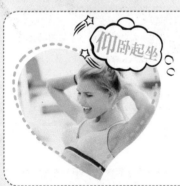

仰卧起坐是一种锻炼身体的方式，利用腹肌收缩进行对腹部的锻炼。能使腹部肌肉收紧，更好地保护好腹腔内的脏器，还能够健脾养胃。对女性而言，多做仰卧起坐能够促进脾胃血液循环，保暖脾胃，祛除寒气。另外，仰卧起坐还能帮助女人减肥瘦身，拥有苗条的好身材。

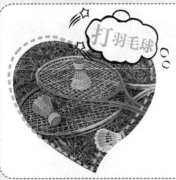

羽毛球是一项深受大家喜爱，而且上手很快的运动，挥拍、击球、移动，这些动作对于全身肌肉和关节的锻炼是很充分的。而且，在捡球、接球的过程中，我们又会不断地弯腰、抬头，这样使腰部、腹部的肌肉也得到了充分的锻炼。所以，这项运动有助于健脾养胃，延缓女性衰老。